针刀治疗颈椎病

主编

陈永亮 杨以平 李 翔 陈润林

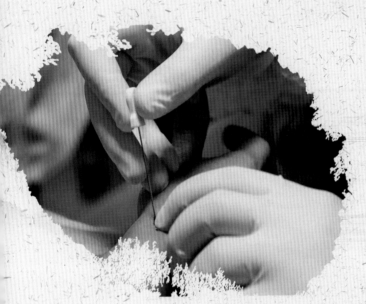

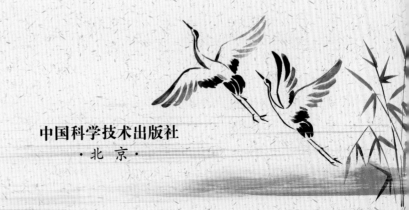

中国科学技术出版社
·北京·

图书在版编目（CIP）数据

针刀治疗颈椎病 / 陈永亮等主编 . — 北京：中国科学技术出版社，2022.5
（2022.8 重印）

ISBN 978-7-5046-9477-5

Ⅰ . ①针… Ⅱ . ①陈… Ⅲ . ①颈椎—脊椎病—针刀疗法 Ⅳ . ① R274.915

中国版本图书馆 CIP 数据核字 (2022) 第 039147 号

策划编辑	王久红　　焦健姿	
责任编辑	王久红	
文字编辑	靳　羽	
装帧设计	佳木水轩	
责任印制	徐　飞	

出　　版	中国科学技术出版社	
发　　行	中国科学技术出版社有限公司发行部	
地　　址	北京市海淀区中关村南大街 16 号	
邮　　编	100081	
发行电话	010-62173865	
传　　真	010-62179148	
网　　址	http://www.cspbooks.com.cn	

开　　本	710mm×1000mm　　1/16	
字　　数	315 千字	
印　　张	17.5	
版　　次	2022 年 5 月第 1 版	
印　　次	2022 年 8 月第 2 次印刷	
印　　刷	运河（唐山）印务有限公司	
书　　号	ISBN 978-7-5046-9477-5/R·2846	
定　　价	58.00 元	

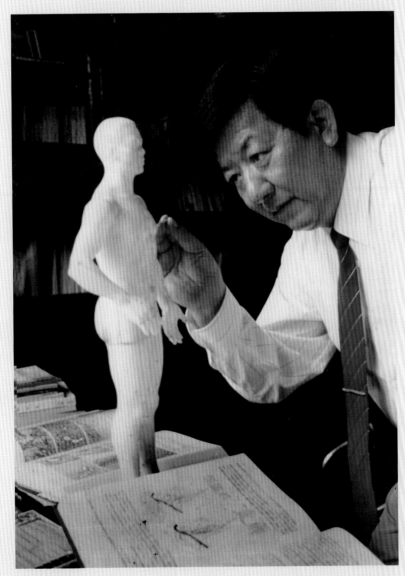

谨以此书献给针刀医学创始人朱汉章（1949—2006）教授

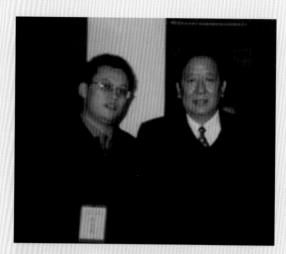

2003 年陈永亮向朱汉章教授学习时合影

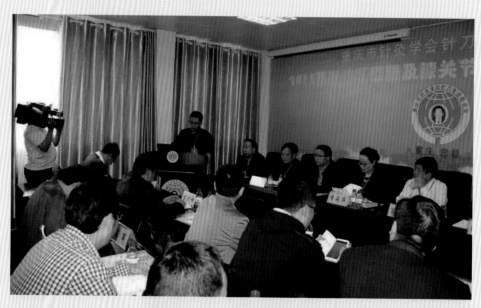

2015 年 4 月 24—26 日，在重庆市忠县中医医院举办西南片区针刀治疗腰腿及膝关节疼痛培训班

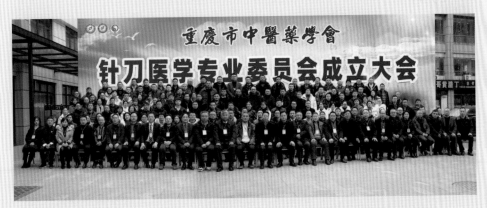

2021 年 1 月 11—12 日，在重庆市忠县举办的重庆市中医药学会
针刀医学专业委员会成立大会暨全国针刀治疗冻结肩专题培训班

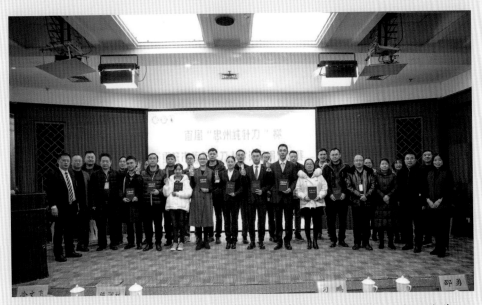

2021 年 1 月 13 日，在重庆市忠县三峡风大酒店举行了重庆市中医药学
会首届"忠州纯针刀杯"重庆市青年针刀人才论坛演讲比赛，刘琼夺冠

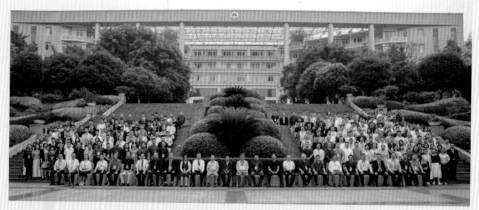

2021 年 5 月 21—23 日，在重庆市忠县举办的北京汉章针刀医学研究院重庆学术部成立大会，来自全国 30 个省、自治区、直辖市的针刀专家参会

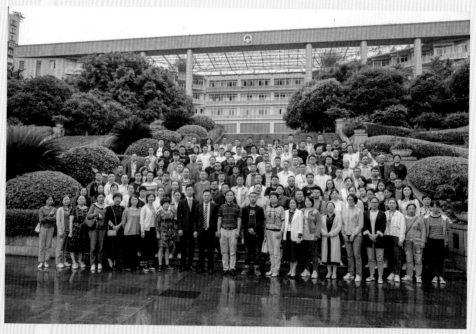

2021 年 5 月 24—26 日，在重庆市忠县举办的全国针刀治疗腰痛病专题培训班

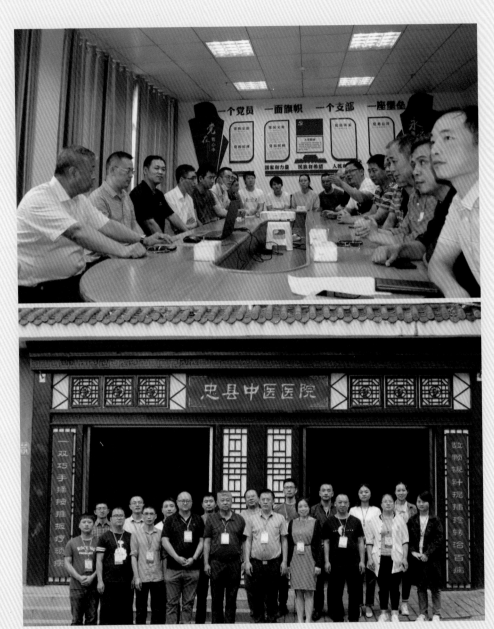

2021年9月18—20日，在重庆市忠县中医医院举办的第49期3D针刀治疗杂病、美容减肥综合培训班（重庆站）

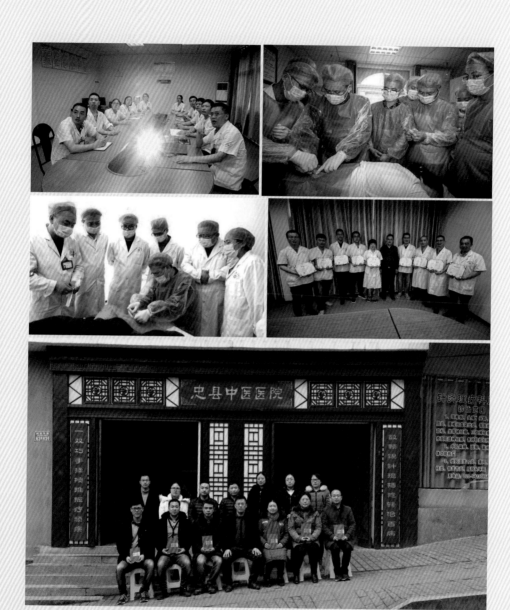

2018 年 3 月以来，已连续举办了 17 期 "忠州纯针刀" 培训；来自湖北恩施、安徽合肥、山西太原、贵州赤水、新疆乌鲁木齐，以及四川 11 个区县和重庆市 30 个区县的学友参加了培训

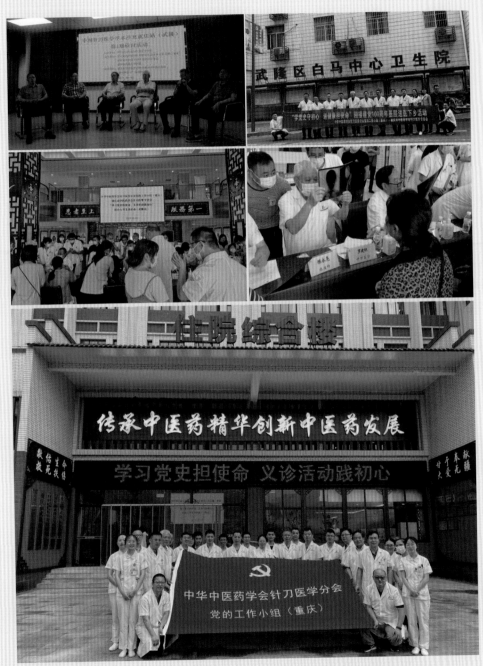

2021年6月18—20日，中国针刀沙龙重庆站专家组在武隆区中医院、武隆区白马镇中心卫生院举行了大型义诊、查房、沙龙系列活动

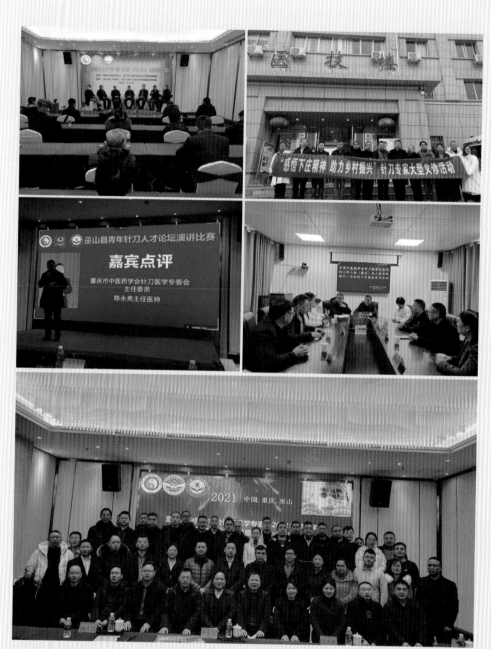

2021年12月24—26日，中国针刀沙龙重庆站专家组在巫山县人民医院、巫山县巫峡镇中心卫生院举行了大型义诊、查房、沙龙系列活动

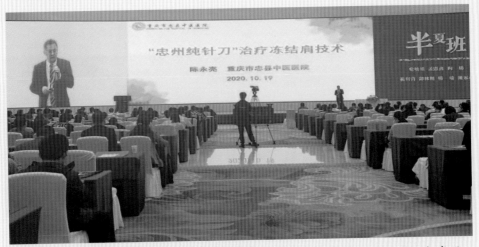

2020 年 10 月 19 日陈永亮在全国中医骨干人才培训"传承之美"论坛分享了忠州纯针刀治疗冻结肩技术

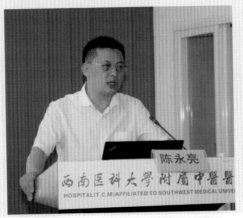

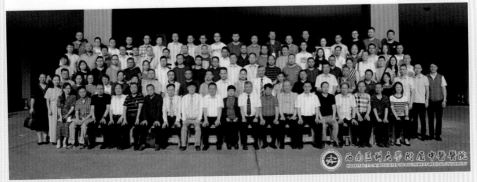

2019 年 4 月 27 日，陈永亮受邀参加了在西南医科大学召开的四川省中医药学会针刀医学专业委员会学术年会，并在会上作专题讲座

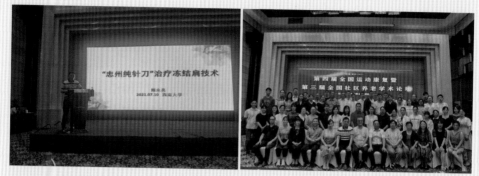

2021 年 7 月 10 日，陈永亮受邀到西南大学参加第四届全国运动康复暨第三届全国社区养老学术论坛，并在会上作专题讲座

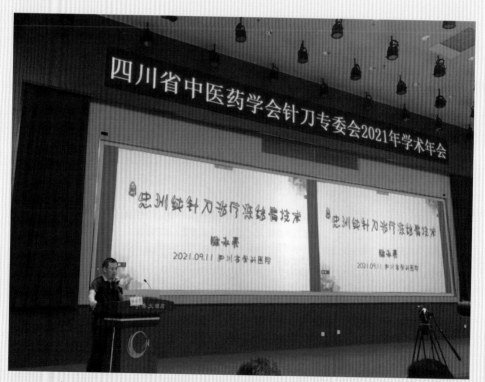

2021 年 9 月 10—11 日，陈永亮受邀在四川省骨科医院举办的四川省中医药学会针刀专业委员会 2021 年学术年会上作专题讲座

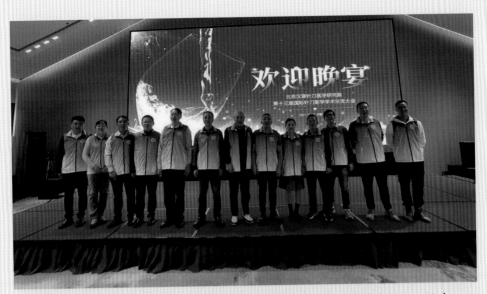

2021 年 10 月 13—15 日，北京汉章针刀研究院重庆学术部组织 13 位专家参加了北京汉章针刀研究院第十三届国际针刀医学学术交流大会，刘杰、谢小林、周强、晏飞 4 人荣获"朱汉章针刀医学奖"

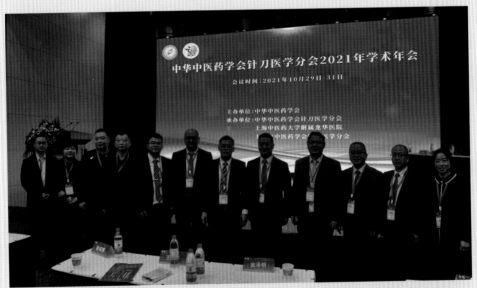

2021 年 10 月 29—31 日，重庆市中医药学会针刀医学专业委员会组织 12 位专家到上海中医药大学附属龙华医院参加了中华中医药学会针刀医学分会 2021 年学术年会，陈永亮在会上分享了"让针刀之爱洒满江湖""忠州纯针刀治疗冻结肩技术"

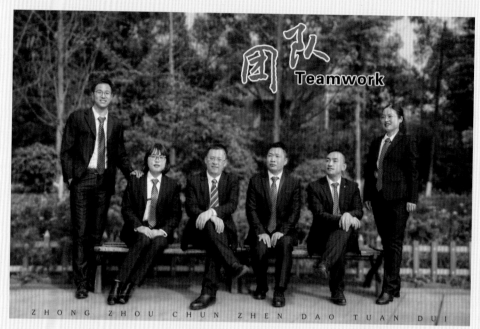

"忠州纯针刀"培训师资团队

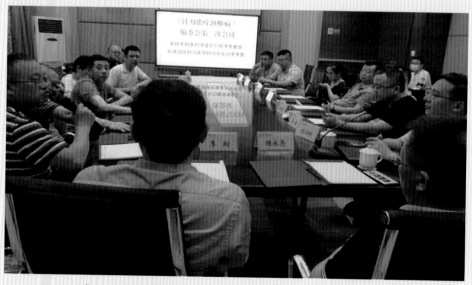

《针刀治疗颈椎病》第一次编委会（重庆市武隆区）

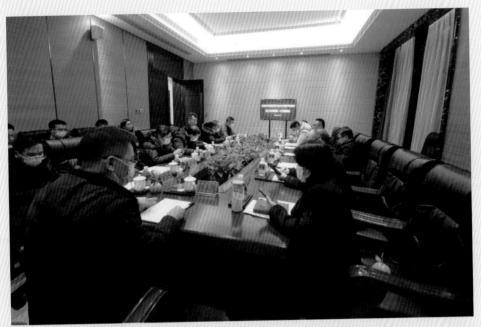

《针刀治疗颈椎病》第二次编委会（重庆市巫山县）

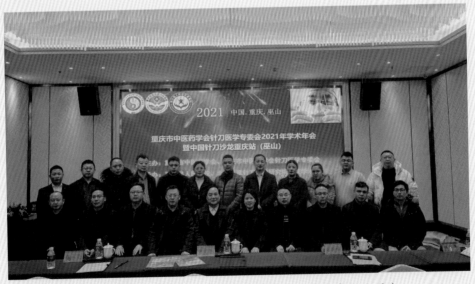

部分编委合影（2021年12月25日，重庆市巫山县）

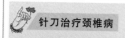

编著者名单

主　　编　陈永亮　杨以平　李　翔　陈润林

副主编　李　强　冉传生　刁　鹏　潘先明　刘渝松　邵　勇

学术顾问　朱秀川　罗建明　张宽平

编　　者　（以姓氏笔画为序）

刁　鹏　重庆市江津区中医院

冉传生　重庆三峡医药高等专科学校附属人民医院

冉涛声　重庆市武隆区中医院

朱晓委　重钢总医院

刘　云　巫山县中医院

刘　杰　忠县中医医院

刘　琼　忠县中医医院

刘宏玲　重庆市西阳土家族苗族自治县人民医院

刘晓嵘　丰都县中医院

刘渝松　重庆市中医骨科医院

李　翔　重庆市涪陵区人民医院

李　强　四川省遂宁市大英县中医院

李红梅　忠县忠州第四小学校（绘图）

李劲松　重庆市涪陵区人民医院

李鹏程　重庆市巴南区人民医院

杨以平　重庆市九龙坡区人民医院

杨宗胜　重庆市渝北区宗胜颈肩腰腿痛专科门诊

杨荔勇　永州市零陵区中医医院

杨俊荣　重庆市长寿区中医院

邹德生　重庆市九龙坡区人民医院

冷文飞　重庆市垫江县中医院

张　勇　巫山县人民医院

张　舒　重庆市秀山土家族苗族自治县中医医院

邵　勇　重庆正刚中医骨科医院

陈大翠　重庆市梁平区中医医院

陈永亮　忠县中医医院

陈润林　重庆市武隆区中医院

范纬泉　四川省资阳市中医医院

尚青龙　重庆大学附属三峡医院

周　强　重庆市荣昌区人民医院

周康艳　成都中医药大学

赵常亮　重庆市九龙坡区人民医院

晏　飞　重庆市江北区中医院

郭　云　重庆市铜梁区中医院

陶　静　忠县中医医院

陶银利　忠县中医医院

黄宗菊　重庆市江北区中医院

黄建洪　重庆市九龙坡区人民医院

曹晓刚　重庆益民医院

彭勋超　重庆医科大学附属永川中医院

曾团平　重庆市西阳土家族苗族自治县人民医院

谢小林　忠县中医医院

谭黎明　云阳县中医院

熊莲娟　重庆市武隆区中医院

潘先明　重庆市合川区中西医结合医院

潘传慧　重庆市北碚中医院

魏　巍　忠县中医医院

魏云鹏　重庆市酉阳土家族苗族自治县铜鼓镇卫生院

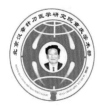
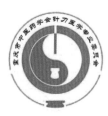
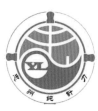

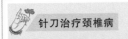

主编简介

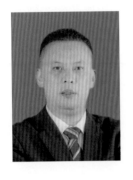

陈永亮　男，主任中医师，专技三级，重庆市忠县中医医院党委委员、副院长，政协忠县第十五届常务委员，忠县红十字会兼职副会长，创"忠州纯针刀"培训。中医药传承与创新"百千万"人才工程（岐黄工程）——首届全国中医临床骨干人才。曾荣获第六届重庆市先进工作者（重庆市劳模），重庆市五一劳动奖章，首批重庆市区县医疗卫生学术技术带头人，重庆好医生，2021重庆中医药文化传承创新十佳专家工作室，第三届重庆市优秀青年中医，第三批重庆市中医药专家学术经验继承导师，忠县"十一五""十二五"突出贡献科技奖，忠州英才，忠县名中医等称号。兼任全国颈肩腰腿痛研究会副理事长，中华中医药学会针刀医学分会常务委员、党的工作小组重庆牵头专家、针刀临床技术规范化建设工作组成员，国家远程医疗与互联网医学中心超声可视化针刀微创技术委员会常务委员，北京汉章针刀医学研究院重庆学术部创会及现任主任委员，重庆市中医药学会常务理事、针刀医学专业委员会创会及现任主任委员，重庆市针灸学会常务理事，重庆市中西医结合疼痛专业委员会副主任委员，重庆市科学传播专家团首批健康科普专家，重庆市首批中医药文化科普专家，忠县医学会针灸康复/疼痛专委会创会及现任主任委员。主持省部级重点针刀科研课题10余项，荣获重庆市医学会科技三等奖等各类科技奖19项；获国家实用新型针刀专利2项；参编专著3部，其中副主编1部；发表CSCD等论文13篇。

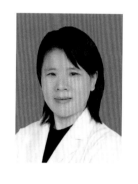

杨以平　女，硕士，疼痛学主治医师，副主任护师，重庆市九龙坡区人民医院党委书记。有着三十余年丰富的临床和管理经验，擅长针刀、疼痛康复、公共卫生、医院行政管理、党务管理等，是一名多学科、跨专业的全面型专业技术人员。曾荣获重庆市优秀共产党员、重庆市抗震救灾先进个人、重庆市优秀基层党支部书记、九龙坡区十大杰出青年等荣誉称号，因工作业绩突出，曾两次荣立"九龙坡区三等功"。兼任重庆市中医药学会针刀医学专业委员会常务委员、《现代医药卫生》期刊编委等。主持省市级、区级科研项目5项，参研国家级、市、区级科研项目4项，获得重庆市医学会医学科技奖1项。独著或以第一作者发表SCI论文、CSCD及科技论文统计源期刊10余篇。

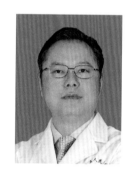

李　翔　男，主任中医师，重庆市涪陵区人民医院党委副书记、副院长兼疼痛与康复医学科主任、涪陵区疼痛医学科技创新中心主任。先后荣获第二批重庆市区县医疗卫生学术技术带头人，重庆市、涪陵区两级中医师带徒导师，重庆市优秀青年中医，重庆市劳动能力鉴定专家，涪陵区拔尖人才，涪陵区名中医，李翔疼痛诊疗人才导师工作室导师，涪陵区健康巡讲专家，重庆市基层好医生，重庆市卫健委先进个人，涪陵区优秀医务工作者，涪陵区服务之星，涪陵区创新能手，涪陵区青年岗位能手等称号。兼任中华中医药学会针刀医学分会、疼痛分会委员，北京汉章针刀医学研究院重庆学术部执行主任委员，重庆市中医药学会针刀医学专业委员会副主任委员。重庆市疼痛专业委员会副主任委员，重庆市医学会风湿病分会疼痛康复学组组长，重庆市针灸学会理事，重庆市医学会风湿病分会常务委员，涪陵区疼痛科质量控制中心主任等。

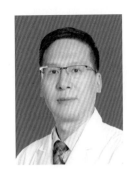

陈润林 男，主任中医师，重庆市武隆区中医院党支部书记、院长，政协武隆区第九届委员。曾荣获重庆市第三届优秀青年中医，重庆市第三届中医药学术经验继承导师，第二批重庆市区县医疗卫生学术技术带头人，武隆区第一届名医工作室导师、武隆区优秀科技工作者，武隆区第四届、第五届疼痛科学术技术带头人等称号。兼任中国民族医药学会疼痛分会常务理事，中华中医药学会针刀医学分会委员，重庆市推拿按摩学会副会长，北京汉章针刀医学研究院重庆学术部执行主任委员，重庆市中医药学会理事、针刀医学专业委员会副主任委员，重庆市针灸学会常务理事，重庆市中医筋伤联盟常务理事。曾先后在陆军军医大学附属西南医院、北京光明骨伤医院等医院进修，在重庆市中医骨科医院跟师学习，师从全国名中医、著名筋伤专家郭剑华教授。擅长疼痛科、风湿科、针灸科、筋伤科疾病诊治，以及运用中医药治疗内科疑难杂症。获国家知识产权局实用新型专利4项，主持完成区级科研课题2项，发表学术论文15篇。

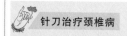

副主编简介

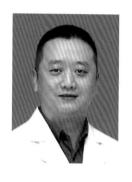

李　强　男，副主任医师，四川大英县中医医院党委副书记、院长。中医药传承与创新"百千万"人才工程（岐黄工程）——首届全国中医临床骨干人才，拜入常州孟河医派、云南吴佩衡扶阳学术流派、鄂州内伤伏气致病学术流派学习。先后荣获大英县名中医，遂宁好医生，遂宁市"十佳医生"，遂宁市卫计系统十大杰出青年，遂宁市名中医，2021年四川省卫生健康系统先进个人，第七批四川省中医药管理局学术和技术带头人后备人选等称号。兼任遂宁市疼痛专业委员会副主任委员、四川省中医药学会道医养文化专业委会常务委员，北京汉章针刀医学研究院重庆学术部执行主任委员等。参与科研课题研究4项，主持四川省中医药管理局科研课题2项。参与编写专著3部，发表学术论文10余篇。

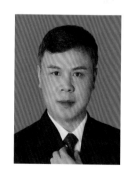

冉传生　男，主任中医师，重庆三峡医药高等专科学校附属人民医院康复医学科主任兼中医/疼痛科主任，从事临床工作30年；第五批全国中医临床优秀人才。兼任北京汉章针刀医学会重庆学术部执行主任委员，重庆市中医药学会针刀医学专业委员会委员，重庆市针灸学会康复专业委员会副主任委员，重庆市康复医学会运动与损伤专业委员会委员，重庆市中西医结合学会疼痛专业委员会委员，万州区中医药学会副秘书长，万州区中医药学会康复专业委员会副主任委员，万州区中医药学会针灸专业委员会副主任委员。中国中医科学院名医传承计划项目学员，巴渝马派中医传承工作室成员。主持和参与市区级科技项目等10项，参编专著2部，发表学术论文10余篇。

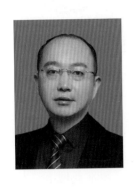

刁　鹏　男，主任中医师，重庆市江津区中医院副院长，江津区名中医。长期从事中医汤药、针推、针刀和康复理疗临床工作。拜师全国名中医郭剑华教授，于北京中医药大学附属东直门医院进修针灸，先后参加"国医大师"石学敏院士"醒脑开窍"针刺法培训、"忠州纯针刀"培训。兼任北京汉章针刀医学研究院重庆学术部执行主任委员，重庆市中医药学会针刀医学专业委员会副主任委员，重庆市中医药学会疼痛专业委员会副主任委员，重庆推拿按摩学会脏腑推拿专业委员会副主任委员，重庆市中医筋伤联盟副理事长，重庆市针灸联盟常务理事。

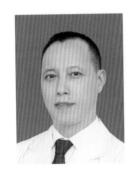

潘先明　男，主任中医师，重庆市合川区中西医结合医院针灸康复科主任。擅长运用针刀、弓弦应力矫正术、针灸等方法治疗各种急慢性颈肩腰腿痛及神经系统疾病。荣获第二批重庆市区县医疗卫生学术技术带头人，重庆市首届最美医生，首个中国医师节重庆市优秀医师，合川区名中医，第三届三江英才·卫生拔尖人才，合川区学科带头人等荣誉称号。兼任中国民族医药学会康复分会常务理事，中华中医药学会疼痛学分会、整脊分会委员；北京汉章针刀医学研究院重庆学术部常务副主任委员，重庆市中医药学会疼痛专业委员会副主任委员，重庆市针灸学会经筋诊治专业委员会副主任委员，重庆市中西医结合学会康复专业委员会副主任委员，重庆市推拿按摩学会疼痛专业委员会副主任委员，合川区康复质控中心主任。

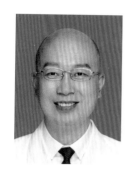

刘渝松　男，主任中医师，重庆市中医骨科医院副院长、针灸推拿教研室主任，重庆市第五次党代会代表，全国名中医郭剑华传承工作室负责人。长期专注于颈肩腰膝痛等筋伤疾病的研治，尤其擅长全身骨关节疾病的中医综合诊疗。荣获全国五一劳动奖章，全国首届白求恩式好医生，重庆市优秀共产党员，重庆市有突出贡献中青年专家，重庆市第二批中医高级人才，重庆市区县医疗卫生学术技术带头人，重庆市第三届优秀青年中医，渝中英才，渝中区名中医等称号。兼任中华中医药学会中医微创联盟常务理事，北京汉章针刀医学研究院重庆学术部执行主任委员，重庆市针灸学会推拿专业委员会主任委员，重庆市中医药学会针刀医学分会常务委员，重庆市中医筋伤专科联盟秘书长，《实用中医药杂志》常务编委，重庆市渝中区中医康复质控中心主任委员。主持和参与完成各级科研课题 20 余项，9 项获得省市级科技成果奖。参编专著 3 部，发表论文 30 余篇。

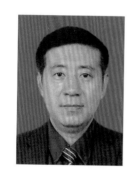

邵　勇　男，副主任中医师，重庆正刚中医骨科医院业务院长，享受国务院政府特殊津贴专家，国家级中医学术流派燕青门正骨派第八代传承人。荣获全国技术能手，国家手法技能竞赛总决赛冠军，重庆英才·技术技能领军人才，重庆市五一劳动奖章等称号。重庆市政府设立邵勇技能大师工作室。兼任世界中医药联合会骨伤专业委员会常务理事，世界手法医学联合会常务理事，中国中医药研究促进会手法分会常务理事，北京汉章针刀医学研究院重庆学术部副主任委员，重庆市推拿按摩学会疼痛专业委员会副主任委员，重庆市中医药学会针刀医学专业委员会常务委员，《实用中医药杂志》编委。拥有个人和集体国家专利 9 项，主持市卫健委科研课题 2 项。

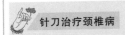

内容提要

  《针刀治疗颈椎病》一书，简要概述了针刀医学发展、创新的历史、现状及其八大理论学说，逐一阐释了颈椎病的诊断分型与鉴别诊断、针刀治疗的机制、要点。全书重点详解了帽状腱膜挛缩、枕后八肌劳损、斜方肌劳损、胸锁乳突肌劳损、项韧带劳损、头夹肌劳损、颈夹肌劳损、肩胛提肌劳损、菱形肌劳损、颈阔肌劳损、颈椎小关节综合征、颈椎间盘突出症、脊髓型颈椎病、颈源性眩晕、颈源性头痛、颈源性高血压、颈源性交感神经炎、颈源性神经根炎、颈源性面瘫19种颈椎病的解剖结构、病因病机、诊断、鉴别诊断、治疗及真实医案讨论。本书图文并茂，语言简洁，病案典型，分析透彻，适合针刀临床医护人员及中医爱好者阅读参考。

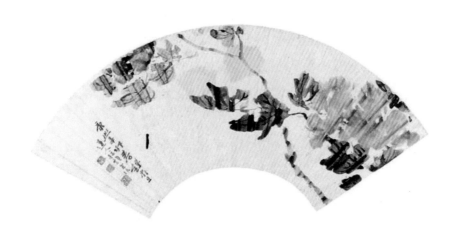

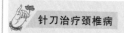

针刀治疗颈椎病

董　序

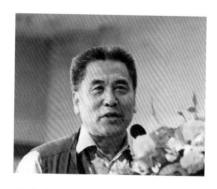

针刀医学历经40余年的发展，在治疗颈肩腰腿痛及脊柱相关疾病方面取得了良好的疗效，尤其在治疗颈椎病及其相关病症方面，展现了特色和优势，受到越来越多患者的接受和喜爱。放眼大江南北，长城内外，针刀技术的应用成果时有喜讯传来。近年来，重庆的针刀技术应用得到快速发展，重庆中医药学会针刀医学专业委员会在陈永亮主任医师带领下，坚持针刀技术服务基层，服务百姓。仅2021年我就两次到重庆忠县目睹了这支年轻的技术团队的工作热情，对技术的钻研和对患者的大爱，对其发展势头倍感欣慰，对其未来的前景也充满了期待。

南齐褚澄曰："夫医者，非仁爱之士不可托也，非聪明理达不可任也，非廉洁淳良不可信也。"陈永亮主任医师从事临床工作30余年，专业从事针刀临床工作18年，通过勤奋自学和不断参加全国针刀培训，并深耕临床，积累了丰富的针刀临床实践经验。他组织和带领重庆、四川、湖南三省市40余位青年才俊，历时1年余，九易其稿，完成了巴渝本地专家主编的首部针刀医学专著，这既是他们的工作业绩总结，也是他们智慧才华的展示，可喜可贺！

《百症赋》曰："针乃理之渊微……先究其病源，后攻其穴道，随手见功，应针取效。方知玄里之玄，始达妙中之妙。"本部专著的核心部分是陈永亮主任医师创造性提出的纯针刀学说、针刀技术防治养学说、针刀技术触诊学说、针刀技术关键靶点学说、针刀技术控针三要素学说、针刀技术三关定位学说、针刀技术补泻技法学说、针刀技术风险控制学说等治疗理念，是临床上的痛点、难点、卡点和针刀临床的关键点，是成为一名优秀的针刀医师必备的知识和技巧。只有在临床上摸爬滚打多年的医生才有这样深刻的理解和领悟，也只有长期寝馈其间并勤于思考和不断总结才会有如此丰沛的体会，值得相关医师借鉴。

书中对针刀医学、颈椎病等相关基础知识也做了较为详尽的论述，便于读者参考。孔伯华先生言："医之治病，首先在于认症，将症认清，治之者如同启锁，一推即开。"针刀治疗颈椎病的机制、要点及常见颈椎病的针刀治疗，正是针刀医师"认症"的焦点和关键。医案部分对颈椎病及颈椎相关病例做了剖析，来源实战，贴近临床，实用性较强。

要想疗效好，中医思维是个宝。临床是中医之根，疗效是中医之本，中医思维是中医之魂。何其有幸，我们身处在大河奔流、千帆竞发的中医药发展大好历史机遇的时代！但再好的政策，再好的时代，都需要吾辈中医人自强不息，勤于临床，用心临床，用心读书，用心体悟，将理论与实践深度融合，充分发挥好中医药的疗效优势，把当前的政策红利变成老百姓实实在在的福祉，从而厚植中医药发展的根基，实现中医药事业的大发展。

世界脊柱健康联盟主席

中国中西医结合学会脊柱医学专委会第一届主任委员

中华中医药学会针刀医学分会第二届主任委员

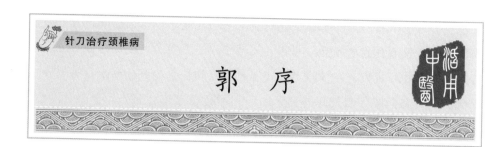

郭　序

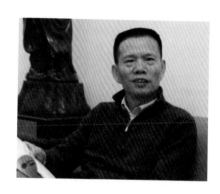

潮卷巨浪涌，千帆竞风流！这是一部富含浓郁巴渝特色，丰富针刀临床实践经验总结的专著。本书作者是来自重庆、四川、湖南等地从事针刀工作的临床一线医师。他们在医疗岗位上都做出了重大贡献，其中有岐黄工程全国中医临床优才、全国中医骨干人才，有全国五一劳动奖章获得者、重庆市先进工作者（省市级劳模）、重庆市五一劳动奖章获得者，有国家手法技能竞赛总决赛冠军、重庆英才等。

活泼圆通医家诀，不离不泥是津梁。书中重点介绍陈永亮医师在 30 年临床中总结的"创新针刀理论八大学说"，是全书的核心部分，包括纯针刀学说、针刀医学防治养学说、针刀医学触诊学说、针刀医学关键靶点学说、针刀医学控针三要学说、针刀医学三关定位学说、针刀医学补泻技法学说、针刀医学风控学说。八大学说都是立足实战，围绕如何有效、安全的使用针刀进行探索，具有一定的新颖性和较强的实用性。此外，在常见颈椎病的针刀治疗章节中，主要按照针刀临床常见的分类习惯进行介绍：一是根据劳损的肌肉不同，分类进行阐述，如斜方肌劳损、头夹肌劳损等；二是根据构成颈椎的深层主要结构分类，如颈椎小关节综合征，颈椎间盘突出症，脊髓型颈椎病等；三是根据与颈椎相关的症状分类进行阐述，如颈源性眩晕，颈源性头痛，颈源性高血压，颈源性交感神经炎，颈源性神经根炎，颈源性面瘫等。所有治疗方法以针刀为主，部分配合手法、针灸、正清风痛宁注射或口服中、西药物治疗等。

懂得生命非儿戏，深知病家是我师。书中收录了60个病例，既有颈椎局部疼痛，又有颈源性头痛、头晕、心律失常、心绞痛、面肌痉挛、面瘫、特发性震颤等疑难杂症，内容较为丰富。重点从体格检查、治疗方法、分析三部分着手叙述，都有回访，是各位编者临床实践经验精华的总结，对临床针刀医生、在校大学生等针刀相关从业者、中医爱好者都有一定的参考价值。

中华中医药学会针刀医学分会第三届主任委员

国家自然基金评审专家　　郭长青

国家科技部成果评审专家

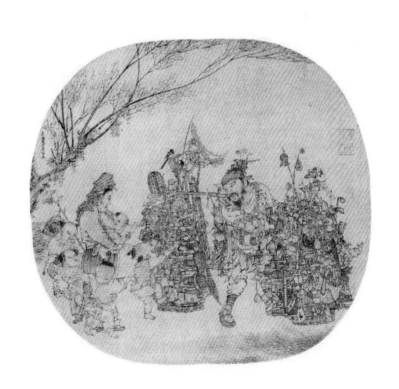

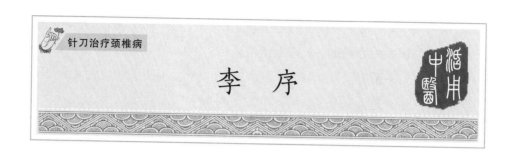

李 序

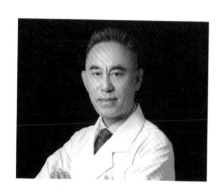

栉风沐雨砥砺行，春华秋实满庭芳！自朱汉章先生发明针刀疗法以来，针刀人历经沧桑，愈挫愈勇，一步步把针刀医学的发展推向前进。针刀医学是一门实践性很强的学科，除了必要的理论知识外，更需要较强的动手能力。陈永亮副院长等针刀专家的这部新作融会了理论与实践的相关知识，是巴渝针刀人集体智慧的结晶。该书贴近临床，立足实用，是一部非常不错的针刀临床参考书。

颈椎病是针刀临床的常见病、多发病，针刀治疗疗效确切。颈椎病常被分为颈型、神经根型、椎动脉型、交感型、脊髓型、混合型等，分型的目的是为了更好地指导临床实践，尤其是便于年轻后学尽快掌握颈椎病的诊断要点，为临床治疗方法的选择提供依据。鉴于针刀疗法的临床特点，本书作者提出了自己对颈椎病分型的观点，虽然只是一家之言，也并不成熟，但对于促进学术交流，尤其是促进针刀临床经验的交流是有益的，是值得鼓励的。

针刀治疗属于中医微创技术，是一种闭合性手术。近年来，超声引导技术与针刀临床的结合大大促进了针刀技术的发展，长了"眼睛"的针刀施术者可以避免治疗过程中对重要组织的误伤，有助于针刀临床技术更加规范、更加精准、更加安全，尤其是在神经血管丰富的部位进行针刀治疗时优势明显，针刀技术可视化已成为大势所趋，为学术界所公认，为社会各界所欢迎。本书也辟有专章论及，希望读者诸君能够喜欢。

借来春风三千里，催得百花次第开！重庆作为全国重要的直辖市，西部地区唯一的国家中心城市，长江上游地区经济中心，西部大开发的重要战略支点，处在"一带一路"和长江经济带的联结点上，也是西部地区针刀医学发展的桥头堡，是全国针刀医学发展的重要组成部分，近年来多次举办全国性针刀学术会议，中华中医药学会针刀医学分会党的工作小组重庆专家组、中国针刀沙龙重庆专家组也经常举办讲座、沙龙、查房、义诊等活动，为重庆针刀医学的发展提供了良好的载体和平台。聚是一团火，散是满天星！希望重庆针刀人不忘初心、牢记使命，踔厉奋发，笃行不怠，昂首阔步向未来！感针刀新作出版，祝学术欣欣向荣，乃以序致贺！

中华中医药学会针刀医学分会主任委员
国家远程医疗与互联网医学中心超声可视化针刀技术委员会主任委员
北京大学医学部教授、北京中医药大学教授

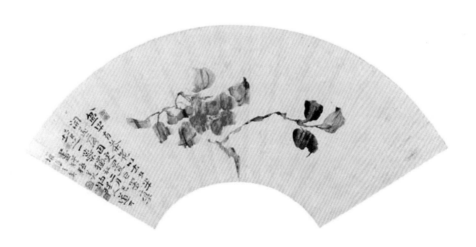

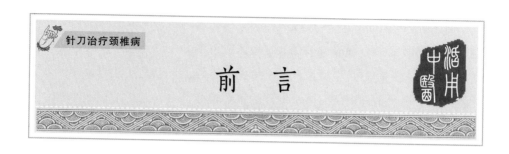

前　言

小针刀，大舞台！

这是巴渝大地针刀医师主编的第一部针刀医学专著！

这是重庆市中医药学会针刀医学专委会关于针刀临床的集体智慧与实践经验总结，是北京汉章针刀医学研究院重庆学术部部分专家的临床生动实践记录，是中华中医药学会针刀医学分会党工作小组（重庆）专家组临床心得的结晶！

1976年朱汉章先生发明了小针刀，经过针刀人的大胆探索、小心求证，不断丰富和完善了针刀医学理论体系，在实践中取得令人鼓舞的临床疗效。

针刀医学理论认为，软组织劳损诊疗体系的核心是动态平衡失调理论和无菌性炎症学说；针刀对软组织劳损疾病变不治为可治，变难治为速愈，在学术上具有里程碑式的意义！ 10余年来，国内一大批针刀专家对针刀医学理论进行了深入的研究，逐渐总结出了针刀治疗脊柱相关内科杂病的实践经验，取得了令人欣喜的临床疗效，拓展了针刀医学的诊治范围，进一步扩大了针刀医学的影响力。尤为可喜的是，近几年来在中日友好医院李石良教授的带领下，基于针刀、解剖与超声的可视化技术，并致力于推动针刀专科医生的同质化培养，针刀医学进入了可视化时代。

本书是立足于临床实用的针刀医学专著，编者都是长期从事针刀医学临床的实践者，在临床工作的摸爬滚打中积累了丰富、珍贵的实践经验和教训。我们尝试在理论部分介绍针刀基础、前沿动态、经验总结和创新学说，在医案部分通过对实践病例的分析，对临床疗效与心得体会进行探讨，不求标准，但求真实、有效，希望对不同层次的读者有所裨益。

感谢各位编者在繁忙的临床工作之余，在应对艰巨的新冠肺炎疫情防控工作的同时，抽出宝贵的时间总结经验，撰写文稿，将临床点滴体会、经验总结呈现出来。佛手渡厄只身成春，丹心济世万家怀德。大家一起努力，完成了一部具有浓郁临床特色和巴渝风味的针刀临床实践专著，就正有道，善莫大焉。

本书的编写得到了董福慧教授、郭长青教授、李石良教授、肖德华教授和朱秀川院长的悉心指导，在此表示诚挚的感谢！向以罗建明主委、张宽平主委为代表的老一代重庆针刀人为重庆针刀事业发展做出的卓越贡献致以崇高的敬意！

本书编写过程中，周康艳博士、刘琼医师承担了大量的编辑、勘误等工作，冉传生、刘渝松、李翔、李强（四川省大英县）、杨荔勇（湖南省永州市）等专家承担了重要的编辑、审校工作，在此一并致谢！

柯韵伯谓："胸中有万卷书，笔底无半点尘者，始可著书。"吾辈闻之骇然而起，绕室彷徨，深跂遥不可及矣。又祖国医学，自轩岐以降，一脉相承，代有发展；吾等临证之时推敲揣摩，稍有所得，故不揣浅陋，冒昧录之，寄语来哲；吾等深感学无止境，力有未逮，诚望读者诸君不吝指正。在本书的编写过程中，参阅了大量的相关专著和文章，在即将付梓之际，向所有的原作者表示衷心的感谢。

忠县中医医院　陈永亮

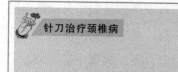

目　录

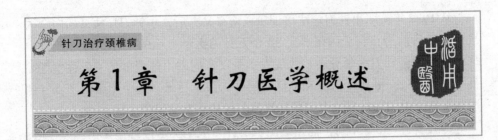

第1章　针刀医学概述

一、针刀医学发展简史

1976年，朱汉章先生在沭阳县从事医疗工作期间，接诊了一位外伤后掌指关节和指间关节屈伸功能障碍的患者。他用9号注射针头刺入僵硬的瘢痕组织松解，解决了患者的功能障碍问题，并由此想到了针型工具松解软组织粘连和挛缩的方法，发明了"小针刀疗法"。他毕生致力于小针刀疗法的推广应用、理论探索、科学研究和学术交流，为针刀医学的创立做出了不可磨灭的贡献，成为针刀医学的奠基人。

朱汉章（1949—2006），男，汉族，江苏省泗阳县人。他高中毕业后，1968年11月至1977年11月先后在沭阳县沭城钱集永红大队、圩集大队从事初级医疗卫生工作，1977年11月调入沭阳县沭城镇人民医院工作，1979年经组织批准参加江苏省选拔中医中药人员考试并被录取，1981—1993年先后在江苏省中医院骨伤科、江苏省南京金陵中医骨伤科医院及南京中医药大学第二附属医院工作。1993年，他被调入原中国中医研究院从事长城医院的筹备工作，并担任业务院长。2002年4月，调入北京中医药大学针灸学院工作，专门从事针刀医学的科研、教学和医疗工作，历任针刀教育与培训中心、针刀医学中心主任。历任全国骨伤科外固定学会常务理事、中国传统医学手法研究会副理事长、中医骨伤杂志社编辑委员会副主任委员、原中国中医研究院针刀医学培训学校校长、中华中医药学会针刀医学分会理事长（后称主任委员）、世界中医药学会联合会第一届针刀专业委员会会长、国家中医药管理局针灸学重点学科针刀方向负责人等；先后被聘为美国中医跌打伤科协会名誉顾问、中国协和医科大学客座教授、美国加利福尼亚州针灸执照医师工会顾问、美国骨伤学会名誉会长，以及美国科学院外伤应激专家委员会委员等。

从 1987 年首届小针刀疗法培训班在南京举办后，小针刀疗法开始向全国推广，到目前为止，全国培养了 30 余万针刀医学方面的人才。1993 年，中华中医药学会针刀医学分会正式成立，朱汉章同志出任理事长（后称主任委员）。目前已有 50 多个国家和地区开展针刀医学技术，为中国赢得了良好的国际声誉。中国和世界的多家新闻媒体数次给予宣传报道。

1991 年至 2005 年间，他相继出版了针刀医学奠基性著作《小针刀疗法》（迄今已再版 12 次）、《Small Needle Scalpel Therapy》（小针刀疗法）、《传统手法 180 种》《针刀医学系列教学片》《针刀临床诊断与治疗》（合著）、《针刀医学原理》、全国高等中医药院校创新教材《针刀医学》（上、下册），全国高等中医药院校规范教材（针刀医学系列 5 本）等多本具有影响力的专著或教材。1999 年，在北京召开了首届国际针刀医学学术交流大会。2003 年 9 月，由国家中医药管理局主持、国内 27 所大学 29 名专家参加的"针刀疗法的临床研究"听证会顺利召开，该听证会将"针刀疗法"界定为一门新学科，并正式命名为"针刀医学"。

2006 年 2 月 21—23 日香山科学会议（第 272 次会议）以"针刀医学发展与中医现代化"为题进行了研讨，与会专家给予针刀医学高度评价。截至 2021 年，全国已有 20 多所医学院校开设了针刀医学课程，北京中医药大学、湖北中医药大学、黑龙江中医药大学、广州中医药大学等多所中医药院校开始招收针刀医学方向学生，中国中医科学院、北京中医药大学已毕业多名针刀专业博士生。

1984 年，小针刀疗法通过江苏省卫生厅组织的科研成果鉴定，小针刀疗法研究项目获得江苏省淮阴市年度科学技术进步二等奖。1986 年，由于对骨伤延迟愈合的治疗有新突破，朱汉章荣获全国华佗金像奖。1988 年，小针刀疗法获第三十七届尤里卡世界发明博览会金奖，朱汉章荣获"军官"勋章。2001 年，国际行星命名局为表彰朱汉章对世界医学的贡献，将小犬星座一颗星命名为朱汉章星。2003 年"针刀医学"（小针刀疗法）获得国家教育部科技成果二等奖；2005 年"针刀松解疗法"被正式列为国家重点基础研究"973 计划"资助课题；2005 年"针刀治疗骨性关节炎机理的临床实验研究"获得国家教育部科技进步二等奖。

1998 年，针刀系列手术器械获得国家实用新型技术专利。2006 年，针刀系列手术器械获得国家发明技术专利。

据不完全统计，迄今已成立了中华中医药学会针刀医学分会、北京汉章针刀医学研究院学术委员会、世界中医药联合会针刀医学专业委员会、中国中医药促进会针刀医学专业委员会、中国针灸学会微创针刀专业委员会、中国民族医药学会针刀医学专业委员会 6 个全国性的针刀医学学术组织。其中，中华中医药学会针刀医学分会也已在全国 27 个省、自治区、直辖市成立了省级分会。针刀医学迎来了蓬勃发展的时期。

二、针刀医学的理论框架

1. 针刀医学四大基本理论

(1) 闭合性手术理论：针刀医学要求医师必须熟练掌握精细解剖学、立体解剖学、动态解剖学和体表定位学等解剖学基础理论知识。精细解剖学为闭合性手术提供定位服务，减少非直视状态下对健康组织的损伤。针刀治疗必须从体外进入体内，才能作用于病变组织；因此只有准确掌握机体的立体结构，才能选择一条安全有效的手术入路从体外进入体内。只有清楚了解体内结构在体表的投影位置才能有效避免损伤神经、血管、脏器等重要组织。

现闭合性手术方法共有 23 种，基本手法是切开、剥离、松解、铲剥等。

(2) 慢性软组织损伤新病因、病理学理论：该理论重新界定软组织的范围，过去西医认为软组织只限定在运动系统，而针刀医学则认为软组织包括人体除了唯一的硬组织（骨头）之外所有的组织，因为它们具有相同的力学特征，其损伤病理变化也有相同的规律，为顽固性慢性内脏组织器官疾病的治疗开辟了新的思路。

软组织损伤的各种类型包括暴力性、积累性、情绪性、隐蔽性、疲劳性、侵害性、自重性、手术性、病损性、环境性、功能性损伤十一大类。

软组织受到损伤后逐渐出现粘连、挛缩、瘢痕、堵塞等病理变化，这些病理变化又成为新的致病因素，破坏机体的动态平衡，从而出现各种疾病症状，如疼痛、酸胀、麻木等。

软组织损伤疾病可致人体动态平衡失调。人体的生命活动在自由活动状态叫动态平衡，反之活动出现障碍或不适称动态平衡失调。造成软组织出现病理变化的即是粘连、挛缩、瘢痕和堵塞。平衡失调常见病变如肌肉劳损、小关节错位等。

(3) 骨质增生新的病因病理学理论：人体生命活动中必然要对体内外各种力学状态进行适应性调节。当损伤变为持续状态时，人体某一骨组织对力学状态的异常变化就做出适应性即对抗性改变，局部出现硬化、钙化和骨化，称为骨质增生。所以，骨质增生不是一种病，而是力学状态异常变化的一种反应。

(4) 关于电生理线路的学说：在对前人经络实质研究的基础上，针刀医学提出了人体内存在一个庞大的电生理线路系统的学说，认为电生理线路系统对人体生命活动具有第一推动作用，统领其他各个系统；机体内物质载体是微量金属元素链。根据这一学说，我们用针刀调节电生理线路系统取得了很好的临床疗效，进一步从电生理学角度解释了经络的存在。

2. 针刀医学六大组成部分

(1) 针刀医学病理生理学：人体生命活动过程中出现的各种损伤使人体某一组织或器官出现平衡失调，而生命的本质就是平衡。针刀医学治疗一切疾病的目标就是恢复各种不同性质的平衡，即将病理状态变成生理状态或功能状态。

(2) 针刀医学影像学：针刀医学以精细解剖学为基础，十分重视人体组织结构的微小改变。传统影像学不重视一些微细改变是许多疾病不能治愈的根源。因此，精细化影像学是未来医学发展的必然趋势。

(3) 针刀医学手法学：针刀医学手法学以现代解剖学、病理学、生理学和生物力学为基础，形成了一套自成体系的手法学。手法操作时目标非常明确，操作简单、安全、实用、无任何不适，患者顺应性较好。

(4) 针刀医学诊断学：针刀医学诊断学是对中西医诊断学的融合和提高，独创了功能分析法和综合分析法，从而极大地减少了误诊、误治的机会。如首先区别骨质增生与骨质增生症，其次判断骨质增生症是由哪部分组织力平衡失调引起的，为针刀治疗提供依据；又如颈胸腰椎病，首先通过影像学检查椎体有无异常，结合经络、经筋理论再判断脊柱区带范围内软组织有无粘连、挛缩、瘢痕、堵塞等异常。

(5) 针刀治疗学：在四大基本理论的指导下，针刀医学形成了自成一体、独具特色的治疗学体系。作为主要医疗器械的针刀，是以针的理念为基础刺入人体，在体内发挥刀的治疗作用，是针灸针和手术刀的有机结合。

针刀治疗的核心是恢复人体生命活动的平衡。其以针刀为主，手法为辅，药物配合，器械辅助，具有微切口、出血少、痛苦极小等特点。

针刀医学发明以来，已成功治愈了千千万万顽固的颈肩腰腿疾病、脊柱相关内科疑难杂症，节省了大量医疗资源，给人类带来了福音，正在形成同类技术较强的比较优势。

(6) 针刀医学护理学：根据针刀治疗过程的自身特点和慢性软组织劳损的发病机制，特制订了一套与之相适配的护理学方法，对接受治疗后患者的体位、活动状态、活动范围、活动姿势等都有明确的要求。这些必要的康复保健知识在能否成功治疗某些疾病及今后是否再损伤等方面，具有重要的临床意义。

三、针刀的持刀方法

针刀医学对持针刀方法有严格的要求，方法正确与否直接关系到针刀操作的准确与否，并能减少或避免医疗纠纷的发生。

1. 单手持针刀法 本法适用于针体较短的针刀。术者以右手拇指、食指远端指间关节微屈，指腹捏住针柄，中指抵住针体，环指、小指贴在患者皮肤上（图1-1）。操作时以拇食中指指腹配合稳控针刀，辅以环指、小指贴住皮肤为支点，多重调控把控进针的深度。

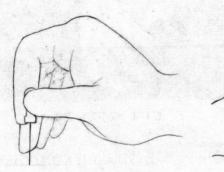

图1-1 单手持针刀法

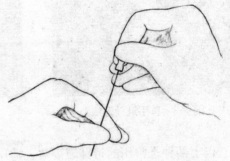

图1-2 双手持针刀法

2. 双手持针刀法 本法适用于针体较长的针刀。术者右手拇指、食指远端指间关节微屈，指腹捏住针柄，中指抵住针体上段，左手拇指和食指捏住针体中下段，保证操作的稳定性（图1-2）。必要的时候可用左手拇指、食指用力移动刀刃，达到铲剥的效果。

对于特殊情况或特殊治疗部位，持针刀方法可适当改变。掌握正确的持针刀方法，既能掌握针刀的方向，又能根据治疗的需要及时调整进针的角度和深度。

3. 临床运用 以术者右手的食指和拇指捏住针刀柄，用拇指和食指来控制刀口线的方向。针刀柄扁平呈葫芦状，方便拇、食指的捏持，便于将针刀刺入相应深度。中指抵住针刀体，置于其中上部位（图1-3）。如果把针刀整体作为杠杆，中指就是杠杆的支点，便于术者根据治疗需要改变针刀体的角度。环指和小指置于施术部位的皮肤上，作为针刀体刺入时的支撑点，以控制针刀刺入的深度。在针刀刺入皮肤的瞬间，环指和小指的支撑力和拇、食指的刺入力的方向是相反的，以防止针刀在刺入皮肤的瞬间，因惯性作用而意外滑入过深，对患者造成伤害。

另一种持针刀姿势是在刺入较深部位时使用汉章 3 号针刀，其基本持针刀姿势和前者相同，只是要用左手拇、食指捏紧针刀体中下部分（图 1-4）。一方面起扶持作用，另一方面起控制作用，防止在右手刺入针刀时，由于针刀体过长而发生针刀体弓形变，引起方向改变。

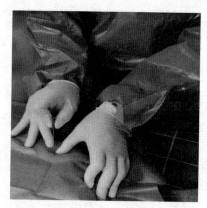

图 1-3　单手进针刀法

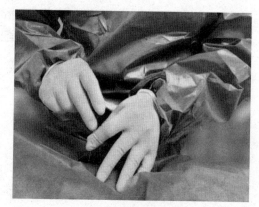

图 1-4　双手进针刀法

　　以上两种是常用的持针刀姿势，适用于大部分的针刀治疗。治疗特殊部位时，根据具体情况持针刀姿势可适当调整。陈永亮主任中医师获得的实用新型针刀专利（专利号：14860933），对针柄、针身等做了更利于操作的创新，针刀的操控性更好。

四、针刀四步进针规程

　　1. 定点　针刀定点之前，需准确对疾病做出诊断，明确需要操作的具体组织结构，如针刀拟松解哪块软组织、哪条肌腱，并要严格掌握拟施术部位的立体解剖结构和精细解剖结构，特别是施术部位附近是否有重要的血管、神经、脏器等。选择施术部位要便于患者治疗时有比较舒适的体位并方便医者操作，一切准备就绪，方可定点。定点后患者需保持体位，不再变动。然后局部皮肤清洁，进针部位用记号笔标记；若在有毛发部位施术，应先备皮；局部碘伏消毒 2～3 次，铺无菌洞巾，并保持手术区清洁。

　　2. 定向　针刀定向，是指在准备刺入前，需掌握的针刀刺入方向；针刀前端刀刃的纵轴线与刀柄的方向一致，握住刀柄就可以清楚地知道刀口线的方向。定向的目的是要在针刀刺入和操作刀法的过程中，防止重要神经、血管、肌腱等组织的损伤。所以，针刀定向就需要准确掌握拟刺入组织的立体解剖结构和精细解剖结构，必须要做到针刀的刀口线和治疗点局部通过的神经、血管、肌腱走行方向一致，不能垂直于重要组织刺入，以免伤及神经、血管、肌腱，造成医源性伤害。如对屈指肌狭窄性腱鞘炎行针刀操作时，就需要针刀刀口线与屈指肌腱的走行方向平行，如果横行刺入和操作，就可能导致肌腱损伤，甚至断裂，造成严重后果。如果需要对某些紧张挛缩的病变组织行针刀松解，也需要在针刀行进过程中，注意避开附近的神经、血管，再对紧张挛缩的组织进行切割松解。

所以，针刀刀口方向与神经、血管、肌腱的走向平行是针刀操作的基本原则，必须严格遵守。现在，很多地方开展了超声引导下的针刀治疗，为针刀操作带来了"第三只眼"，更有效地保证了针刀操作的准确性和安全性，应大力推广应用。在此基础上，根据经络、经筋循行分布特点，结合治疗补泻需要，灵活运用针刀器械。

3. 加压分离 施术前，为便于准确施术到病变部位，或是识别骨性标志，医者用左手拇指尖或食指、中指（主要看施术部位用哪个手指更便于操作）做"押手"，掐住施术部位，逐渐用力下压，分离指下的肌腱、血管、神经等重要组织，右手拇、食指捏住针柄，中指或无名指托住针体，保持刀口线与重要血管、神经、肌肉纤维走向平行，针尖紧贴"押手"指甲，快速刺入。"押手"加压分离既能缩短针刀刺入的距离，分离指下血管、神经等重要组织，还能较准确定位施术部位，这个过程不能省略。

4. 刺入 针刀刺入，以右手拇、食指捏住针柄，中指或无名指托住针体，以点刺的方法快速刺入皮肤，刺入皮肤愈快，疼痛就会愈轻，甚至无痛；刀锋进入皮肤后，应缓慢推进，一边推进一边询问患者的感觉和反应，特别要注重询问有无窜麻感和电击感；一旦出现，应立即停止推进，稍微调整方向和角度，待无窜麻感和电击感后再推进，防止造成神经损伤。另外需要特别强调的是，在有重要神经、血管和脏器等部位附近的骨面上操作时，如颈椎横突尖上的操作，一定要做到"落空即止"的操作原则。

综上所述，针刀治疗的四步操作规程，每一步都是准确性和安全性的保证，尤其是对于初学者而言，一步都不能省略，是针刀临床操作安全的保障。

五、常用针刀刀法

1. 纵行疏通法 针刀刀口线与重要神经、血管走行一致，针刀体刀刃端在体内做纵向的切割（图1-5）。主要以刀刃及接近刀锋的部分刀体为作用部位。

其运动距离以厘米为单位，范围根据病情而定，进刀至剥离组织处切开粘连的病变组织，如果疏通阻力过大，可以沿着病变组织的纤维走行方向切开，则可顺利进行纵行疏通。

2. 横行剥离法　横行剥离法是在纵行疏通法的基础上进行的，针刀刀口线与重要神经、血管走行一致，针刀体刀刃端在体内做横向的剥离（图1-6）。横行剥离使粘连、瘢痕等组织在纵向松解的基础上进一步加大其松解度，其运动距离以厘米为单位，范围根据病情而定。

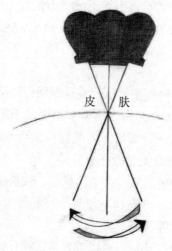

图1-5　纵行疏通法示意图

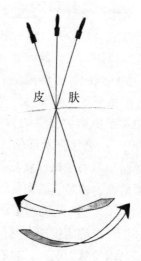

图1-6　横行剥离法示意图

纵行疏通法与横行剥离法是针刀手术操作的最基本和最常用的刀法。临床上常将纵行疏通法与横行剥离法相结合使用，简称纵疏横剥法。

3. 提插切开剥离法　刀刃到达病变部位以后，切开第1刀，然后当针刀提至病变组织外，再向下插入切开第2刀，一般提插3～5刀为宜，以松为度（图1-7）。适用于粘连范围大、程度重的病变，如切开挛缩的肌腱、韧带、关节囊等。

4. 骨面铲剥法　针刀到达骨面，刀刃沿骨面或者骨嵴切开与骨面连接的痉挛、挛缩病变软组织的方法称为铲剥法（图1-8）。此法适用于骨质表面或者骨质边缘的软组织，如肌肉起止点、韧带及筋膜的骨附着点。

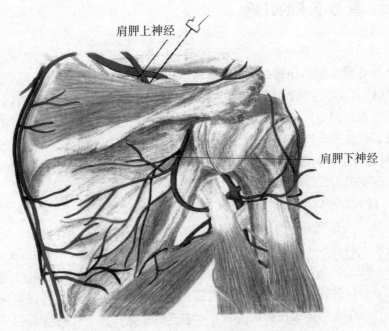

肩胛上神经

肩胛下神经

图1-7 提插切开剥离法操作示意图

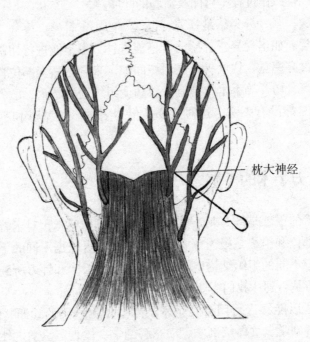

枕大神经

图1-8 枕骨骨面铲剥治疗图

六、针刀手术的针感

针刀治疗，是一种非直视下的闭合性手术。在具体操作中，除掌握手术方法之外，熟练把握针感对手术的准确性和安全性也极为重要。

(1) 针刀按四步规程进针之后，病变较浅时，只需刺破皮肤即可行针，一般有病变的组织，均有较小的阻力感，韧而不硬；病变组织较深时，需要摸索进针，以针感来判断到达层面及组织。

(2) 若在组织间隙，患者可诉没有任何感觉，术者手下针感是空荡荡的虚无感，没有阻力。

(3) 碰到神经时，患者有刺痛感及触电感，可伴随麻木不适，向神经走行方向传导，术者手下针感是略坚韧，用力时可有切割感，操作时一定要避开神经。如果刺到也不要惊慌，提起刀锋，向左或右稍移动刀口约 0.3mm，避开神经，到达病变部位再进行针刀治疗；碰到血管时，患者有较强疼痛感，术者手下如按葱管，有弹性，用力时有突破感。神经、血管均具有避害逃逸现象，所以在神经体表投影区进针，术者进针破皮后需缓慢行针，切不可操之过急。

(4) 切到病变组织时，患者会产生酸胀感，部分患者有舒爽感，术者针下感觉硬而柔，且操作过程中可闻及清脆的咔咔声。

临床中酸、胀、舒爽感是针刀"得气"的正常针感，疼痛、麻木、触电都是异常感觉。如出现异常针感时，不能进针，更不能进行切割。如果针刀治疗中患者没有感觉，说明针刀在组织间隙，未到达病变部位，就没必要进行松解、剥离、切开等手术；但有少数病变组织变性严重，已失去知觉，在进针和手术时都没有感觉，这时就要凭借术者的解剖基础和手感经验来判断了。

七、针刀手术的手感

针刀手术的手感是针刀刺入人体后医生手下的感觉，对术者准确判断针刀所到达的部位和组织是极为重要的。临床中，可依据不同的手感来判断针刀所到达部位不同的组织结构，同时可根据解剖层次和针刀所到达部位的手感来判断针刀是否到达我们需要治疗的部位。

针刀之所以能够进行闭合性手术，除了依据精确的诊断、病变部位的明确、微观解剖学、立体解剖学、动态解剖学、体表定位学之外，还应依据进针时患者的针感和医生的手感。如此，方可确保针刀闭合性手术的安全进行。

针刀手术时，我们能明确体会到的手感主要包括以下几种。

(1) 针刀刺破皮肤时，犹如突破一层轻薄的纸张，清脆而快入。

(2) 针刀刺达肌肉时，其下有一种柔软的感觉，就像进入柔和的面团，轻者有柔爽感，重而痉挛者有拉扯感觉。

(3) 针刀刺达筋膜，尤其是深筋膜或肌腱时，其下有一种柔韧而难以突破的感觉，就像刺在薄薄的橡皮筋上一样，弹性十足。

(4) 针刀刺达病变的结节上时，其下有一种硬而柔的感觉，就像刺在乱麻疙瘩上一样，但这种硬结用力可以突破进入。

(5) 针刀刺达组织间隙时，其下有一种毫无阻力、空虚的感觉，仿佛刀刃上丢了东西或如刺在空气上。

(6) 针刀刺破大血管时，针刀下先有轻微阻力，继而针刀下落空，然后再次出现轻微阻力和突破感，在针刀下毫无阻力的同时患者会直呼"痛"，随之可见针刀局部迅速充血肿胀。

(7) 针刀刺达神经时，就像触碰到一根绳子，硬而光滑，一般来讲，神经有避害逃逸机制，同时患者出现"麻"或触电样感。

(8) 针刀刺达骨头时，如同刺到石头或钢板，有明显的坚硬抵触感。

(9) 针刀得气的感觉，如鱼吞钓饵之势，即手下微沉。

第2章 创新针刀理论 八大学说

一、纯针刀学说

朱汉章先生在《针刀医学原理》里面讲到，针刀医学是"针刀为主，手法为辅，药物配合，器械辅助"，对针刀治疗相关的因素做了一个高度的概括。从临床实践来看，以上策略确实为提高疗效、增强术者的信心，以及为针刀医学的发展做出了重要的贡献。时至今日，对多数针刀医学初学者，仍然不失为一个比较保险的、有效的办法。但随着时代的发展进步，以及针刀人广泛的临床探索实践，针刀医学的发展也面临着诸多的选择：一是临床上并非所有疾病的针刀治疗都需要针刀、手法、药物、器械的综合治疗。二是部分大夫将针刀、局麻药与糖皮质激素混合使用作为常规，虽然可以提高疗效，但这个疗效究竟是针刀的，还是糖皮质激素的，抑或是局麻药所产生的作用，抑或是混合叠加的作用，不十分清楚。三是部分大夫哪怕只用一点点糖皮质激素，心里也踏实些；长此以往，对单独的针刀治疗疗效的信心大打折扣。四是究竟单独使用针刀是否有效成了秘密，这对针刀事业的专业性、独立性、不可替代性发展带来了困惑。五是如果出现事故、纠纷，往往责任不明晰。笔者所知最大的风险点是上颈段针刀治疗时用局麻药，多例纠纷事故表明，往往刚打麻药，还未做针刀就出了大问题。这笔糊涂账多是让针刀背锅，给当地针刀事业的发展带来消极甚至是破坏性的影响，社会舆论上也造成对针刀的不良负面影响，对针刀医学发展的舆论环境不利。

由此，我们提出纯针刀学说，主要是在做针刀手术准备期、手术时、恢复过程中全程不使用糖皮质激素。纯针刀的核心是观察、分析、总结、提高纯粹针刀技术的疗效，但并非一概弃用手法、局麻药、器械等辅助治疗方法。我们的原则是当用则用，不当用坚决不用，比如对于骨错缝、筋出槽等情况，则应该针刀配合手法，至于术后是否配合药物、器械，术者可以灵活掌握；对于腱鞘炎、网球肘、足跟痛证、第 3 腰椎横突综合征等针刀疗效确切的病例，完全可以单独使用针刀治疗。对于局麻药的使用，如果术者有把握，也具备局麻药不良反应、并发症的应急处置能力，则可以用；如果是基层医院的初学者，尤其是中医背景的基层初学者，没有系统学习局麻药不良反应、并发症等的应急救治，建议审慎行事。此外，术者对糖皮质激素的药理作用没有系统学习，容易导致滥用，引起不良并发症等，也是我们提出纯针刀学说的初心之一。

笔者曾闻，清代的大医家赵濂在《医门补要·自序》中说道："医贵乎精，学贵乎博，识贵乎卓，心贵乎虚，业贵乎专，言贵乎显，法贵乎活，方贵乎纯，治贵乎巧，效贵乎捷，知乎此，则医之能事毕矣。"针刀医学技术作为临床治疗颈肩腰腿痛、脊柱相关内科杂病的一门主要技术，有系统的理论体系，其独特的临床疗效经三十余万针刀人的四十多年广泛临床实践证实，其有效性毋庸置疑！如何传承和发展针刀医学事业，如何提升纯粹的针刀医学技术之临床疗效，并发扬光大之，是针刀人永恒的责任和追求。

二、针刀医学防治养学说

中医"防治养"学说是全国首席中医科普专家、巴渝马派中医传承工作室导师马有度教授提出的中医临床思路。针刀医学在临床诊治中，借用马派中医"防治养"思路，在防、治、养三个环节综合施策，可以进一步提高疑难病症的临床疗效，提高患者的依从性和满意度。

防，指预防。《黄帝内经·素问》曰："上古之人，其知道者，法于阴阳，和于术数，食饮有节，起居有常，不妄作劳，故能形与神俱，而尽终其天年，度百岁乃去。"又曰："虚邪贼风，避之有时，恬淡虚无，真气从之，精神内守，病安从来。"以上两则中医经典原文，是中医对预防为主较为贴切的描述。《黄帝内经·灵枢》曰："上工，刺其未生者也；其次，刺其未盛者也；其次，刺其已衰者也。"对上工治未病做了形象的阐述。开展预防为主的科普宣传，让治未病、重预防的思想观念，家喻户晓，深入人心，造福众生。将西方健康四大基石合理膳食、适量运动、戒烟限酒、心理平衡，与东方养生保健四大基石心胸有量、动静有度、饮食有节、起居有常，同等重视和运用。《黄帝内经·素问》曰："是故圣人不治已病治未病，不治已乱治未乱，此之谓也。夫病已成而后药之，乱已成而后治之，譬犹渴而穿井，斗而铸锥，不亦晚乎！"这就是中医讲究治未病为上工，预防重于治疗的最好注脚；在日常行为、生活习惯、饮食习惯、运动习惯、心理适应等方面，都是大有可为的，正所谓"正气存内，邪不可干"。

治，指治疗。治疗上讲究纯针刀，探索单独使用针刀技术治疗疾病的临床疗效；我的针刀启蒙老师、重庆针刀医学领航者之一、陆军医大附属新桥医院张宽平教授对此曾有过生动的描述：要正确认识、研究和提高针刀、神经阻滞或手法等每一个单项技术的临床疗效，与综合运用多项技术取效的辩证关系。这就好比是单兵作战能力与联合作战效果，如果每一个单兵作战能力强悍，那么联合作战势必形成强强联合之效，实现 1 + 1 > 2 的效果。张教授说，纯针刀就是针刀的尖兵，研究纯针刀的疗效对提高联合作战能力大有好处。当然，从治疗的角度讲，合理的选择必要的治疗技术，也是一位临床大夫的必修课。

养，指调养。《黄帝内经·素问》曰："刺毕，可静神七日，慎勿大怒，怒必真气却散之。"这是讲针刺结束后安静调养，平心静气，不要随意动怒；针刀亦然。俗话说，三分治，七分养；养，即是调养，主要分为调形与调神。关于调形，《黄帝内经·素问》曰："五谷为养，五果为助，五畜为益，五菜为充，气味合而服之，以补精益气。"这是说粳米、麦子、大豆、小豆、黄黍五种谷物是保全和养护身体的主要食物；大枣、栗子、李子、桃子、杏子五种水果可以作为辅助之品；猪肉、鸡肉、牛肉、羊肉、狗肉五种牲畜可以作为滋养之品；韭菜、薤白、葱叶、冬葵、豆叶五种蔬菜可以作为补充之品。关于调神，季节时令不同，策略各异。《黄帝内经·素问》曰："春三月，此谓发陈，天地俱生，万物以荣，夜卧早起，广步于庭，被发缓形，以使志生。""夏三月，此谓蕃秀，天地气交，万物华实，夜卧早起，无厌于日，使志无怒，使华英成秀。""秋三月，此谓容平，天气以急，地气以明，早卧早起，与鸡俱兴，使志安宁，以缓秋刑，收敛神气。""冬三月，此谓闭藏，水冰地坼，无扰乎阳，早卧晚起，必待日光，使志若伏若匿，若有私意，若已有得，去寒就温。"每一个季节的作息规律和注意事项都有其时令之规律和明确要求。调养就是日常的保养及治疗以后的生活调养、康复期的功能锻炼等。除以上调形、调神以外，针刀治疗后，常规要求伤口 3 天不沾生水；足跟针刀治疗后，尽量 7 天内卧床休息；腰椎椎管内口松解后建议卧床休息 3 天；腱鞘炎、网球肘等肌腱末端肉薄处，如有必要，建议间隔 2 周再重复针刀手术；冻结肩针刀手术后坚持每日 2 次，每次 5～10 分钟的功能位恢复性功能锻炼等，这些都是必要的调养措施。

参照以上针刀医学"防治养"要求，可以提高针刀临床疗效，减少复发率；让针刀手术更有价值、更有意义。

三、针刀医学触诊学说

唐代的孙思邈在《备急千金要方》中说道："五脏六腑之盈虚，血脉荣卫之通塞，固非耳目之所察，必先诊候以审之。""俞穴流注，有高下浅深之差；肌肤筋骨，有厚薄刚柔之异。唯用心精微者，始可与言于兹矣。"这里强调和阐明了切诊、触诊的重要意义。针刀操作是手上的功夫，这话不假；尤其在针刀治疗前的查体和寻找、确定治疗点的过程中，触诊显得尤为重要。一名合格的针刀大夫，除了具备《难经》所说"望而知之谓之神，闻而知之谓之圣，问而知之谓之工，切而知之谓之巧"的功夫外，还需要懂得和练就"触而知之"的触诊技巧；针刀大夫通过触诊，可以触得肤表的粗糙与细腻、润泽与干燥、隆起与凹陷、条索与筋结；可以触得筋肉的松紧与厚薄、绵实与松软、方向与粗细、条索与筋结；这些都为我们确定治疗点、确定针刀手术治疗的补泻技法提供了必要的基础信息。那么，怎样才能练就一双"识病"的巧手呢？笔者认为，大家可以从直视状态下触摸平整桌面上的一根头发丝开始，用手指触摸感觉头发丝的形状、硬度、长短；熟练后，可以在盲视状态下用手指触摸头发丝，再感觉；再熟练后，在头发上覆盖一层薄纸再触摸、再感觉；熟练后，在头发上覆盖两层薄纸再触摸、再感觉……经过以上方法持之以恒的训练，然后在不同的患者、不同的疾病情况下反复触诊实践，经过一段时间的训练后，大多能够具备针刀大夫触诊技巧的基本要求。

此外，体表标志在针刀治疗中也具有重要的作用。对于体表标志的触诊，需要针刀大夫对人体解剖结构有一定的了解，对常用的体表标志要能够快速、准确触诊到位

(1) 固定标志触诊，如枕骨隆突、乳突、喙突、肱骨大小结节、桡骨茎突、尺骨鹰嘴、胸腰椎棘突、髂后上嵴、髂前上棘、L_3 横突、股骨大转子、髌骨、胫骨粗隆、内外踝等，要求能够迅速、准确触摸到。

(2) 动态标志触诊，如颈椎横突（C_2 除外）、C_7 棘突、肩胛骨内上角、肩胛下角、肱骨小结节、肱骨外上髁、股骨小转子等，需要在特殊体位下才能触摸和确认。

(3) 体表摸不到的标志，如 C_2 横突、胸椎横突、$L_{1\sim2}$ 及 $L_{4\sim5}$ 横突、髂前下棘、颞骨茎突等，多数在体表是摸不到的，但临床中又经常会用到；这就需要针刀大夫根据相邻的、可以触摸到的体表标志，结合解剖结构位置关系

来模拟确定，对针刀大夫的解剖基础要求相对更高一些。

四、针刀医学关键靶点学说

朱汉章先生的《针刀医学原理》与宣蛰人先生的《宣蛰人软组织外科学》是同一时代的两部巨著，也是从事颈肩腰腿痛诊疗为主的大夫必读之书。两位同时代的学术巨匠都令人景仰，他们共同缔造了软组织疼痛疾病治疗理论的时代丰碑，从理论到实践，从临床到针具都具有划时代的突破意义。正所谓"横看成岭侧成峰，远近高低各不同"，争论、比较从来都没有停止过，但有一点是大家几乎公认的观点，那就是《宣蛰人软组织外科学》认为对软组织损害的银质针治疗或外科大松解术，讲究的是消除无菌性炎症，除恶务尽。而《针刀医学原理》讲究的是狙击手策略，针刀治疗突出重点，解决的是"领唱"的问题。

抓住和解决主要问题，或者主要问题的主要方面，不要求面面俱到，我们称之为"关键靶点"，或称之为原发病灶。常见的关键靶点有筋结点或触诊阳性点、经络循行所过、肌肉起止点、肌肉链、扳机点、触发点、激痛点、肌筋膜经线等，结合神经支配、模拟综合立体定位等，寻找、分析原发病灶，即疾病肇始之处；部分病例的关键靶点或原发病灶不是疼痛所在部位，可能会有一定的隐匿性，但常常有规律可循，关键靶点或原发病灶往往是在力学上的应力交汇点、集中点，容易形成损伤、劳损、损害。如果从单纯的症状及压痛点的角度，往往容易漏诊，按下葫芦浮起瓢，导致迁延不愈。这需要从经络、经筋、解剖、力学、生理、病理的角度，对疾病有较深入的认知，具有较为丰富的临床经验，以及从针刀临床疗效的角度进行反证。针刀医学往往只需要处理这类患者的原发病灶，相关的症状就"譬如破竹，数节之后，皆迎刃而解"，病情就会"传檄而定"。比如颈椎病或肩胛三肌损伤导致的网球肘，我们如果只是处理网球肘局部，可能若干次治疗也不会见效；抑或短暂见效后很快复发，造成久治不愈，医者和患者都认为这个病很顽固，其实就是诊断未明、治疗的靶点"失位"。18年前，笔者曾见过一例肱骨外上髁炎的患者，历时 3 年，做过无数次封闭、针刀、针灸、理疗、药物等治疗，花费 2 万多元而无寸效，局部皮肤已经发白、组织已经瘢痕化。所以，广阔的诊断思路、显性的压痛点与潜在的压痛点的发现、分析与判断，在临床上显得尤为重要。正如《黄帝内经·素问》所说："知其要者，一言而终，不知其要，流散无穷。"全身的原发病灶常见的有头颈枢纽、颈胸枢纽（C_7～T_1）、胸腰枢纽（T_{12}～L_1）、腰骶枢纽（L_5～S_1）、胸小肌、上中下斜方肌、肩胛下肌、肩胛三肌、髂后上嵴内上缘、臀大肌、臀中肌、阔筋膜张肌、髌下脂肪垫等。当然，要想渊玄其深，巍峨其高，深入地探索针刀医学，则必须熟悉经脉循行、穴位分布、补泻技法，并灵活运用，自会有桴鼓之效。

五、针刀医学控针三要学说

截至 2021 年 12 月，重庆市忠县中医医院主办的"忠州纯针刀"培训已经连续举办了 17 期，在临床带教的过程中，有一个问题时常引起学友们的兴趣和关注，那就是控针技术。"工欲善其事，必先利其器"。所谓控针技术，就是术者要对针刀这个医疗器械有深入、仔细、透彻的理解，能够把控进针、行针、出针过程的安全，做到指哪打哪，想打哪就能打到哪。作为针刀大夫，这可是必修课！但临床带教中，初学者往往不容易又快又好地掌握，要么捏持针柄的位置、角度、力度不到位，要么中指的位置放得不对，要么不能发挥无名指、小指的作用，进退失据等。针对此等情况，让初学者可以尽快掌握持针、行针技巧，我们总结出临床把控针刀的"控针三要"，概括起来就是"控方向、控力度、控深度"。

把控针刀的方向。拇指和食指的指腹捏住扁葫芦形针柄的两面，既不能太靠下捏住针柄与针身的结合部，又不能捏住针柄的尾端；术者据此可以稳控针刀进针、行针的角度和方向，并可以控制进针速度；拇、食二指配合中指形成进针的构架，做到控针心中有数，游刃有余。

把控针刀的力度。中指的指腹贴住针身中后部，做到松紧适度，过紧则运转不灵，用针不流畅，且易致损伤；过松则散漫无疆，不利于治疗到位，精准把控；要求体会"手捏活鸟"的感觉，正如闽南俗语所说"捏惊死，放惊飞"，所以既不能捏死了，也不能放飞了；拇指、食指、中指三指配合，把控进针力度，做到力量柔和，恰到好处。

把控针刀的深度。进针、行针、退针过程中，无名指和小指贴在患者身体上，一来可以协助拇、食、中指随心所欲地控制进针的深度；二是遇到意外进针过深，或刺到神经、血管、内脏等组织，无名指和小指可以迅速作为反弹的支点，让针刀迅速退出患者体外或让进针深度变浅，成为应急避险的主要支点。这是针刀治疗过程中的底线支撑。

控针是行针的基础，是实现针刀治疗不可或缺的环节。稳控针刀，对于达到治疗目的、提升临床疗效，具有重要的桥梁作用。

六、针刀医学三关定位学说

诊断明确以后，治疗定点就成为关键。如何确保准确定点呢？可以从以下三个阶段入手：查体时、定点时、治疗时，在三次不同时间节点核对进针点，确保进针点准确无误。

(1) 查体时：为了对病情有一个整体了解和正确的判断，针刀大夫在初次接触患者时，要对患者进行体格检查，这是每一次完整的诊疗活动的必经过程；针刀大夫在查体的时候，可以综合患者各方面的信息，以便明确疾病诊断；与此同时，在查体的过程中，按照"原发病为先，注意潜在筋结点，兼顾显性痛点"的原则，初步查找、分析、确定治疗点。

(2) 定点时：进入手术室，做针刀手术治疗前，术者在查体时初步查找的治疗点基础上，进行再次查找、进一步分析确认；明确治疗点后用记号笔标注定点，然后进入消毒环节。

(3) 治疗时：消毒、铺巾后，术者穿好无菌手术衣，戴好手套，在针刀手术前，再次就拟定的针刀手术治疗点逐一检查、核对，确认无误后，左手拇指或食指指尖按压住进针刀点，右手持针刀按四步进针规程进针刀，完成针刀手术操作。

由于进针定点是针刀治疗过程中最为重要的环节，因此，我们定点宜慎之又慎，充分体现我们一心为患者着想的医者仁心情怀；经过"三关"定位、确认、再确认，可以确保针刀治疗定点准确，从而保证治疗的效果。

七、针刀医学补泻技法学说

虚、实两个证候是辨别邪正盛衰的两个纲领性证候，主要反映病变过程中人体正气和致病邪气的盛衰。在针刀治疗上，遵照《黄帝内经·素问》之"为虚与实者，工勿失其法……虚实之要，九针最妙者，为其各有所宜也"。

1. 虚实之辨　实证，《黄帝内经》中的原文是"邪气盛则实"，即邪气盛为矛盾的主要方面，实际意义是邪气盛而正气不虚，正邪抗争剧烈，表现出一派有余的症状。虚证，《黄帝内经》的原文是"精气夺则虚"，即正气亏虚作为矛盾的主要方面，实际意义是正气亏虚，而邪气也所剩无几，正邪抗争无力，表现出一派不足的症状。而介于虚实两者之间的状态都可以称为虚实夹杂。

由于正气与邪气之间的斗争是贯穿于疾病全过程中的根本矛盾，阴和阳的盛衰及其所形成的寒、热两个证候之间实际也存在着虚实之分，所以对于我们来说，分析疾病过程中正和邪的虚实关系是辨证的最基本要求。因为通过虚实辨证可以了解机体内本阶段的邪正盛衰关系，为下一步的治疗提供相关的依据。因此，只有虚实辨证准确，针刀治疗时才能明确是用补法还是用泻法，也就能避免古人所说"虚虚实实"之戒，减少误治的发生。

对于针刀补泻技法而言，要求深浅适度、准确到位。《黄帝内经·素问》曰："病有浮沉，刺有浅深，各至其理，无过其道……浅深不得，反为大贼，内动五脏，后生大病。"所以，对针刀进针、治疗的层次有明确的要求。

2. 虚证的特征及针刀操作　虚证是指人体的阴阳、气血、津液、精髓等代表人抗病能力的正气出现亏虚，而邪气也弱，表现为不足、松弛、衰退等特征的证候。

(1) 临床表现：可以用一组"不足"的症状来表示，一般以久病而势缓者或耗损过多者或体质虚弱者，多考虑虚证。总而言之，虚证包含有正气不足、邪不明显、邪正斗争无力，因而表现出不足、低下、衰弱等特点。

(2) 舌象、脉象：虚证常见的舌象有舌质淡、舌质嫩、舌质光红等，舌苔薄或少或无等；虚证常见脉象有虚、细、微、代、短等。

(3) 证候分析：虚证主要原因是先天不足，后天失养；或者是平素饮食失调，导致气血化生不足；或者七情、劳力太过，耗伤气血津液；或者房劳过度，损耗肾精；或久病失治误治，损伤正气；或因为汗、吐、下、失血过多、失精等，耗损气血津液，均可形成虚证。

(4) 虚证分类：根据损耗人体内阴阳气血津液等不同可分为阳虚、阴虚、气虚、血虚、津液亏虚、精髓亏虚及营气虚、卫气虚等不同。根据正气虚损的程度不同，临床有不足、亏虚、虚弱、虚衰、亡脱等。

(5) 针刀操作：临床上，对于虚弱类症候，以及肌肉萎缩，色泽暗淡、久病等虚弱、不足的症状，针刀治疗时就要考虑用补法，具体操作时应轻刺、刀口与肌肉走行方向一致，采用迎随补泻的"随而济之"的方法行针刀；遵照《黄帝内经·素问》之"春气在经脉，夏气在孙络，长夏气在肌肉，秋气在皮肤，冬气在骨髓中"的季节时令与气所在位置深浅；同时，遵循《难经》"有见如入，有见如出"的技法候气；运用《黄帝内经·素问》"徐而疾则实者，徐出针而疾按之"的方法出针。

3. 实证的特征及针刀操作　实证是指人体感受外邪，或者在疾病过程中体内的气血阴阳失调导致病理产物产生，以邪气盛、正气不虚为其特点，表现为有余、亢盛、停聚等特征的证候。

(1) 临床表现：用一组"有余"的症状表示，都有邪气盛，正气不虚，正邪之间斗争剧烈，表现为有余、强烈、停积、闭滞、蓄积等。

(2) 舌象、脉象：实证的舌象有舌质红或绛或紫暗、舌质老等，舌苔厚、色黄或黑或有芒刺等。脉象有实、滑、弦、紧、长等。

(3) 证候分析：实证的病因病机可概括为两个方面：一是风寒暑湿燥火、疫疠及虫毒等邪气侵犯人体，正气奋起抗邪，所以病势较为亢奋、急迫；二是内脏功能失调，气化失职，气机阻滞，形成痰、饮、水、湿、脓、瘀血、宿食、结石等有形病理产物，壅聚于体内而成。实证具有新病、暴病、病情激烈、体质壮实及有明确的病因可查的特点。

(4) 实证分类：根据外感邪气类型不同分为风证、寒证、湿证、燥证、火证，而且外感邪气易兼夹致病，因此又有风寒、风湿、风热、湿热等证。根据病理产物的不同分为痰证、饮证、水证、湿证、瘀血证等。

(5) 针刀操作：临床上，对于强壮、有余类症候，以及肌肉肥大、色泽明艳、新病等亢盛、痰饮停聚、淤阻的症状，针刀治疗时就要考虑用泻法，具体操作时应重刺、刀口与肌肉走行方向垂直，采用迎随补泻的"迎而夺之"方法行针刀；参照《黄帝内经·素问》之"春气在经脉，夏气在孙络，长夏气在肌肉，秋气在皮肤，冬气在骨髓中"的季节时令与"气"所在位置深浅；遵循《难经》"有见如入，有见如出"的技法候气；运用《黄帝内经·素问》"疾而徐则虚者，疾出针而徐按之"的方法出针。

八、针刀医学风控学说

针刀从业者众多，由于专业基础类别和层次不同、接受针刀培训的严格程度不同、针刀手术操作经验水平及个人医学素养参差不齐，导致各种与针刀相关的医疗不良事件、纠纷时有发生，影响针刀医学事业规范有序的发展。

所以说，风险控制在针刀手术中具有举足轻重，甚至是决定性的作用。如果说治疗一次效果不好可以再次做，对患者而言，医疗费用增加一点、疗程长一点，治疗痛苦增加一点，还勉强可以接受；但如果出现针刀刺入过深，或者损伤内脏及重要组织，轻则导致纠纷，重则发生不可逆损害，如致残等，造成重大负面社会影响。有的甚至对当地开展针刀技术的社会环境带来毁灭性的打击，是医者、患者都不愿意看到的局面。《黄帝内经·素问》曰："刺骨者无伤筋，刺筋者无伤肉，刺肉者无伤脉，刺脉者无伤皮，刺皮者无伤肉，刺肉者无伤筋，刺筋者无伤骨。"这就要求针刀大夫治疗要精准、恰到好处。

风险控制在针刀治疗中，应该摆在突出重要的位置。针刀医学风控主要注意以下八个方面。

一是明确的诊断和精确的定位。《难经》曰："望而知之谓之神，闻而知之谓之圣，问而知之谓之工，切而知之谓之巧。"通过望、闻、问、切尽可能完整地收集患者病情的相关资料，明确诊断。平常注意加强学习，尤其是中医经典、中医诊断的相关知识，如果诊断不明，则什么事情都有可能发生。其次是注意针刀医学相关理论以及临床查体知识的学习，定位准确，确保疗效。

二是明确适应证和禁忌证。没有一种治疗方法是万能的，任何一种临床治疗技术都有其适应证；找准适应证是临床取效的关键。同样，对禁忌证的准确把握，体现了针刀大夫的临床水平，可以很大程度避免出现重大纠纷和医疗事故。《黄帝内经·素问》曰："无刺大醉，令人气乱。无刺大怒，令人气逆。无刺大劳人，无刺新饱人，无刺大饥人，无刺大渴人，无刺大惊人。"这些情况都是针刀大夫临床中需要遵守的法则。

三是术前签订针刀手术同意书。针刀治疗属于中医微创治疗，也是有创治疗，建议在针刀治疗前签署知情同意书；对60岁以上，尤其是高龄老人，建议由其家人签字同意。如果术前确定要使用局麻药，建议签订局部麻醉同意书。

四是规范消毒和严格的无菌观念。其一，治疗环境每天2次紫外线消毒，每次1小时；其二，进入手术室的工作人员需要戴口罩和帽子，术者和助手需要穿一次性无菌手术衣；其三，患者治疗部位局部消毒，严格按要求操作，消毒2遍；其四，医护在操作过程中要有严格的无菌观念，戴手套及整个操作过程每一步要交代清楚；其五，手术环境保持安静、整洁，不人为制造其他可能感染因素；其六，术后患者要注意保护创口3天不沾生水。

五是练就过硬的针刀操作技术。根据自身的情况，有针对性地参加针刀培训，不断提高针刀操作的熟练程度，缩短每次针刀操作的时间，减少治疗痛苦。

六是初学者上颈段慎用局麻药。对初学者、西医知识比较薄弱者，上段颈椎使用局麻药时尤其应注意局麻药入血、入椎管、入硬膜下腔及局麻药过敏引起的并发症救治。

七是做好急救相关准备。组织相关人员定期学习急救知识，定期组织开展急救训练；准备急救药品和器材，并按时更换。

八是做好医患沟通。针对不同的社会群体，不同的个体心理状况，采用恰当的沟通语气、语调及肢体语言，消除患者的顾虑，充分得到患者的理解、认同和支持配合，为针刀手术治疗打下良好的信任基础，做一个有温度的医者。

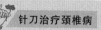

第3章 颈椎病概述

一、颈椎病的概念

颈椎病是以颈椎椎间盘退变为主要病变基础，因风、寒、湿等外在因素加重，导致颈部力量平衡失调，使颈椎周围肌肉、关节继发性改变，椎间盘膨出或突出，相邻椎体退变增生，韧带钙化，对颈部神经根、脊髓、血管等组织造成压迫或刺激，诱发颈部、肩部不适及酸痛等，并伴有相应压痛点及颈部运动不灵活等临床表现的疾病。

颈椎病的病因、发病机制复杂，一般考虑颈椎骨性或局部肌肉等软组织结构退变引发的疾病，如颈椎退行性改变、颈部受伤、劳损、颈椎椎管狭窄、睡眠姿势不良、生活习惯不佳、工作姿势不正确、颈部外伤、颈椎畸形等。颈椎病主要表现为颈肩部疼痛、眩晕、头痛、肢麻、肌肉萎缩、双侧下肢挛缩、行走不利，甚或四肢麻痹、大小便功能障碍、性功能障碍，严重者出现肢体瘫痪，往往初始症状较轻，其后渐进性加重。常伴有头颈肩背手臂酸痛，脖子僵硬，活动受限。颈椎病可出现头晕、目眩、头痛、视物模糊等交感神经兴奋症状，甚或耳中蝉鸣、平衡失调、心悸、胸部紧绷感，亦可伴胃肠胀气等消化系统症状。一般发病时症状轻微，少有重视，大多可自行恢复正常，症状可出现反复，在病情加重且不能改善时，可对工作、生活造成影响，如久治不愈，可能会引发心烦、失眠、易怒、焦虑、忧郁等心理问题。颈椎病是常见病、多发病，目前在全球范围内，其患病率、发病率正逐年上升。本病多发于中老年人，男性发病率高于女性。

二、颈椎病的分型诊断

1.颈椎病的传统分型　颈椎病的传统分型共有六型，包括颈型、椎动脉型、神经根型、脊髓型、交感型、混合型。

(1) 颈型颈椎病

① 临床表现：主要表现为颈部酸痛、胀麻等异常改变，同时伴有局部组织压痛、僵硬感，躯干于转头时出现协同动作，亦可伴头晕等。

② 体征：压痛和异常改变浅层在项筋膜，中层在斜角肌上部，深层在关节囊。颈型颈椎病是针刀最适宜治疗的类型。

③ 影像学检查：X 线片可见正常，或仅有颈椎退行性改变，或颈椎间隙轻度变窄，少有骨刺形成。

(2) 神经根型颈椎病

① 临床表现：以颈肩背部疼痛，以一侧或双侧上肢、手指出现放射痛、麻木、无力为主，其感觉及运动障碍与脊神经根体表分布区相对应及反射变化。

② 体征：叩顶试验（＋）、牵拉试验（＋）。

③ 影像学检查：X 线片示颈椎生理曲度改变、颈椎椎体不稳或骨赘形成等。MRI 示颈椎椎间盘髓核膨出、突出和（或）脱出、颈椎脊神经根受卡压、刺激或损伤等。

(3) 椎动脉型颈椎病

① 临床表现：以眩晕为主，有一般性眩晕，也有体位性眩晕；可伴头痛及头面五官症状。

② 体征：a. 前屈加重：压痛和异常改变在 C_1 和 C_2 横突两侧、下项线外 2/3（头上斜肌和头后大直肌）。b. 后仰加重：压痛和异常改变在下项线内 1/3（头后小直肌附着）；头半棘肌在上下项线之间的骨面。

③ 影像学检查：X 线片示钩椎关节增生、颈椎生理弧度变直、颈椎不稳。MRI 示椎动脉受压、双侧不对称。

(4) 交感神经型颈椎病

① 临床表现：可出现心脏、血压、心率、头面五官相关症状，以及血管运动障碍、汗腺功能异常、消化系统症状、睡眠障碍、妇科病等。

② 体征：颈部棘突、颈椎横突旁肌及肩胛上区等部位僵痛。屈颈试验可能（＋）。

③ 影像学检查：X 线片示有颈生理曲度改变、椎体前后缘形成骨赘、椎间隙变窄、钩椎关节增生等改变。椎动脉造影可见椎动脉有无受压、移位、迂曲、梗阻、畸形等，有助于了解上述改变与颈椎活动的关系。

(5) 脊髓型颈椎病

① 临床表现：损害平面以下多表现为酸、麻、胀、烧灼感、僵硬、无力等，严重者可出现便秘、尿潴留等。也可造成肢体瘫痪，致残率高。

②体征：四肢肌张力增高、肌力下降、腱反射亢进、浅反射消失、病理征阳性，痛、温、触觉和本体感觉均可有不同程度障碍。

③影像学检查：CT、MRI 结果支持脊髓受压。

(6)混合型颈椎病：两者或两者以上不同类型的颈椎病相互夹杂，称为混合型颈椎病。

2.针刀医学的颈椎病分型

(1)寰枕筋膜挛缩型颈椎病

①临床表现：a.枕大、枕小神经及项筋膜受牵拉，C_1 神经根受刺激，枕部顽固性疼痛。b.椎-基底动脉供血不足，出现步态不稳、听力减弱、视物不清、肢麻、恶心、欲呕等，可持续数分钟或数小时，一般可于 24 小时内缓解。

②体征：下项线中 1/3 下方、C_1 横突尖部、枕下凹（寰椎后结节）处、枕大凹处、$C_{1,2}$ 棘突和 C_1 横突尖部等处可有压痛。

③影像学检查：X 线片示枕骨与寰椎后弓距离缩小变窄。

(2)寰椎前移位型颈椎病

①临床表现：a.椎动脉牵拉、迂曲、颅内缺血，出现头晕、目眩、视物不清等症状，并因血管缺血后痉挛引起头痛，多为发作性胀痛。b.C_1 神经根受到刺激，头枕部胀痛发麻，颈部发僵。c.颈上神经节受牵拉，可引起如下症状：胸闷、欲吐、心律不齐、失聪、咽部不适、嗅味觉减退、舌体麻痹等。d.枕大、枕小神经受牵拉，头枕部胀痛发麻，可放射至颞部，疼痛多为钝痛。e.移位严重时，若从后侧压迫脊髓，可导致上下肢无力，活动艰难，形成脊髓型颈椎病症候群。

②体征：C_2 棘突压痛，双侧胸锁乳突肌上缘后方压痛，颈后仰及左右旋转受限，咽后壁红肿。

③影像学检查：X 线片示寰椎前缘与枢椎相连处弧形线被破坏，上侧向弧前侧突出；张口位片可见齿状突前中下段有钙化带影。

(3)寰椎侧方移位型颈椎病

①临床表现：参见本章"寰椎前移位型颈椎病"相关部分。

②体征：患者头呈前伸位或斜颈状，颈部活动可受限，旋转或活动颈部时可引起眩晕、恶心或心慌等症状。部分患者在患侧锁骨上可听到血管杂音，后颈部可触及患椎旋转移位，棘突及移位的关节突关节部有明显压痛。

③影像学检查：X 线片示两侧寰枢关节间隙不对称，其中一侧间隙变窄；颈椎张口位片示齿突与两侧块间隙不对称，一侧间隙变窄。排除结核、肿瘤或其他感染性疾病。

(4)钩椎关节前方移位型颈椎病

① 临床表现：四种颈椎病的临床症状均可能出现，具体如下：a. 因椎动脉被牵拉受压，脑部供血不足，出现眩晕、耳鸣、头痛等。b. 若钩椎关节前方移位，牵拉了颈丛和臂丛，引起神经根型的症状，常见有枕部及其附近疼痛，颈侧肌肉、项背部肌肉酸胀不适，肩部疼痛，上肢疼麻等。c. 颈部颈上神经节——交感神经干上的神经节，当钩突关节前后移位时，很容易牵拉或挤压这些交感神经节，引起交感神经型颈椎病，常表现为胸闷、欲吐、心律不齐、咽部不适、嗅味觉减退、舌体麻痹等。d. 若钩椎关节移位较大，使椎管的矢状径变小，可前压脊髓而出现一系列早期症状，如上肢或下肢的单纯的运动障碍，或单纯的感觉障碍，抑或同时存在，常见麻木、酸胀、烧灼感、发抖或无力感等。

② 体征：颈部僵硬，椎旁压痛，颈椎活动范围缩小。其特征性表现是颈椎侧屈受限，且侧屈时疼痛加重。

③ 影像学检查：X 线片示患椎体前缘前移，出现在颈椎前缘连成的弧线的前方。

(5) 钩椎关节后方移位型颈椎病

① 临床表现：参见本章"钩椎关节前方移位型颈椎病"相关部分。

② 体征：参见上述椎动脉型、神经根型、脊髓型、交感型颈椎病的相关部分。

③ 影像学检查：X 线片示患椎体前缘后移，出现在颈椎前缘连成的弧线的后方。

(6) 颈椎侧弯型颈椎病

① 临床表现：a. 患者被迫体位，颈部歪向一侧，活动受限，过度侧屈可诱发电击样疼麻。b. 椎动脉牵拉受压症状。c. 颈神经根刺激症状。d. 颈上神经节受牵拉出现交感神经型颈椎病症状。e. 脊髓受压症状，病初，侧束、锥体束损害的表现较突出，以四肢乏力、行走持物不稳为最先症状，随压迫加重而产生自下向上的上运动神经元性瘫痪。

② 体征：患者被迫体位，颈部侧歪，活动受限，过度侧屈可诱发电击样疼麻等。

③ 影像学检查：X 线片示颈椎向一侧弯曲，各颈椎棘突及椎体边缘可连成凸向一侧的弧形，且相邻椎体横突间间距凹侧变短凸侧变长。

(7) 颈椎后关节半脱位型颈椎病

① 临床表现：神经根刺激症状：参见"钩椎关节前方移位型颈椎病"章节。椎动脉牵拉受压症状同上。

② 体征：颈部屈伸、旋转功能受限；颈部肌肉痉挛，头呈前倾状；损伤

节段的棘突和棘突间隙肿胀并有压痛，椎前侧也可有压痛。

③影像学检查：X线片示发生半脱位的后关节间隙变大，在下位椎体关节突的上缘出现一近于三角形的黑暗区。关节间隙偶可出现双道线。病变关节椎间孔变小或椎间孔内缘参差不齐。

(8) 肌肉损伤类颈椎病：颈椎病分型中还有肌肉劳损类，如上中下斜方肌劳损型、胸锁乳突肌劳损型、枕后肌群劳损型、颈椎横突附着诸肌劳损型、头半棘肌劳损型、肩胛提肌劳损型、菱形肌劳损型等。

三、颈椎病的鉴别诊断

1. 颈型颈椎病的鉴别诊断

(1) 颈部扭伤：多由于夜间睡眠时颈部位置不佳致使颈部肌肉受到损伤，查体时可于颈肩部触及条索状肌束，压痛点位于肌肉损伤局部，多见于 $C_{2、3}$ 关节突关节及双侧肩胛内上方肌肉；急性期剧烈疼痛，查体时拒按，经封闭治疗后病情可缓解或消除症状。

(2) 肩周炎：又称为"五十肩""冻结肩""肩凝症"。主要表现为肩痛，夜间加重，阵发性或持续性发作，偶向上肢放射。查体于肩关节周围可触及压痛点，如肩关节结节间沟、肩峰下滑囊等处，时间迁延致周围软组织易粘连，肩关节活动（外展、上举等）受限，甚或丧失运动能力。

2. 神经根型颈椎病的鉴别诊断

(1) 胸廓出口综合征：因 C_7 横突过长或有颈肋，锁骨畸形，或前斜角肌、胸小肌异常致胸廓出口狭窄，从而使锁骨下动脉、静脉、臂丛神经（多为臂丛神经下干）受压迫，出现手臂内侧感觉异常、麻木、疼痛、冰冷感，其中，臂丛神经下干受刺激与颈神经根受压的临床表现相类似，但颈椎旁未见明显压痛，无上肢放射痛。艾德森氏试验、肩外展试验、上臂缺血试验可见阳性，颈椎 X 线片可见骨骼异常。

(2) Pancoast 综合征：肺尖部出现占位性病变，压迫颈部及支配上肢的感觉、运动神经纤维，患侧肩臂部出现持续性、进行性疼痛症状，伴上肢无力，手部肌肉出现萎缩现象或伴颈交感神经麻痹综合征。胸部 X 线片示，患侧肺尖见一致性密度增加阴影，并有向其周围骨组织侵蚀、破坏的现象。

(3) 颈椎椎管肿瘤：颈椎椎管肿瘤引发疼痛剧烈，呈现出持续性钝痛、锐痛等症状。如肿瘤卡压、牵拉神经根时，可出现颈神经根性疼痛，具体表现为颈肩疼痛，伴上肢麻木、无力，此病具有昼轻夜重特点，常伴低热、乏力、消瘦等全身症状。颈椎 X 线片可见颈椎骨质破坏等。此病比神经根型颈椎病疼痛较为剧烈。

(4) 臂丛神经炎：多见于成年人，于外受风寒、流感后起病，疼痛一般首发于颈根及锁骨上部，可快速延及肩后部，其后扩展至上肢及手臂，疼痛初期呈间歇性，不久即转为持续性而累及整个上肢，患者采取上肢肘屈位，但患肢常无肌力减弱、肌肉萎缩及感觉障碍等。

(5) 颈椎结核：颈椎结核好发于 C_6 节段，其主症为颈部钝痛，呈持续性进展，运动时，颈椎后伸疼痛加剧，平卧休息后可缓解，未见明显夜间疼痛；颈部僵硬感，颈椎活动受限；病变加重后可刺激或压迫颈神经根，出现向肩部、上肢或枕后放射性疼痛；伴有周身不适、潮热、乏力、盗汗、消瘦等结核中毒表现，部分患者可见颈前部有脓肿。X 线片可见椎体骨质破坏。

3. 椎动脉型颈椎病的鉴别诊断

(1) 内耳性眩晕：本病在临床上具有三大特点：发作性的、剧烈的旋转性眩晕，听力减弱及耳中蝉鸣，多有眼颤，闭目难立征阳性，前庭功能试验及电测听检查异常，多无椎 - 基底动脉供血不足的临床表现，神经系统多未见明显异常。

(2) 锁骨下动脉盗血综合征：多表现为头晕、目眩、步态不稳，可出现头部及头枕部疼痛或听力减退等。本病与椎动脉型颈椎病临床表现具有相似性，但较椎 - 基底动脉供血不足的症状及体征更明显，患侧上肢可有无力、沉重、疼痛及冰冷感等缺血症状；还有三个体征：患侧上肢较健侧的血压有所下降，桡动脉搏动减弱或消失，患侧锁骨下动脉区听诊可闻及血管杂音。

(3) 眼源性眩晕：其多因眼肌麻痹、屈光不正所致，青少年发病率高，需加以鉴别，与颈性眩晕的主要区别：闭目难立征阴性，眼源性眼震试验多呈异常反应；眼科检查出现屈光不正。

(4) 脑动脉硬化：多发于有高血压病、糖尿病病史，以及长期吸烟、饮酒及精神紧张的中老年人。本病因长期慢性脑供血不足，导致大脑功能减退，表现为头晕、视物模糊、耳中蝉鸣、听力降低、肢麻，或无力、睡眠障碍等。TCD 检查可见脑血管弹性减低，血流量减少。头颅 CT 示多个小灶低密度区、脑室扩大、脑沟变宽、脑萎缩等。

(5) 神经官能症：患者常有脑功能减退临床表现，如出现头晕、失眠、健忘、焦虑、注意力减退等，查体一般无明显体征，情绪变化会对其症状波动造成影响，患者临床症状多，但查体可无颈神经根或脊髓受损体征。

(6) 颅脑肿瘤：颅脑肿瘤出现的眩晕症状，与颅内肿瘤占位直接压迫前庭神经等有关，尚与颅内压升高具有相关性，常伴有头痛、恶心、呕吐、视力减退等颅内压增高综合征的临床表现。头颅 MRI 或 CT 可见肿瘤占位病变。

4. 交感神经型颈椎病的鉴别诊断

交感型与椎动脉型常相伴出现，其鉴别诊断也比较相似，如与内耳性眩晕、眼源性眩晕、脑动脉硬化、颅脑肿瘤等疾病进行鉴别。此外，本病还需与冠状动脉粥样硬化性心脏病相鉴别。后者是因冠状动脉供血不足导致心肌缺血或器质性病变，主要表现为心前区压榨感或疼痛，可放射至颈、颌、手臂、后背及胃部，一般伴有头晕、胸痛、气促、异常汗出、昏厥等，严重者，可因心力衰竭而死亡。

5. 脊髓型颈椎病的鉴别诊断

(1) 血管源性疾病：包括脊髓梗死、血肿及血管迂曲畸形。硬膜动静脉瘘主要发生在脊髓胸段，同样可引发上肢临床表现，若未行胸椎增强 MRI 检查则出现漏诊的可能性。此外，脊髓型颈椎病与脑血管病易出现混淆。

(2) 感染：常见免疫力低下患者易患感染性脊髓病变，免疫力正常者亦可出现。如与细菌性或真菌性脓肿、艾滋病病毒相关的空泡性脊髓病、梅毒、B.burgdorferi 感染，巨细胞病毒、水痘带状疱疹病毒及肠道病毒感染等均可导致脊髓病变。感染者出现发热、寒战等全身表现。

(3) 非感染性炎症：非感染性炎症和脱髓鞘改变的病因，包括横贯性脊髓炎、MS、ADEM、neuromyelitis optica 等，常表现为急性或亚急性脊髓病的临床表现，颈椎 MRI 的 T_2 加权像高信号区片状提示炎症过程。视神经脊髓炎诊断依据包括 MRI 提示脊髓病变、视神经炎体液中含 NMO IgG 抗体。急性播散性脑脊髓炎一般有急性或亚急性起病、多灶性神经系统损害的表现。

(4) 风湿性疾病：可伴有炎症性脊髓病变，包括系统性红斑狼疮（SLE）、干燥综合征、结节病、类风湿关节炎（RA）可通过影像学检查及血清学标志物与其鉴别。其中，脊髓病患者可同时发生 RA 和 SLE，影像学上发现枕颈半脱位；血管紧张素转换酶水平和肺部病变可以帮助诊断结节病。

(5) 营养和代谢疾病：如临床中发现缺乏营养，无论是摄入不足或吸收不良，均应检查血液中维生素、矿物质水平，当影像学检查未发现脊髓病变征象时，应考虑到这些疾病的可能性。维生素 B_{12} 缺乏可产生脊髓亚急性联合变性，主要影响其后索、侧索，MRI 上可发现脊髓后索 T_2 加权像上出现高信号改变。维生素 E 缺乏及叶酸缺乏也可导致脊髓病变。

(6) 肿瘤：发生于脊髓内、外的肿瘤，包括胶质瘤、脑膜瘤、神经纤维瘤和转移瘤等，均应予以鉴别。当肿瘤细胞对颈椎椎体进行侵犯时，可能出现严重疼痛、骨质破坏、椎体不稳定及压迫颈髓的症状，可通过颈椎 MRI 鉴别。行放疗患者，可对处于放射野内的脊髓造成损害，可出现短暂的感觉异常或运动及感觉障碍。

(7) 其他：脊髓空洞症也容易与脊髓型颈椎病混淆，在影像学检查上可以加以鉴别。肌萎缩性侧索硬化症，同时存在上、下运动神经元受累病情，易误诊为脊髓型颈椎病。

混合型颈椎病的鉴别诊断已概括在以上诸型中，不再赘述。

肌肉劳损、小关节紊乱的诊断本身比较精细，在传统类型颈椎病鉴别诊断基础上，容易诊断，故不再赘述。

四、万病不治求颈椎

我们知道，直立行走是人类最突出的基本特征，人类颈曲及腰曲的出现本质上是直立行走的需要。然而人类在最近几十年来突然加速改变了生存方式的步伐，使直立行走为主的生存状态迅速演变成以坐立位为主的工作生活方式，由此使人体产生了新的生物力学问题。人类站立在地球上顶天立地靠的是脊柱，其中颈椎特别关键，因为人的颈椎上承头部，下接胸、腰、躯干、四肢，还是脑脊液与血液上达大脑的必经之路，神经血管分布交错密集，其中寰枢椎段脊髓不但是大脑的一个延伸及桥梁，也是大脑信息传递的重要关卡，扮演着促使大脑和身体各部良性互动的灵魂角色。

与《格氏解剖学》的研究不同的是，中医学者韦以宗通过研究发现，人生下来是没有颈腰椎向前的生理弯曲的，人的颈曲是在一岁左右开始走的时候形成的。随着发育的成熟，成年人的颈曲不但决定了颈腔的大小及颈腔内容器官组织的位置功能，还决定了颈椎椎体的序列，颈椎椎间盘的动力，颈椎椎管、椎间孔的容积，颈椎脊髓脊神经以及附着颈椎上的肌肉韧带的长度、形态、位置及功能。特别需要注意的是，寰枢椎及所附着的软组织还决定了椎管与枕骨大孔的对合关系，他们的正常对合对供应大脑的脑脊液与血液的流动稳定性至关重要。从这个观点来说，颈椎椎曲不仅仅是颈椎伤病的病因病理，全身的疾病都有可能与其有关。

现代医学研究人体生命活动是各器官细胞的新陈代谢，而这所有细胞的新陈代谢的活动皆受神经支配，颈椎又与全身的神经关联。所以颈椎错位、椎曲紊乱导致脊神经、交感神经受到卡压扭曲、传导障碍，基本可以影响人的所有系统。

所以广义的颈椎病表现特别复杂，上至头，下至足，深至内脏，浅至皮肤。其症状包括软组织、脊髓、动静脉、前庭器官、自主神经、颅脑、四肢、内脏、精神心理、自身免疫等诸多方面体征与表现，故而有"万病不治求颈椎"之说。

正常颈椎椎曲及枕骨大孔与椎管对合关系对人体特别重要，而决定这些的结构是肌肉、韧带等动力系统，整个动力系统中以枕后肌群尤为重要，其位于枕骨的下方，寰、枢椎的后方，包括头后大、小直肌和头上、下斜肌4对肌肉。枕后肌群是全身唯一连接在脊髓被膜上的肌群，当枕后肌群张力异常时，会导致脊髓被膜张力异常，进而使全身肌肉紧张。枕后肌群虽然很小，却与颈前深屈肌共同维持环枕关节的稳定性，寰椎椎孔与枕骨大孔之间的对合关系由它们相互拮抗共同维系，此部位的正确对合有利于保持血液和脑脊液的流动稳定性。所以普遍认为枕后肌群与颈前深肌在强度与柔韧性的失衡会与认知障碍、头痛、头晕、疼痛有关。

还有一个尤为重要的因素，枕后肌肉包含异常大量的肌梭，枕后肌肉的肌梭密度高达 200 肌梭 / 克（Kulkarni），相比之下，身体其他部位的肌肉的肌梭密度就小得多，例如臀大肌每克肌肉组织少于 1 个肌梭。枕后肌群作为本体感受器扮演了测量、记录肌肉的张力，时刻监测头部相对于重力线的位置的关键角色。这些信息的输入，对于维系头部空间方位的精细运动至关重要；在运动肌肉，协调全身，控制姿势，并在移动时保持平衡等方面亦是关键。因此枕后肌群又被认为是整个脊背部的功能中心，影响了背部肌肉的张力结构和功能，也可以说，如何使用您的头颅、眼睛、颈部，都由它决定。所以在临床中很多时候松解枕后肌群往往成为解决疑难顽固问题的突破点。

临床中较多疑难杂症多见于自体免疫系统疾病，从颈椎入手诊治也是一个不错的思路。从中医讲人体的第一道防御系统即卫气，《灵枢·本脏》谓"卫气者，所以温分肉，充皮肤，肥腠理，司开阖者也"，卫气本源于下焦，滋生于中焦，宣发于上焦，其卫阳汇聚于阳维脉。卫气有卫护体表、防御外邪、温养全身和调控腠理作用，类似于现代医学的免疫系统。阳维脉主一身之卫阳并与督脉交汇于哑门、风府穴，即枕后肌群与寰枢椎位置。枕后肌群失衡必然伴寰枢关节错位，导致交会接头位置改变，阳维脉不能正常交汇于督脉，卫阳补给不足，卫阳如无根之水长久必虚，抵抗外邪能力降低，机体免疫力下降。有研究表明，颈椎任何一个平面的功能障碍都会使其他所有脊柱平面的运动受到影响，反之亦然。整个脊柱力线紊乱后必然影响全身五脏六腑之阳气，所以导致患者全身免疫功能紊乱，就会并发各种莫名其妙的自身免疫性疾病。或许，很多自身免疫性疾病的病因就在于枕后肌群失衡、寰枢关节错位、颅底结构异常。

随着社会发展、时代的变迁，人类从直立位向坐立位为主工作生活方式的改变，对脊柱生物力学的进一步研究认识等均表明颈椎往往决定着现代人类的健康。因此摆脱头痛从颈部开始，消解疲劳从颈部出发，告别失眠从颈部着手，远离抑郁从颈部防治，为针刀医学治疗全身性、多种疑难疾病提供了新的思路和方法。

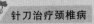

第4章 针刀治疗颈椎病的机制

一、中医经络、经筋理论

1.中医经络理论 《灵枢·海论》曰："夫十二经脉者，内属于腑脏，外络于肢节。"经络是经脉和络脉的总称，具有沟通内外、网络全身、运行气血、协调阴阳等作用。"经"指经路，为直行的主干；"络"为网络，为经脉的外行支脉，经络纵横交错，遍布全身。有研究者认为，经络是人体内一切联系通路的总称（包括神经、血管、淋巴及其他传递信息的结构通道），将人体的脏腑、上下内外、前后左右等组织器官联系成一个整体。经络理论是围绕经络展开论述，讨论其循行、生理属性、病理特征及与脏腑体表之间存在的多种特定联系，用以防治疾病的一种基础理论。"经络网络全身、运行气血"是中医整体观念的基础。关于"经脉"二字的解读，多从两方面着手：一则认为其是针灸治疗中体表现象探索的总和，用以表达远隔疗效的规律；另一方面则如《素问·调经论》篇中所载的"五脏之道皆出于经隧，以行其血气，血气不和，百病乃变化而成"，认为其可沟通运行气血，表明当时古人已明晰脏腑与经络的相关性，并且进一步提出了"夫十二经脉者，内属于腑脏，外络于肢节"一说，这也成为后世延伸出的脏腑表里关系、脏腑病从经络论治等理论的基础。

手足三阳经脉、足少阴经脉均循行经过颈项部。《灵枢·经脉》载："大肠手阳明之脉……其支者，从缺盆上颈，贯颊。""小肠手太阳之脉……其支者，从缺盆循颈，上颊。""三焦手少阳之脉……其支者，从膻中，上出缺盆，上项，系耳后。""胃足阳明之脉……其支者，从大迎前，下人迎，循喉咙，入缺盆。""膀胱足太阳之脉……其直者，从巅入络脑，还出别下项，循肩膊内，挟脊抵腰中，入循膂，络肾，属膀胱。""胆足少阳之脉，起于目锐眦，上抵头角，下耳后，循颈，行手少阳之前，至肩上，却交出手少阳之后，入缺盆。""肾足少阴之脉……其直者，从肾上贯肝膈，入肺中，循喉咙，挟舌本。"

朱汉章教授曾说过，针刀疗法的基础理论来源于中医针灸学理论和西医的外科学理论。针刀是针刺疗法的"针"和手术疗法的"刀"融为一体产生的新治疗器械，把中医针刺疗法推向了一个新的阶段。因此，针刀治疗内科杂病方面的理论基础，离不开中医的经络学说。张道敬等提到，针刀发挥了中医针灸经络学说的特点，利用"针"的作用，刺激局部穴位，疏通气血，调节局部阴阳平衡，达到通则不痛之目的。樊希刚等也认为小针刀疗法与人体经络密切相关。机体软组织损伤后，病变局部产生粘连、挛缩、瘢痕等，造成动态平衡失调，致脊柱小关节错位，内脏器官功能紊乱，于体表相应部位或对应经络循行区域的穴位处出现病理反应点，如压痛、结节、条索等。小针刀虽比针粗，但还是针，而针尖改为刃，带刃则为刀，圆的针身属于阴，锋利的刀刃属于阳，小针刀在特定部位对粘连的变性组织进行松解、切割，比毫针提插捻转的效果强数倍，可有效地疏通经络、舒畅气血、调节阴阳。故于洪祥认为针刀有调整阴阳、扶正祛邪，疏通经络、温经散寒、清热解毒、消炎止痛、散瘀破积、调和气血的作用。

2. 中医经筋理论　经筋病最早起源于甲骨文，记载为"手病、关节病"等。《周礼·天官》有"以酸养骨，以辛养筋，以咸养脉"等论述；在马王堆出土的西汉帛书中《阴阳十一脉灸经》和《足臂十一脉灸经》最早提出"经络"，但无经脉和络脉的概念，可能是经筋的雏形，更有学者认为，《足臂十一脉灸经》是经筋原著；《脉书·十一阴阳本》维持足臂本的循行，以阴阳为纲，提出"是动病""所产病"，与经筋病致病机制类似。"经筋"一词首次出现在《黄帝内经》，其中《灵枢·经筋》系统总结了经筋的分布起止循行、病因、传变规律、诊疗原则及具体治法等，集中记述了循筋疼痛、肢挛转筋的痹证，是经筋理论形成的基础。

《素问·痿论》中提到："宗筋主束骨而利关节者也。"结合现代医学解剖知识，对于筋的含义，可以理解为相当于现代解剖学的四肢和躯干部位的软组织，主要包括肌腱、筋膜、关节囊、韧带、椎间盘、关节软骨盘等。经筋属于十二经脉的皮肉筋腱系统，包括十二经筋、十二经别、十二皮部三个部分。十二经筋由手足三阴三阳经筋组成，与十二经脉循行路线大体一致，总体起于四肢末端指爪，上行至颈项，终于头面。十二经别由十二经脉别出的支脉组成体系，循行于机体深层，由四肢深入内脏，而后出走头颅，是互为表里的阴经、阳经的联系通路，起到出入离合的作用。十二皮部是十二经筋在机体皮表的结构系统，其功能主要是外以"应天之道"，内以"调和五脏六腑"。《灵枢·经筋》论述了十二经筋病候，总结到"经筋之病，寒则反折筋急，热则筋弛纵不收，阴痿不用，阳急则反折，阴急则俯不伸"，即将经筋之病分为筋急和筋纵两方面。清代胡廷光的《伤科汇纂·经筋》中记载"如伤筋者，寒则拘紧，热则纵弛……在肩则肩不能举……皆筋之病也，亦不可不明"。经筋病多属痹证，同季节、气候密切相关，如足太阳之证为仲春痹，足少阳之证为孟春痹，足阳明之证为季春痹等。十二经筋的临床证候既寓于十二经脉证候，又具备自身的特点，如"足少阳之筋……其病：小指次指支转筋，引膝外转筋，膝不可屈伸，腘筋急，前引髀，后引尻"，而"邪客于足少阳之络，令人留于枢中痛、髀不可举，刺枢中以毫针，寒则久留针，以月死生为数，立已"。

　　经筋的循行具有向心性，起于四肢指（趾）爪之间，结聚在四肢关节、骨骼和肌肉丰盛处，走向躯干头面，不入脏腑。在分布上，手足三阳经筋、足少阴经筋均循行经过颈项部。如"手阳明之筋……从肩髃上颈。""手太阳之筋……上绕肩胛，循颈。""手少阳之筋……上肩走颈。""足阳明之筋……至缺盆而结，上颈。""足太阳之筋……结于枕骨，上头。""足少阳之筋……循耳后，上额角。""足少阴之筋……循脊内挟膂，上至项，结于枕骨，与足太阳之筋合。"由此可见，手三阳经筋主要加强上肢、肩与颈项部的联系，足三阳经筋主要加强下肢、躯干与颈项部的联系。根据经筋的循行原文，在颈项部循行的经筋具体的排列顺序是足阳明经筋在正前方，手阳明经筋在侧前方，足少阳经筋、手阳明经筋和手少阳经筋分别在颈侧前方和侧方相交后上行，手太阳经筋在侧后方，足太阳经筋在正后方，足少阴经筋则循脊内上行，这些经筋共同维持颈椎的稳定、支撑颈椎的活动。此外，手足三阳经筋、足少阴经筋在颈项有"结""合"的分布特点，"结"一般认为是指经筋的结合、联结，意指经筋结合于骨骼、关节以及重要的肌肉部位，如足阳明经筋"至缺盆而结"、足少阳经筋"结于缺盆"、手太阳经筋"结于耳后完骨"及足太阳经筋"上结于完骨"等；与十二经脉相比，经筋之间的相互交合虽然要少得多，但在颈项部仍存在着，如足少阴经筋与足太阳经筋交合于枕骨等。正是因为经筋循行的这种交互联系特点，加强了彼此的协同作用，进一步维持与约束颈椎，但同时需注意，这些"结""合"的部位也是经筋问题容易汇聚的地方。

二、脊柱区带理论

"脊柱区带"是朱汉章教授根据中医文献、解剖结构、功能特点及其临床疗效总结而成的一个区域性、带有显著中医特色的概念，首见于朱汉章先生2002年出版的传世专著《针刀医学原理》。

早在东汉末年，医学大家华佗就以其卓越的才华与智慧认识到，对人体的脊柱两侧一定范围内的部位进行手法、针灸治疗可以治疗一些顽固的内科疾病，但遗憾的是没能留下医学专著记载。后世医家根据史书记载，在脊柱两侧确定了17对穴位，并取名华佗夹脊穴，在这些穴位进行针刺、手法等治疗，对部分疑难的内科疾病有效。已故正脊学专家、原广州军区总医院骨伤科主任魏征教授，于1972年组织脊椎病科研组，用现代方法研究中医"骨错缝、筋出槽"导致的内科疾病，受到学界广泛关注。魏征教授团队在1987年出版了一部影响巨大的专著——《脊柱病因治疗学》，系统研究了由于脊柱小关节错位、椎体、椎间盘、关节及脊柱周围软组织劳损、退行性病变等，导致脊髓、神经、血管等受到异常的牵拉、刺激和卡压，产生脊柱周围肌肉、神经症状；尤其是因此而导致的交感和副交感神经功能紊乱，使其所支配的内脏器官出现一系列症状。通过针灸、手法等治疗，可以取得较好的临床疗效。以上应该是较早对"脊柱区带"这一特殊区域的论述。

上自枕骨粗隆的上项线，下至尾骨端，在颈部为后正中线旁开2cm，胸部至骶部为后正中线旁开3cm，这个区域称之为脊柱区带。脊柱区带内容易损伤的组织有肌肉、韧带、小关节、关节囊、神经等组织，这些组织与自主神经以交通支、窦椎神经等为联系方式进行相互间的信息传递，引起内脏的功能变化。

针刀医学认为，脊柱关节、肌肉等处的习惯性异常牵拉状态，即力的不平衡，易导致脊柱的动态平衡失调，使局部组织产生粘连、瘢痕、挛缩、堵塞，牵拉和卡压脊柱区带内的神经末梢，再通过白交通支、灰交通支等途径与内脏自主神经相互交换信息，影响内脏功能出现一系列变化。"脊柱区带"内的肌肉、神经等损伤之不良信息，通过信息交换传递到内脏，久之会使相关内脏产生各种疾病。反之，这也正是针刀在"脊柱区带"操作能够治疗脊柱相关内科疾病的原理所在。

在肖德华教授等主编的《针刀治杂病》也列有专章论述脊柱区带理论。从中医经络学说来讲，此区域正好是足太阳膀胱经第一、二侧线的循行区域，相应腧穴的治疗作用比较广泛，如背俞穴被常用于治疗内脏疾病等。

根据脊柱相关疾病之相应节段与产生症状的规律，在"脊柱区带"内针对性选点进行针刀手术治疗，消除病变组织的瘢痕、粘连、挛缩、堵塞，再结合必要的手法，只要诊断明确，往往能取得较满意的临床疗效。所谓"万病不治求脊柱，万病不治求颈椎"，可以说"脊柱区带"的颈段是治疗全身各种疑难疾病的枢纽。比如：项平面和 $C_{1\sim2}$ 脊柱区带可以治疗脊柱源性眩晕、高血压、失眠、面瘫、面痛、面肌痉挛等疾病；$C_{2\sim3}$ 脊柱区带可以治疗脊柱源性眩晕、偏头痛、高血压、耳鸣、心动过速等；$C_{3\sim4}$ 脊柱区带可以治疗脊柱源性慢性咽炎、三叉神经痛、甲亢、颈部疼痛等疾病；$C_{4\sim5}$ 脊柱区带可以治疗脊柱源性三叉神经痛、耳聋、肩关节周围炎、呃逆等；$C_{5\sim6}$ 脊柱区带可以治疗脊柱源性视神经衰弱、视力下降、眩晕、上臂疼痛等疾病；$C_{6\sim7}$ 脊柱区带可以治疗脊柱源性心律失常、网球肘、高血压、上肢外侧麻木等；$C_7\sim T_1$ 脊柱区带可以治疗脊柱源性咳嗽、哮喘、上肢后侧麻木等疾病。

三、慢性软组织劳损理论

1. 椎间盘退行性变不是颈椎病的必然条件 我们查阅了大量文献，发现几乎都将颈椎病定义为：因颈椎间盘退行性变及其继发病理改变累及周围组织结构（如肌肉、神经、血管等），引起各种症状及（或）体征者。这里有几个问题值得考虑，目前颈椎病的发病年龄呈年轻化趋势，许多青年人患颈椎病后，症状及（或）体征较严重，但是做 CT、MRI 等检查，椎间盘并没有发现退行性改变。况且，青年人正处在生长发育阶段，哪来的退行性变？说明以颈椎间盘退行性变为基础的定义，明显与临床脱节。于是，我们大胆猜测：引起颈椎病各种症状及（或）体征的，并不是椎间盘退行性变，把颈椎病的定义的中心思想集中于椎间盘是不妥的。

在临床上，对五十岁以上的人进行颈椎 CT、MRI 等健康体检时，约 1/3 被发现颈椎间盘有变性、膨出和突出，但是大部分人并没有任何症状。对此，西医也注意到了，他们把有颈椎间盘突出而没有任何症状、体征的，定义为椎间盘突出；把有椎间盘突出并有临床症状及体征的，定义为椎间盘突出症。这也充分说明了椎间盘的突出与临床症状及体征的相关性不大。其实，检查出有椎间盘突出，又有临床症状的患者，也并不能说明这些症状就是由椎间盘突出导致的。而检查发现有椎间盘退行性变，却没有临床症状，或者检查没有椎间盘退行性变，却有明显的临床症状的患者，进一步佐证了椎间盘退行性变不是颈椎病的核心问题。

2. 颈椎病的根本原因是慢性软组织劳损 人体软组织在受到损伤后，其组织结构会产生不同程度的破坏，如破裂、断裂、变形、坏死、循环通道阻塞、缺损等。无论任何部位的损伤，人体的自我调节机制都会激活，进行自我修复。在修复过程中，会产生新的四大病理因素——瘢痕、粘连、挛缩、堵塞。

软组织外科学的奠基人宣蛰人先生在大量临床实践的基础上指出，无菌性炎症是软组织损害性疾病的主要病理表现。根据病变部位软组织的病检和电子显微镜观察，证实有无菌性炎症存在，早期以炎症渗出、组织肿胀为主，中后期以纤维间质增多、纤维增生、组织变性为主，检查中常可发现炎症的同时存在。软组织无菌性炎症刺激其中的疼痛感受器，产生疼痛症状，进而诱发肌肉痉挛，肌肉痉挛又可加重无菌性炎症，进而形成恶性循环，病情逐渐加重。急慢性创伤、劳损、过敏和免疫因素、感冒和一切发热性疾病等，均可使软组织产生无菌性炎症或使原有炎症加重。这就是颈椎病患者经治疗症状改善后遇感冒、劳累等因素又会复发的原因。

在颈部，椎管内软组织包括关节囊、后纵韧带、黄韧带、脊神经根袖、硬膜囊，以及神经根周围的脂肪结缔组织和膨出于椎管内的髓核组织。此外，颈脊神经从椎间孔穿出后处于颈部软组织包围之中，交感神经链亦处于骨组织与软组织夹击之中（交感神经链位于椎体两旁，颈椎横突之前）；除部分椎动脉在横突孔中走行外，去脑的动脉和由脑回心的静脉均在软组织中走行。随着年龄的增大，这些颈部软组织由于急慢性创伤（如头颈部的频繁活动，长期伏案低头工作等）、过敏、感冒、发热等，或多或少会被损伤，进而发生粘连、瘢痕、挛缩、堵塞等病理改变，产生无菌性炎症，从而刺激、卡压穿行其间的神经、血管等；或者这些病理改变牵拉所附着的椎骨，导致力平衡失调，引起椎体的整体或局部发生位移，产生骨关节的微小移位，使椎体的生理力线发生偏移，椎体各部位承受的应力发生改变，在人体自我代偿机制作用下导致骨质增生，进而产生一系列所谓的退行性变及各种症状。所以，颈椎病的根本原因是颈椎部位维护关节稳定的椎周软组织等受到急慢性劳损后引起动态平衡失调，造成颈椎部位生物力学平衡失调，即是颈椎周围软组织的病变累及了颈椎导致颈椎的病变，而不是颈椎的病变累及了周围软组织。

因此，椎间盘退行性变是结果，颈椎周围软组织结构的慢性积累性劳损才是颈椎病的根本原因。

四、电生理理论

1.电生理线路理论的提出　在经络实质研究的基础上，针刀医学提出了人体存在一个庞大的电生理线路系统的学说——经络是人体电生理线路的干线，穴位是电生理线路的调控结构；除了穴位以外，人体的电生理线路调控结构还有体液、神经元电突触等其他组织；其物质载体是多种微量金属元素链，传递由脑发出的电能和信息，以保证器官组织正常有效地工作。

2. 电生理线路系统的结构基础　电生理线路系统与生物电有关：人体内可兴奋组织或细胞受到阈上刺激时，在静息电位基础上发生快速、可逆转、可传播的细胞膜两侧的电变化。电生理线路系统还与神经系统密切联系：一个神经元的冲动传到另一个神经元或传到另一细胞间的相互接触的结构被称为突触。人体大多数的突触都是化学突触，需要通过释放神经递质来传递信息，耗时耗能；有一小部分突触是电突触，借电位变化传递信息，速度快，突触延搁短，甚至无延搁现象。电信号可双向传导：在传递信号时，电突触好像在前、后两个神经元之间打通了一条空中隧道，动作电位不需要冗长的转换步骤，可直接传给下一个神经元，而且传递速度加快。

可见，生物电、电突触作为电生理线路系统的结构基础，与运动系统、神经系统等其他系统密切联系，分工合作。

3. 人体内电生理线路与经络　近年来研究发现，经络并不是一种类似于血管、淋巴管、神经纤维的静态结构，而是一种动态的驻波结构，是一种能量的场强分布。经络就像体内主要的无线通信网络，不仅维系着五脏六腑本身的功能，同时也把它们整合成和谐的有机体。电生理线路的主干线就是经络，而穴位是电线路的交叉点和控制器，对本经以及本经和其他经脉之间起着调控作用，故穴位处易出现问题而导致电线路紊乱，产生局部或全身症状。此时，若在穴位处施以某种刺激，就可以对紊乱的电线路进行调整，达到治疗疾病的目的。正常情况下，电生理线路与其密切联系的神经及其他组织协调工作，各自发挥正常功能。由于各种原因导致电生理线路紊乱，包括电线路的断路和短路而出现电流或电信号的中断、减弱、增加等情况，使电生理线路与周围组织的协调关系被打破，影响相应脏腑的功能，在电生理线路经过的部位引起局部组织物理、化学的病理变化而出现可见的经络现象，如循经感传现象——古代被称为"得气""行气"，是从被刺激的穴位开始，沿着经脉循行路线传导的现象。针刺将穴位处的电线路与其密切联系的神经或其他组织的协调关系进行了调整，使局部发生生理变化，产生酸、麻、胀等感觉，并向相邻部位传播。如此，这种生理变化就会一直沿着电线路的主干线传导直至病变部位。所以，循经感传等现象也可以用电生理线路理论来解释。

4. 人体电生理线路与结缔组织筋膜支架　形态学研究已证明，筋膜遍布全身，包括所有包被在肌、肌腱或血管、神经及某些内脏器官外表面或器官之间的固有结缔组织，它又分为浅筋膜、深筋膜及脏筋膜。筋膜主要是由胚胎时期中胚层大量未分化的间充质分化形成，而间充质在生物发育中是对其他的组织细胞起支持、储备等作用，通过细胞信号传导、分子扩散、神经反射调节、神经内分泌调节、自身免疫调节和细胞组织修复等环节维持机体内环境的稳定。

近年来有学者提出经络穴位的物质基础是在以结缔组织为基础，连带其中的血管、神经丛和淋巴管等交织而成的复杂体系之中。针灸是通过针体刺入人体的结缔组织，经过捻转、提插对结缔组织进行机械刺激而产生生物学信息（神经、淋巴、细胞机械受体），从而调节人体功能细胞的生命活动（修复和再生）和机能活动（活性程度）。因此，笔者认为人体电生理线路也是人体结缔组织筋膜受刺激产生较强生物学信息的部位或通道。

5. 颈椎病与电生理线路紊乱　引起电生理线路紊乱的原因很多，大致分为功能性紊乱和器质性紊乱两种。如由精神情志因素、微量元素摄入不足或不均、劳逸等引起的功能性紊乱可以通过食疗、药物、针灸、心理治疗等方法调整，而且疗效显著；如因外伤引起的局部组织粘连、瘢痕、挛缩、堵塞，因软组织劳损、长期姿势不当或猛然外力作用致脊柱变形、脊椎错位而引起的与周围组织粘连、卡压，皆会牵拉周围组织而导致电生理线路的器质性紊乱。

颈椎病的病因和发病机制极为复杂，至今尚未完全阐明。总的来说，是颈椎骨性或者软组织结构的退行性改变导致其发病，包括退变、创伤、劳损、颈椎发育性椎管狭窄、炎症及先天性畸形等。这些因素一方面使颈椎应力改变，另一方面导致神经、血管被牵拉刺激和压迫，引起颈椎电生理线路的器质性紊乱。归纳起来主要有以下几方面。

(1) 损伤的影响：颈椎病的发病机制主要是"筋骨失衡，以筋为先"，"筋"包括肌肉、韧带、腱膜等。不管是机械性的损伤还是炎症反应对颈椎造成的侵害性损伤，颈部常常会形成一些结节、粘连、挛缩、堵塞，包括血流的堵塞和体液的堵塞，这些病理变化影响电生理线路的畅通，造成电生理线路短路、电流量减少。

(2) 挤压和牵拉的影响：颈部软组织长期受到异常挤压和牵拉，都可能使电生理线路的微量元素链断离或减少。

(3) 过度疲劳：人体代谢的酸性物质不能及时排出，阻断电生理线路的连接；或人体的营养物质消耗太多，得不到及时的补充，使电生理线路的微量元素链失去物质基础，也会造成各种各样的电生理线路的故障。

(4) 过度的制动和休息：使人体内的体液循环和血液循环减慢、滞留，造成电生理线路电流量减少、流速减慢。

6. 调节电生理线路紊乱治疗颈椎病 针刀医学是中西医结合的独特新疗法，其疗效卓越显著。它既具有传统针灸"针"的作用，能够刺激穴位、疏通经络、振奋精气神、调节阴阳；又具有手术刀的作用，能够剥离粘连、松解痉挛、切开机化瘢痕结节；亦是一种很强的刺激。根据针刀医学电生理的原理，刺激病变部位可调动人体防御功能，而生物电原理认为，这种在病灶区的机械能可转变成热能，使电生理线路得到疏通，从而改善微循环，促进新陈代谢。

所以，针刀医学在人体电生理线路的疏通中起到非常重要的作用。机体通过神经系统、经络系统、电生理传导系统和体液调节系统，把各部位联系成一个统一的整体，从而构成了人体电生理反馈系统。

人类在长期劳动中，体内各种软组织活动时，都在自己特定的范围内做点、面、线的运动。这一运动错综复杂，特别是颈椎，活动度大，椎管狭窄、细长，有重要组织通过；日久出现劳损、挛缩、瘢痕，再加上风、寒、湿等因素，会造成动态平衡失调，如颈椎小关节错缝等，使电生理线路受到牵拉、位移，电流量流速发生改变。若电生理线路被阻塞，不仅会导致躯体组织功能发生紊乱，还会引起内脏器官功能失调，于体表相应部位或对应经络循行区域的穴位处就会出现病理反应点。在这些反应点处，均可触及结节、条索或压痛点等，即阳性反应物。中医学认为"不通则痛，通则不痛"，所以这些病理反应点是气滞血瘀、经脉阻塞现象；而电生理学认为这些点是控制器，用针刀在局部切割松解、刺激穴位，就会恢复颈椎力的动态平衡，使电生理线路畅通，从而有效地调节电生理线路的紊乱，达到治疗多种类型颈椎病的目的。

五、肌肉起止点理论

肌肉起止点是针刀医学临床中常见选择的治疗点之一。通过针刀治疗肌肉起止点，达到缓解疼痛、治愈疾病的目的。2001年张文兵、霍则军发表于《辽宁中医杂志》的《反阿是穴肌肉起止点取穴法初探》初次提出了肌肉起止点这一观点。

1. 肌肉和肌肉起止点 肌肉主要由肌组织构成，其细胞呈细长的纤维状，含有的大量收缩纤维，可在细胞之间移动，从而产生收缩作用。

肌肉是人体重要组成部分。正常健康人体全身肌肉共639块，根据结构和收缩特性的差异可分成心肌、平滑肌和骨骼肌三类，其中骨骼肌和心肌在显微镜下呈横纹状，故统称为横纹肌。另外，骨骼肌因受意识支配故又称"随意肌"，而心肌和平滑肌受自主神经支配，故称为"非随意肌"。由于每块骨骼肌周围都有丰富的血管和淋巴管，有特定的形状、结构和部位。所以，一块骨骼肌可以视为一个器官。在针刀医学中，骨骼肌与针刀治疗密切相关。

人体骨骼肌共六百余块，大概是身体重量的40%，主要由头颈肌肉、躯干肌肉和四肢肌肉等组成。其中头肌有面肌和咀嚼肌等；躯干肌有背肌、胸肌、膈肌和腹肌等；上肢肌可分为上肢带肌、臂肌、前臂肌和手肌等，下肢肌按所在部位分为髋肌、大腿肌、小腿肌和足肌等，因为下肢肌有支持体重、维持直立及行走的作用，因此比上肢肌肉粗大。

骨骼肌是肢体运动的动力，每一块肌肉通常由肌腹和肌腱组成。肌腹主要成分是肌纤维，色红质软，起收缩作用。肌腱是肌腹两端的结缔组织，色白较硬，抗张力强，但无收缩作用。骨骼肌肌肉可分成红肌和白肌两类。红肌主要通过有氧氧化供能，因此供能效率低，又被称为慢肌。而白肌通过无氧酵解功能，其供能效率高，又被称为快肌。

根据骨骼肌的形状可划分为长肌、短肌、阔肌和轮匝肌四类。长肌多遍布于四肢，可产生大幅度收缩运动。短肌主要在躯干深处，可引起较小范围的收缩运动。胸部、腹壁和背部深侧主要为阔肌，不仅能使躯干产生运动，对内脏还有支撑保护的功能。轮匝肌位于孔裂附近，其收缩时可使孔裂关闭。骨骼肌按其功能，又可分成伸肌、屈肌、收肌、展肌、旋前肌、旋后肌等，其中肌肉使关节产生运动的称为关节肌。骨骼肌有展长性、弹性、兴奋性、传导和收缩功能。肌肉可发生牵拉、断裂、劳损、弛缓或痉挛，从而出现了肌肉起止点附近疼痛及肌肉牵拉伤、断裂伤、无力或僵硬等。

人体肌肉都附着于骨或筋膜上，有两个附着点，即肌肉的起点和肌肉的止点。每块肌肉通常跨过一个或多个关节，因此一块肌肉可有多个附着点（含多个起点或止点），如斜方肌、背阔肌、胸大肌、胸小肌等有多个附着起点，斜方肌、竖脊肌、头夹肌、腹直肌等有多个附着止点。部分相邻肌肉的起点或止点相同，

如旋前圆肌、桡侧腕屈肌、掌长肌、尺侧腕屈肌的起点均为肱骨内上髁。如腹内斜肌、腹外斜肌和腹横肌的止点均为白线；臀中肌、梨状肌、臀小肌止点均位于股骨大转子。

2. 肌肉起止点与肌肉作用的关系　肌肉的起点和（或）止点相同，作用可能相同，如：腕长伸肌、腕短伸肌、指伸肌的起点均为肱骨外上髁，均能伸腕；趾长屈肌、胫骨后肌、踇长屈肌起点均为胫腓骨后面，均能使足跖屈。腹外斜肌、腹内斜肌、腹横肌三者都可使腹压增大，其止点都在白线。

相邻肌肉起止点不同，作用也可能相同，如闭孔内肌、股方肌和臀小肌起止点不同，但均可使髋关节外旋。

3. 肌肉起止点与针刀医学的关系　肌肉起止点也是我们现代针刀疗法常规选择的治疗部位之一，通过选取疼痛部位或者功能障碍部位对应的肌肉起止点作为针刀治疗点，达到松解局部粘连、改善血流循环、促进炎症物质吸收、恢复正常功能的目的。各种慢性无菌性炎症可引起关节内外粘连，关节囊充血、渗出和水肿，如得不到及时治疗，后期可导致关节囊增厚、肌腱挛缩、纤维化，从而出现疼痛和关节功能障碍。

通过针刀治疗病变肌肉起止区能改善受损肌肉、肌腱和粘连组织的缺血、缺氧状态，从而促进组织对水肿和渗出物质的吸收，逐渐缓解并修复局部组织的粘连、挛缩，提高局部肌肉和肌腱、筋膜的延展性，进而缓解血管紧张和神经卡压状态，使组织恢复正常的新陈代谢和血供，从而逐步减轻疼痛、增加关节活动功能。

4. 肌肉起止点与针刀辨证选点的关系　《素问·调经论》中对疼痛本质的阐述，在疼痛性质分为虚、实两类。《素问·调经论》："实者，外坚充满，不可按之，按之则痛。""虚者聂辟，气不足，按之则气足以温之，故快然而不痛。"故中医学认为疼痛分实证与虚证，局部组织炎性反应较重时，当辨为"实证"，"以痛为腧"，该点即阿是穴；当局部炎症消退转为慢性疼痛时，则喜温喜按，可辨为"虚证"，通过运用针刀刀刃可达到虚实补泻之效。当急性疼痛时，应避开局部阿是穴，可以在该肌肉的肌腹或起止点选点；当为慢性疼痛时，在阿是穴施治，能增加局部的血液循环，减轻或治愈疼痛。因此，急性疼痛患者，以避开阿是穴，选取该肌肉的其他位置治疗；慢性疼痛患者以阿是穴疗法为主或联合选取该肌肉其他位置，灵活选取肌肉的起止点或者肌腹作为针刀治疗的部位。

六、力线理论

力线在针刀医学领域论述的人非常多，都是在朱汉章教授"减压、力平衡"理论的基础上，结合各自针刀临床实践的阐发；部分学者提出的慢性神经刺激综合征理论，在临床中得到广泛的认同和应用。几乎所有的慢性疾病患者，大都有力线失衡的问题，绝大多数的患者都有异常体征表现，当纠正了这种异常体征后，大多数与之相关的慢性疼痛及伴有的慢性内科疾病可得到不同程度的改善或治愈；通过对患者力线失衡与疾病之间关系的分析，可重新思考慢性疾病的病因病理，并可通过调整失衡的力线，依靠解除躯体软组织的张力、改善营养，来达到控制病情，甚至治愈慢性疾病的目的。关于力线的论述，特别是关于颈椎病的整体力线理论论述，各家均有，或隐或现。综合当前各家关于解剖力线、肌筋膜线、整体力线等理论观点，结合颈椎病的整体力线理论应用，重点谈谈以下几个方面。

1. 人体力线　人体力线包含的内容非常丰富，仅从基础层面理解，首先是人体，其次是力，最后是线，将它们连接、融合在一起去看待和理解是最基本的要求。

(1) 人体：狭义的人体是指个体的人，包括从上到下，从前到后，从左到右，从内到外的每一个部分。广义的人体，包含整个宇宙，人类所居住的地球，我们所处的周围环境和个体的人，完美地融合在一起，这才是最完整的整体。正如《黄帝内经·素问》所言："夫人生于地，悬命于天，天地合气，命之曰人。人应四时者，天地为之父母。"宇宙的各种变化都与我们自身息息相关。地球上发生的地震、火山喷发，及大气环境的变化，无时无刻影响着我们；而每个人所处生活环境不同，及人类对所处环境的适应能力各异，都会影响机体的健康，在对疾病的分析过程中，这些都是需要认真对待的问题。所以说，人体力线并不仅仅是用来描述一个人站在你面前时，你所看到的与正常机体的不同之处，还需从天人合一的观点思考。

(2) 力：什么是力？对于一个人来说，力分为外力和内力。外力首先是人所处的环境，包括周围的温度、湿度等，这些环境的变化随时都会影响我们的生活，更会对机体造成影响，所以，我们将这些因素称为外力。就站在我们面前的人来说，我们看到的就是躯体在力的作用下做着各种运动，而从事运动的力来自肌纤维的收缩，包括躯干的横纹肌及各个器官的平滑肌等，只有肌纤维的收缩才能产生力，而维持力的恒定组织，包括肌肉组织、神经组织、上皮组织和结缔组织，是人体的基本组织，也是力形成的基本组织。在力的连接组织中包括肌肉组织和结缔组织中的骨骼、肌肉、筋膜、韧带、关节囊、软骨、半月板、纤维环等，维持了力的产生和传递，我们通常将这样的力也称为外力。内力则是指内脏各个器官正常运转给机体提供能量的功能，如通过呼吸道进入的氧气，通过消化道进入机体的食物与能量的转换，以及神经系统的支配功能、泌尿系统的排泄功能、骨髓的造血功能、心血管的运输功能等，统称为内力。外力组织需要正常的营养才能完成做功，而提供营养的就是内脏将进入机体的有益物质进行转换；外力得到正常的营养，发挥其保护和运动功能，这就是外力与内力相辅相成的关系。

(3) 力线：从个体的人来说，当机体做功时需要肌纤维的收缩，而肌纤维的收缩需要应力点的支持才能产生力，将相互之间的应力点连接起来就形成了一条线，这就是力线。

(4) 人体力线：《黄帝内经·素问》曰："谨察阴阳所在而调之，以平为期。"全身的力线有纵行的，有横行的，有斜行的，有交叉的，有旋转的，它们之间相互连接、交叉，最后形成一张多层次、立体的网络，而这张由力线连接起来的网构成了人体的框架，在这张网上，任何一个部位的收紧，都可能会对人体的这张网的任何一个部位造成影响，只不过有的通过机体的自我代偿可以消除这一异常力带来的影响，人自身不会感到某些不适，而当机体处于失代偿的情况下就产生了疾病。因此，人体力线不是一张平面的网，它是立体的，是无数张在不同层次上的网，通过各个角度的力线连接在一起的三维、四维，乃至多维力线的组合，当机体某一部位紧张，这一失衡的力不是单纯地沿着平面的力向身体的各个方向传递，它还会向机体的深处传递，包括机体的任何一个内脏器官、任何一个组织，甚至任何一个细胞都可能会感受到这一异常应力的存在。

2. 针刀如何调整人体力线

(1) 针刀治疗疾病的原理：过宽刀刃的手术刀侵入人体，可能会对机体造成永久性损伤，给机体留下瘢痕，但直径较小（约 1.0mm）的针刀侵入人体，则不易给人体造成损伤和遗留瘢痕，还可起到类似于手术刀的松解作用。相对于中医的针灸针来说，针刀进入机体对病变组织进行松解、减压，解除局部的张力，恢复局部力的平衡，从而来调整人体力线的失衡，发挥了针灸针不能起到的作用，这就是针刀治疗疾病的原理。必须强调的是，对人体力线的调整绝不是单纯进行局部松解和减压就能做到力的平衡的，局部松解与减压是起点，必须要找准原发病灶这个关键起点，并从力线角度去分析，解决整体的平衡而不仅仅是局部的平衡，可能才是针刀治疗疾病的原理。

(2) 针刀调整力线的目的：针刀调整力线的目的是给机体自我修复提供最佳条件，正所谓"出入废则神机化灭，升降息则气立孤危。"针刀治病的目的就是疏通经络，调和气血。由此，对大多数慢性疾病我们就有了一个比较清晰的认识，即其根本的致病因素是升降出入失调，局部组织出现张力，或者其周围存在张力所致。内压增高，营养物质就无法通过正常循环进入有张力的组织内，使得组织在做功时对能量物质消耗殆尽，却产生大量燃烧代谢不彻底的物质，但这些物质又很难通过机体正常的代谢途径被排出体外，从而蓄积于体内，随着体液的循环在机体内运转。不管它们在体内何处，都可能会对机体的做功产生影响，最终导致疾病的发生。应用针刀来解除张力，使组织得到充分的营养，恢复了升降出入，就不会再产生过多、过量的代谢产物，这就是针刀调整人体力线的目的。

3. 力线思维指导下的针刀治疗颈椎病　在人体力线理论指导下，颈椎病的发生既有颈椎前后左右局部肌肉劳损挛缩的原因，也有前胸腹部肌肉劳损挛缩的原因，还有腰背臀，甚至上下肢肌肉劳损挛缩的原因。根据头和颈椎的偏向，依据人体力线理论可以快速判断是哪组或哪几组肌群发生了病变，从而指导针刀治疗相应的肌群，实现对颈椎病的针刀治疗。

(1) 头后仰的治疗：头后仰伴有颈椎向前突，颈胸结合段饱满且向上抬起，为项韧带对后枕部的牵拉，项韧带的紧张主要是斜方肌病变，或者长期低头导致项韧带被动牵拉下缺血性挛缩导致，也与长期项部受到寒冷侵袭有关，治疗主要是针对上斜方肌肌腹内的挛缩变性肌纤维进行处理。

头后仰伴有颈椎曲度变直、耸肩，多为上斜方肌损伤，治疗主要是针对上斜方肌肌腹内的挛缩变性肌纤维进行处理；如果同时伴有拢肩、圆背，当考虑胸小肌损伤。

头后仰伴颈椎曲度变直，同时颈胸结合段曲度消失，多为头半棘肌损伤，治疗主要是针对头半棘肌肌腹内的挛缩变性肌纤维进行处理。

头后仰、下颌前探，颈椎曲度变直，甚至反弓，颈椎整体性前移，多为胸锁乳突肌损伤，治疗主要是针对胸锁乳突肌肌腹内的挛缩变性肌纤维进行处理；如果能够触及腹直肌挛缩压痛的，同时还要处理腹直肌。

(2) 头侧倾的治疗：头侧倾伴面部转向对侧、下颌角向对侧外上方抬高，颈部侧倾不明显，多为同侧胸锁乳突肌痉挛。此时，会发现同侧的锁骨内侧端抬高，锁骨内侧下端饱满，多为胸锁乳突肌主动收缩损伤，治疗主要是针对同侧胸锁乳突肌肌腹内的挛缩变性肌纤维进行处理；假如同侧锁骨内侧端下移，伴饱满，多为胸大肌锁骨部纤维挛缩导致的胸锁乳突肌被动牵拉，治疗主要是针对同侧胸大肌肌腹内的挛缩变性肌纤维进行处理；假如伴单侧胸廓下移，胸廓侧倾多为同侧腹肌挛缩损伤，治疗主要是针对同侧腹肌肌腹内的挛缩变性肌纤维进行处理。

头侧倾，颈部同时侧倾，无明显偏转，伴肩峰下移，胸廓下移不明显，约30°拢肩，肩胸结合段凹陷，上肢后伸，为背阔肌损伤，牵拉上斜方肌造成的头侧倾，治疗主要是针对背阔肌肌腹内的挛缩变性肌纤维进行处理。

颈侧屈，伴头侧倾，颈根部饱满为单侧斜角肌损伤，治疗主要是针对同侧斜角肌肌腹内的挛缩变性肌纤维进行处理。

从身后看，头侧倾伴面部向同侧旋转，颈椎无变化，颈胸椎结合段饱满，而肩胛骨位置无异常，主要是头夹肌损伤，治疗主要是针对头夹肌肌腹内的挛缩变性肌纤维进行处理；单侧颈胸段无明显隆起，多为头最长肌损伤，治疗主要是针对头最长肌肌腹内的挛缩变性肌纤维进行处理。

头侧倾，伴颈侧屈，头面部向同侧旋转，肩胛内上角抬高，肩峰下移，为肩胛提肌损伤，治疗主要是针对肩胛提肌肌腹内的挛缩变性肌纤维进行处理。

头侧倾，面部轻度转向同侧，颈胸结合段饱满，肩胛骨整体性抬高，伴有单侧圆背体征，为上斜方肌损伤，治疗主要是针对上斜方肌肌腹内的挛缩变性肌纤维进行处理。

(3) 颈椎侧方位曲度改变的治疗：侧方位看颈椎曲度，需要对比耳垂到颈根部的垂直力线，因为侧方位耳垂—肩峰—股骨大转子—外踝，是标准体形的铅垂线。单纯看颈部，就不能以肩峰为参照部位，而应以颈根部作为第一参照部位，第二参照点为髂骨外侧正中点，最后才是外踝。假如，颈椎曲度加大，耳垂位于颈根部前方，多为胸锁乳突肌损伤，治疗主要是针对胸锁乳突肌肌腹内的挛缩变性肌纤维进行处理；假如颈根部位于髂骨外侧中点的前方，腹肌损伤更大一些，此时的胸锁乳突肌为被动牵拉下紧张，治疗主要是针对腹肌肌腹内的挛缩变性肌纤维进行处理。

侧方位颈椎曲度加大，耳垂位于颈根部的后方，多为后方力线紧张。这一拉力并不牵拉上部颈椎棘突，而主要来自项韧带的紧张，此时会看到除了颈椎曲度加大以外，还有颈胸椎结合段处饱满、后枕部到颈根部距离缩短的体征，治疗主要是针对引起项韧带紧张的上斜方肌肌腹内的挛缩变性肌纤维进行处理。

侧方位颈椎曲度变直，颈前伸，下颌内收，颈椎与胸椎呈折刀状，同时胸椎曲度消失，上胸段位于侧方位正中线的后方，伴有臀部反翘，腰曲变直，为胸最长肌损伤下的姿势代偿，治疗主要是针对胸最长肌肌腹内的挛缩变性肌纤维进行处理；假如溜臀，为腘绳肌损伤下造成胸最长肌的被动牵拉紧张，颈部前伸同样是因为姿势代偿，治疗主要是针对腘绳肌肌腹内的挛缩变性肌纤维进行处理；假如收臀，伴有骨盆前突，为下腹直肌损伤，治疗主要是针对下腹肌肌腹内的挛缩变性肌纤维进行处理。

侧方位颈椎曲度变直，颈前伸，后枕部后仰，颈根部饱满，肩峰向前移位，为上斜方肌损伤，治疗主要是针对上斜方肌肌腹内的挛缩变性肌纤维进行处理。

侧方位颈椎曲度变直，无前伸，后枕部后仰，颈根部凹陷，或者同时胸椎曲度变直多为头半棘肌损伤，治疗主要是针对头半棘肌肌腹内的挛缩变性肌纤维进行处理；假如无后枕部后仰，为单纯颈半棘肌损伤，治疗主要是针对颈半棘肌肌腹内的挛缩变性肌纤维进行处理。

侧方位颈椎整体前移，看似颈椎像从颈根部向前移位的体征，同时伴有头颈整体下移，胸锁乳突肌饱满，肩峰向前移位，拢肩，下移，多为腹肌的牵拉，患者多为腹部肥胖者，或者是上腹直肌挛缩者，治疗主要是针对上腹直肌肌腹内的挛缩变性肌纤维进行处理。

七、肌筋膜触发点理论

1.概述　当今社会人们的生活水平逐渐提高，信息化与人工智能给人们带来便利，也带来了无穷乐趣。电脑、电视、手机成为我们密不可分的重要工具，而长期的低头工作和娱乐以及各种不良姿态导致的颈肩腰腿疼痛发病率亦逐年攀升，肌筋膜疼痛带来的困扰逐渐增加，尤以中老年人、办公室人群、其他长期伏案工作的人群为典型代表。

骨骼肌主要存在于躯干和四肢，总计 600 余块，大约是体重的 40%，是运动系统的动力部分，肌肉收缩有力而迅速，但是也容易出现损伤与疲劳，如果外伤得不到及时有效的治疗就会逐渐演变成慢性筋膜疼痛或者慢性肌筋膜触发点。国外很多文献报道，常见的肌肉、筋膜的慢性疼痛及许多不明原因的慢性疼痛都与肌筋膜触发点有密切联系，治疗这些触发点通常都能取得满意的疗效。

肌筋膜疼痛触发点（MTrPs）又名肌筋膜激痛点，最早是由美国临床教授 Janet Travell 在 1942 年提出的，是骨骼肌上的敏感的疼痛性质的结节，表现为紧绷的张力带或者条索样硬结，刺激它时会引发牵涉痛和肌肉的抽搐反应等症状。

Travell 博士曾形象地把触发点比喻成"抽打人类的鞭子"。其引发的疼痛丝毫不亚于心绞痛、肾结石、骨折引起的；一块小小的肌肉引发的疼痛有时候也可能不亚于一块大肌肉的。触发点所导致的疼痛一般不会造成生命危险，但是会严重影响生活质量。

肌筋膜疼痛触发点由潜在触发点和活化触发点组成。通常情况下，全身的骨骼肌上有很多潜在的触发点，它们平时都处于隐匿状态，压痛存在，但若不去触碰就不会有自发痛。其由于在人体内潜伏的时间非常长，所以常常被人们忽略。而这些潜在的触发点如果受到外界的刺激（如慢性劳损、外伤、疲劳、免疫力低下等），就会被激活，变成活化的触发点，表现为自发疼痛、远处牵涉痛、麻木、肌肉局部抽搐反应等。

2.病因病理　据文献介绍，世界各地的科学家也对触发点的物理和化学的构成情况进行了全方面、多角度的研究。

(1) 能量缺乏假说：异常肌肉在引起肌筋膜触发点的各种诱因的影响下，会促进乙酰胆碱的释放，导致乙酰胆碱浓度增加就会引起肌纤维的持续性收缩、肌节缩短，以及引起维持肌肉血供的毛细血管收缩，不断的肌节活动会对能量造成大量损耗，造成局部血液循环欠佳，从而引发局部缺血及低氧状态刺激神经血管释放反应物质，增强了传入神经的敏感性，最终引发触发点疼痛。

(2) 当外伤后，疼痛信号被传入神经传递到脊髓，再弥散到上下节段的脊髓，引发远处牵涉痛。

(3) 触发点会导致肌肉持续性紧张，使穿过的血管和神经受到不同程度的挤压和刺激，出现一些神经血管症状，比如麻木感、烧灼感、肢体远端肿胀、发凉等。

(4) 长时间的肌节短缩，造成相关骨骼肌邻近筋膜挛缩。

3. 临床特点

(1) 由触发点引起的临床表现多种多样，除了疼痛，还可能有麻木感、刺痛感、皮肤过敏感、烧灼感等。

(2) 起病年龄多在 20—60 岁。

(3) 触发点在每块肌肉上都有特定的位置，所引发的牵涉痛也在特定的范围。

(4) 正常人体中的每块骨骼肌都有许多潜在的触发点，这些触发点常因外界刺激被活化，引发自主疼痛及远处牵涉痛。

(5) 潜在的触发点也可以引起相关的临床症状：比如肌肉乏力或者关节活动度降低等。

(6) 外伤、肌肉的过度使用、疲劳、免疫力低下、维生素和矿物质缺乏等诱因可激活触发点。

(7) 活化的疼痛触发点还会根据所在机体的不同位置，引发一系列功能性症候群，如头痛、眩晕、失眠、怕冷、腹泻等。

4. 诊断要点与鉴别诊断

(1) 病史：有近期或者长期的肌肉过度使用，不明原因的肌痛，既往的疼痛史和损伤病史。

(2) 压痛点和条索状结节：在肌肉的压痛点周围可以寻找到紧绷带或条索状硬结，在骨骼肌上的压痛点通常需要检查者加压至 2～4kg 的力量才能引出。

(3) 牵涉痛：活化的肌疼痛触发点常常伴有固定区域的远处牵涉痛，具体部位可以通过触发点挂图来对应查找。

(4) 引起抽搐反应：当用力按压或者针刺时可以引起相应部位抽搐反应。

(5) 受睡眠的影响很大。

(6) 局部交感现象：当累及交感神经就会出现局部的交感神经症状，如局部怕冷、出汗、局部皮肤痛觉敏化等。

(7) 辅助检查：MRI 和超声可以看到受累肌增厚和结节，红外热成像检查发现温度改变。

(8) 鉴别诊断：首先要排除器质性病变，如肿瘤、结核、脏器的器质性病变、精神性疾病、神经系统疾病、血液系统疾病等，切忌只依据患者的主诉和临床表现而轻易做出诊断，需要充分结合影像学检查（MRI、CT、DR、肌骨超声等）、实验室检查以及严格的查体，必须做到临床表现、体格检查、辅助检查三吻合，以免造成漏诊或误诊。

5. 治疗方法　治疗肌筋膜触发点的方法较多，其主要目的是把触发点灭活，治疗原则主要归纳为以下几点：①对触发点侵犯的肌肉或者相关肌群进行拉伸治疗或锻炼；②通过按压或者针刺把触发点灭活；③把张力高的筋膜或者紧绷带减压减张。

对于一般的轻度疼痛可以优先选择无创治疗，并配合自我肌肉锻炼与拉伸；如果慢性疼痛或者症状比较明显的，有创治疗疗效更佳。

(1) 无创治疗：各种理疗（声光电磁热等）、推拿手法治疗、整脊治疗、肌肉牵张训练、药物辅助治疗、运动疗法等。

(2) 有创治疗：毫针针刺疗法、湿针注射疗法、针刀医学、银质针疗法等。

触发点的产生是非常常见的，虽然在临床工作中有很多知识还需要进一步探讨、证实，但是触发点已经被众多学者证实是真实存在的，几乎每个人都感受过疼痛的折磨。大量文献记载迄今至少 40% 的骨骼肌疼痛为肌筋膜疼痛触发点活化所致。在日常的治疗中，不仅要关注患者的症状，还需要注意相关肌肉触发点的存在，如果对患者的触发点进行及时处理，就会取得更好、更满意的临床疗效！

八、超声引导下的针刀精准治疗

近些年来，超声引导技术广泛地应用于人体各部分（如脊柱、四肢、关节等）的针刀治疗，能够对肌腱、韧带、肌肉、关节囊等软组织及关节腔进行显像，可即时、动态显示人体解剖结构的断层图像，能够反映机体软组织的形态、结构及含水量，帮助诊断、引导治疗及术后评估，为许多介入操作

（包括疼痛治疗等）提供可视引导，其技术逐渐成体系化、成熟化，助推针刀医学的进一步发展，以提高诊治过程的准确性、重复性、安全性，具有无辐射、轻便、价格低廉的特点。随着超声仪器更新换代，其分辨力提高及超声高频探头技术改进，肌骨超声在临床应用的价值逐渐凸显出来，超声检查可精准地判断及引导针刀等操作治疗。

传统针刀治疗存在的问题：针刀医学是中医的传统疗法，是介于手术与非手术疗法之间的闭合性松解治疗技术，在非直视状态下，通过术前确定病位、定向及针刀入路，将针刀刺入机体病灶后，对局部进行松解、剥离等操作治疗，是一种创伤小、选择性高的微创手术。该疗法融汇中医学理论及西医手术解剖等理论，将中国古代九针与现代外科手术刀相结合而发展形成，是与西医软组织松解手术有机结合的产物。传统针刀治疗常常是以原发病、压痛点为靶点，为非直视探式操作，要求医生对解剖知识掌握程度熟练较高，并具有高超的针刀施术手法，在筋伤、骨伤等领域有较好疗效，但初学者在临床针刀治疗操作中，很有可能会造成出血和神经、肌肉等组织损伤及并发症，从而一定程度限制了针刀的发展、进步及推广。

超声引导下的针刀精准治疗的优点：第一，在术中，医生能够在超声可视下准确地避开血管、神经等重要结构及组织，可进行精准治疗，减少不必要的切割、剥离、松解，提高疗效，显著减少出血、神经损伤等不良后果的发生。第二，在超声可视下，直接观察针刀在体内操作、运行及治疗的过程，有利于阐明针刀治疗的机制，以及提高医生对病因病机的认知水平及诊断能力。针刀可视化技术就是医生的"第三只眼睛"，在超声引导下能定位准确及清晰显示病变部位，再行精准的松解、剥离等操作，以达到缓解疼痛，治疗疾病的目的，取得良好的临床疗效。第三，与其他如 X 线片、CT、MRI 等影像学检查相比，超声可视化技术可对诊疗过程进行实时动态监测及控制，可动态地观察人体神经、血管、肌肉、肌腱、韧带等组织结构的功能状态，也可进行动态及静态对比检查，为针刀临床治疗过程提供准确、可靠信息。第四，目前的肌骨超声均具有显示微细血流的能力，可良好地反映出组织损伤、炎性改变、占位性病变及跌打损伤等导致的血流变化特征。

超声可视化技术与传统针刀医学相结合，可针对颈椎病等疾病进行精准治疗。超声能够清晰地将小针刀在颈部针刺位置、病变部位及其周围组织结构显示清楚，可以帮助针刀手术者避开大血管、神经等重要结构，对颈椎病肌源性退变、关节退变、盘源性颈痛进行精准性的治疗。临床操作中，超声亦可于治疗过程中进行实时监控、追踪小针刀针尖方向及位置，避开血管、神经等重要组织，做到治疗精确化、可视化，缩减针刀操作及治疗时间，从而最大限度地减轻损伤。同时，超声能可视化评估颈椎病肌源性退变及关节退变的好转情况。利用超声影像可视下行针刀治疗颈椎病等具备合理的理论基础和充分的可行性，是治疗颈椎病等疾病较佳的方法。

超声可视化针刀技术在临床中的应用主要集中于以疼痛症状为主诉的肌肉关节疾病及筋膜软组织疾病，还可应用于部分骨赘形成、滑囊炎、腱鞘炎、手术损伤及病理性损伤后遗症，矫正小儿及成人肢体畸形等。未应用于神经系统疾病及胸椎、骶椎的椎体或椎间盘、椎间孔（包括神经根）等。超声可视化针刀技术亦有禁忌证，如内脏疾病发作期（严重）、施针部位皮肤感染及肌肉坏死、施针部位有红肿及脓肿、有重要的且无法避开神经血管等、有出血倾向者。

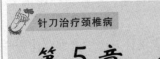

第5章 针刀治疗颈椎病要点

一、针刀医学的整体观

整体观念是中医学理论体系的两个最基本特点之一。整体就是统一性和完整性，主要内涵为人体是有机的整体、人与自然界的统一性。这种内外环境的统一性，机体自身整体性的思想，被称为整体观念。在针刀医学的理论体系形成和临床诊疗过程中，中医辩证唯物观与人体生物力学理论的结合运用，使我们重新认识了慢性软组织劳损等疾病的病因病理，也指导临床实践取得了意想不到的疗效，为成千上万患者解除了疾苦。在此基础上，针刀医学整体观念应运而生。

针刀医学是中西医结合创新发展而成的一个相对独立的新兴分支学科。其整体观念不应仅局限在从中医学的基本特点之范围内去理解，即不一定要完全按照中医的脏腑辨证、八纲辨证等进行，而应在诊治过程中强调一个整体分析、整体把握的理念与思维。其核心是整体与局部的辩证统一，进而贯穿针刀医学研究、诊断、治疗的全过程。

1. 整体与局部的辩证统一思维

(1) 以不断扩大整体范围分析局部的思维：在应用针刀医学开展临床诊疗的过程中，以患者主诉不适的症状或部位作为一个局部理解，并以此为点，呈点－线－面式不断扩大联系的区域和空间，形成整体，找到真正的病因病理，从而指导治疗和康复。例如：患者诉右手拇、食指麻痛，这是表现在局部，可逐渐扩大范围至右腕关节、前臂、肘关节、上臂、肩关节、颈项部周围、颈椎、颅脑等以寻找原因。这样一个清晰思路就会指导临床医师从点－线－面去查找，不错过任何细节，使诊疗更加准确。若诊断为神经根型颈椎病，则继续以整体观念去寻找自然、社会、工作、体质、生活习惯等因素，进行干预、调养，以提高疗效、降低复发率。

(2) 以不断缩小局部范围分析整体的思维：在应用针刀医学开展临床诊疗过程中，以患者主诉不适的症状或部位作为一个整体理解，并以此为面，呈面－线－点式不断缩小联系的区域和空间，找到真正的病因病理，以指导治疗和康复。例如：患者诉颈项部疼痛，那么就把颈项部作为一个整体范围，逐渐缩小区域，由外及内、由浅及深地查找引起疼痛的局部原因，如常见的肩胛提肌损伤、棘上韧带劳损、棘间韧带劳损、小关节紊乱等。准确找到这些具体的病变部位，可为进一步的针刀治疗提供精准治疗点，从而大幅度提高临床疗效。

(3) 整体与局部的辩证统一：学会整体分析，拥有整体把握的理念与思维，从点－线－面局部到整体及面－线－点整体到局部，就会发现整体中有局部、局部中有整体。这也正体现出人体的有机整体性、人与自然社会的统一性，体现出整个人体、各大系统、各器官组织整体与局部的辩证统一。有专家提出的将人体弓弦力学系统和网眼理论应用于针刀临床，就是整体观念的具体应用，是整体观与局部观的辩证分析，并在针刀医学"闭合性手术、慢性软组织损伤、骨质增生、经络新探索"四大基础理论之上补充了新的理论依据。

2. 运用整体观念指导针刀理论研究

(1) 用整体观念认识经络与神经的关系可指导理论研究：《灵枢·海论》说："夫十二经脉者，内属于腑脏，外络于肢节。"经络系统以十二经脉为主体，有三百六十五络遍布全身，将人体各部位紧密地联系起来，使各部活动保持着完整和统一。人体的神经分布均发自脊髓，它们穿出脊柱，将机体前后、上下、内外相联系，交互形成整体网络。经络系统是神经调节系统、体液调节系统、电生理调节系统等形成的庞大信息反馈系统，与神经分布密切相关。针刀是以针的理念刺入人体组织，以手术刀的方式进行切开、牵拉、机械刺激等一系列治疗操作。所以，用整体观念认识经络与神经的密切联系，可以窥见针刀治疗疾病的常见病因病理，发挥针与刀的结合作用，提高治疗效果。

(2) 用整体观念理解人体的力学结构可指导理论研究：根据人类、自然、社会和运动属性得知，人体是一个复杂的力学结构生命体。每一种结构都有其相应的力学功能，都能完成某种特定的运动。体内各种结构又都存在于人体这个整体之中，一个力学结构的运动必然影响到整体力学结构的运动。而任何内外环境的改变或不良刺激均可影响这一力学结构，造成人体动态平衡失调。因此，通过不断研究针刀治疗对人体力学结构的调整，恢复局部及整体的动态平衡，可以达到治疗疾病的目的。

3. 运用整体观念指导针刀临床实践

(1) 寻找病因，执简驭繁：首先，能快速、准确找到存在的主要问题。比如患者诉"头昏、眠差、记忆力下降、颈项背部疼痛、腰部胀痛、左侧臀及下肢麻痛等，病程反复 2 个月余"，可考虑"脑供血不足、寰枢关节紊乱、枕项线综合征、混合型颈椎病、肌筋膜疼痛综合征、腰椎间盘突出症、坐骨神经痛"等众多疾病可能，需进行较多实验室、影像学检查以排除其他疾病，而治疗也比较复杂。此时，应用"人与自然的统一性、整体与局部的辩证统一思维"了解其自然、社会、工作、生活等情况，得知其为专职驾驶员，长期驾车久坐；既往有反复长期腰痛史；查腰椎有侧弯、骨盆倾斜。故认为其乃腰椎损伤在先，头颈项背部病变为力平衡失调后继发导致的颈腰综合征。其次，针对患者主要问题能即刻形成清晰思路。无论以"不断扩大整体范围分析局部的思维"还是以"不断缩小局部范围分析整体的思维"，都能形成一个从点 – 线 – 面或面 – 线 – 点查找疾病病因的清晰思路，分析找到真正的原因，起到化复杂为简单的作用。

(2) 系统诊疗，标本兼治：首先能快速辨析系统，进行诊疗。人体有九大系统，各系统相互协调，人类才得以正常生存。应用整体与局部的辩证统一思维能快速明确某系统、相关系统、系统局部的疾病，达到通过局部治疗来解决整体问题的目的。

其次，标本兼治，能取得更好的疗效。在明确整体与局部病症的标本统一辩证关系基础上，急则治其标、缓则治其本。针刀治疗多采取标本同治法，比如神经根型颈椎病，其标为神经通路上的麻木、疼痛，其本在颈椎部位，通过针刺经络穴位、针刀松解外周神经通路上因肌肉筋膜挛缩出现的卡压点，再结合手法、牵引等，标本兼治，比单纯治疗本部颈椎或标部经络与外周神经通路卡压点疗效更佳。

(3) 内病外治，四海皆通：髓海在脑（头部）、气海在膻中（胸部）、水谷之海在胃（上腹部）、血海在冲脉（下腹部），四海之病变，笔者于此将其理解为内脏、内科相关的疾病。那么，在整体观念指导下，结合中医的经络、阴阳理论与西医脊柱神经的支配原理，通过针刀操作枕项线及 $C_{1\sim4}$ 夹脊穴区域就可治疗颅脑疾病，$T_{1\sim5}$ 夹脊穴区域可治疗心肺、胸部疾病，$T_{6\sim12}$ 夹脊穴区域可治疗胃肠、脾、胰、肝、胆等上腹部疾病，$L_{1\sim5}$ 夹脊穴可治疗肾、下腹部疾病。这进一步扩大了针刀治疗疾病的范围，为部分内脏、内科疑难疾病的治疗提供了新的思路及手段。

（4）以针刀为主，综合治疗：针刀治疗非常强调与其他必要的方法相结合，即"针刀为主，手法为辅，药物配合，器械辅助"。但在临床实践中，有较多的医生未配合其他疗法，导致疗效欠佳，复发率高。如寰枢关节紊乱行针刀治疗后，需辅以手法整复错位，也可配合药物改善患者头昏、眠差、疼痛不适等症状，亦可再辅以枕项部 TDP、蜡疗、中药封包等进一步改善局部血循环，松弛紧张痉挛的肌肉、韧带和筋膜。

（5）康复调养，天人相应：人类生活在自然界中，自然界的变化又可以直接或间接地影响人体，而人体也将根据自然界变化产生生理的适应性，若超越这个范围，就会发生病理反应，这即是中医学整体观念之"天人相应"理论。因此，需"因时、因地、因人"制宜，如颈型颈椎病患者，需防寒受凉、避免长时间低头伏案、根据睡眠习惯调整枕头高度等。在应用针刀治疗疾病时，为了提升康愈速度，预防病情复发，同样需要"因时、因地、因人"进行康复调养，方可事半功倍。

二、针刀医学的辨证论治

颈椎病的针刀医学治疗，与其他系统疾病一样，需要遵循整体观和辨证论治理论，把颈部与人体看成一个相互联系、密不可分的整体。医生通过整体辨病辨证，从而辨明颈椎病的病位、病因病机和诊断，辨清患者体质强弱，确立疾病的标本缓急、补虚泻实治疗原则，指导针刀精准评估、靶向治疗、中医药扶正祛邪。辨病辨证是论治的前提和先决条件，目的是准确辨治，提高针刀治疗颈椎病的临床疗效。

1. 辨病　张仲景于《伤寒论》各篇名中写出"辨某某病脉证并治"，提出辨病为先的观点。治疗颈椎病时也应首重辨病，只有明确诊断，才能抓到疾病的本质。辨病的核心就是要抓住主症。本书研究的是"颈椎病"，其病位在颈部，主症为颈项强痛、不同程度的活动受限，或兼见腰背痛、肩臂手疼痛麻木、头痛眩晕、头重纳呆、烦躁易怒、耳鸣耳聋、短气乏力、肌肉萎缩、步态不稳等症状；影像学检查能清晰显示颈椎的骨与软组织结构。现代医学将颈椎病分为六型，而针刀解剖学在对筋膜肌肉、肌腱韧带附着点、血管神经分布、椎管内外结构等的深入研究上，进一步丰富了颈椎病的诊断。

颈椎常露于外，易受风寒湿邪侵袭，出现头项强痛。《素问·痹论》云："风寒湿三气杂至，合而为痹"，称此病为"痹病"；仲景云："太阳之为病，脉浮，头项强痛而恶寒"，称作"项强"；现代人吹空调、长时间低头工作等致颈椎劳损、动静力平衡失调，同属中医学"项痹病"范畴。

2. 辨证　证是疾病发展到某一阶段或某一类型的病理概括，辨证就是确定疾病在就诊时所处的一种证候。针刀医学要先辨病，然后辨证，把辨病与辨证相结合；通过问诊、触诊，结合影像学检查，联系解剖结构，辨清病位；分析、推断病变所涉及的器官组织，全面、准确的诊断颈椎病。所以，针刀医生必须熟悉体表定位、大体解剖、微观精细解剖、立体动态解剖、三维人体解剖、断层解剖等知识，善于读片，分清组织层次，方能精准定位。

辨清病位、精准评估是诊治颈椎病的先决条件。针刀强调的病位，不仅是要定到点、线、面上，而且要进一步用立体三维的观念来确定病位。只有辨清病位，精确到具体的组织和层次，分清筋膜和筋膜链的分布区、肌肉与肌肉间的平行或交叉关系、肌腱韧带的起止点、血管神经循行处、关节囊附着点等，才能在施行针刀手术时决定针刀松解的层次。

常用定位三法为问诊定位法、触诊定位法、影像学定位法。

(1) 问诊定位法。详细询问病史，根据患者主诉的疼痛、麻木、皮肤感觉减退及肌力减弱等部位，初步判断颈椎的发病范围。再依据颈神经根的分布及其所支配的肌肉，对颈椎节段做出初步定位诊断。

(2) 触诊定位法。运用触摸、按压、拨动、主被动活动颈椎等检查手法，触摸从问诊推测的病位，扪筋膜及相关联的筋膜链紧绷区，压肌肉起止点、肌腹、腱腹结合部，寻找阳性反应点（压痛点、激痛点），拨动硬结条索处，三指法检查颈椎棘突有无侧偏、有无关节突向一侧隆起、两侧横突是否对称，并确定病变范围、浅深、形状、方向、层次、硬度和活动度。

(3) 影像学定位法。通过阅片，了解是否有棘突的歪斜、椎间隙的狭窄、生理曲度的改变、韧带钙化、双突影、双边影、椎体滑移、骨折、骨质增生及颈神经根受压等。结合症状、体征，对比分析推断病位是在椎管内还是椎管外，以及其所涉及的组织。

例如：患者颈项强痛，伴头痛、眩晕、耳鸣、视物模糊、失眠等症状，推断其病变部位主要在上下项线之间（椎枕部），其次可能在上位颈椎的后关节、C_1 横突、C_2 棘突旁。根据解剖，颈动脉和枕大神经穿行于枕后肌群之间，当枕后肌群发生痉挛、硬化和粘连，卡压颈动脉时，可能导致大脑供血不足而引发头晕。同时，注意检查枕后肌压痛点、放射痛点，及颈椎活动有无受限；结合 DR 六位片和 MRI，利用三法所搜集的信息，进行综合分析，去伪存真，以定位必病的颈椎节段。若三者不尽相符，则以患者所苦为定位依据。

3. 辨治　辨治是对辨病辨证正确与否的检验，是针对病机、病位制订的治疗原则，指导针刀施术、选方用药。遵从朱汉章先生的"针刀为主，手法为辅，药物配合，器械辅助"16字法则，做到针刀攻其外，松解软组织的瘢痕、粘连、挛缩、堵塞，恢复其动态力平衡，主要解决"筋"的问题，即所谓"解结"；手法辅助，主要解决"骨"的问题，纠正针刀松解后残余的功能障碍、关节错缝。再以中医药调其内，扶正祛邪、通络止痛。如此，则内外兼顾、筋骨并重，使机体恢复到"骨正筋柔，气血以流"的健康状态。

(1) 针刀治疗原则：针刀治疗疾病，分时期、分部位、分先后、分阶段，有章有法，能有的放矢地刀至病所。针刀治疗的原则是损伤在哪一层，治疗就在哪一层，不波及无辜，不强调非到骨面。病变在筋膜、肌肉的起止点、神经出口、高应力的腱性组织、腱肌结合部、关节连接处，均可采用针刀在相应点进行松解。

如颈源性眩晕，针刀医学认为椎动脉供血不足是其主要原因，而导致椎动脉供血不足的因素主要是颈部软组织损伤（尤其是枕后肌群损伤），或者寰枕、寰枢关节紊乱，抑或颈椎的外伤、退行性改变。所以，通过松解颈部软组织解除痉挛、手法复位紊乱小关节，可改善椎动脉供血，从根本上治疗眩晕。

(2) 中医药调理：《灵枢·百病始生》云："风雨寒热，不得虚，邪不能独伤人……此必因虚邪之风，与其身形，两虚相得，乃客其形。"根据疾病的症状、体征及舌脉，选用八纲辨证、脏腑经络辨证、气血辨证、经筋辨证等不同的方法来辨析人体气血、肝脾肾等是否虚损，风寒湿热痰瘀等邪是否杂合致病，从而选方用药。人体正气虚，易招致自然界之风寒湿邪的侵袭，出现颈痛项强、头身疼痛等。辨证为风寒湿痹型，笔者常用九味羌活汤加减，郁而化热者合葛根芩连汤，气血两虚、肝肾不足型合独活寄生汤，气滞血瘀型合血府逐瘀汤，痰湿阻滞型合温胆汤等。考虑到"久病入络"，故常合用通络之品，如全蝎、蜈蚣、地龙、僵蚕、威灵仙、鸡血藤、青风藤等，以治病求本，扶正与祛邪兼顾，整体调节脏腑经络功能。

也可用六经辨证之法，辨析疼痛的部位、性质，使用经方加减治疗。如颈项强痛，延及腰背或肩臂手，辨证属太阳病表虚证者，用桂枝加葛根汤；表实者选葛根汤。痛延缺盆、前额、眉棱骨，辨证属阳明病里实者，用葛根芩连汤；痛延颈侧属少阳证，用小柴胡汤。项痛伴指端麻木无力者，《金匮要略》称作"血痹"，属于少阴病表证、寒证、虚证，可用黄芪桂枝五物汤。两经以上合病者可合用经方。

(3) 名家经验：全国名中医郭剑华教授以"六步法"治疗颈椎病，认为本病是寒、痰、瘀、虚杂合致病，拟方"颈舒汤"，组成：黄芪 30g，葛根 15g，桂枝 10g，白芍 15g，当归 15g，白术 12g，茯苓 20g，狗脊 20g，全蝎 5g（装胶囊吞服），炙甘草 6g。寒湿痹阻者加羌活、独活、汉防己；痰瘀阻络者加法半夏、陈皮、红花、桃仁、丹参；气血不足者加党参、熟地黄；肝肾亏虚者加山药、山茱萸；偏于阴虚者加龟甲、菟丝子、女贞子；偏于阳虚者加鹿角胶、肉桂、肉苁蓉。

石氏伤科施杞教授诊治本病时主张病证结合、内损外伤俱治，治法上推崇气血为先、脏腑为本、重视肝脾肾、痰瘀兼祛。创制芪麝丸、筋痹方、颈痹方、痉痹方、痿痹方、脉痹方等；应用"整颈三步九法"理筋、整骨、通络；练"施氏十二字养生功"恢复颈部的动静力平衡，防止复发。

三、维持人体的动态平衡

1. 动态平衡 动态平衡存在于自然界万事万物之中；从人类社会来看，无论是物理化学规律、经济社会发展，还是生理心理健康，无不讲究动态的平衡。为什么是"动态平衡"，不是"平衡"呢？因为数千年来人类对宇宙的认知告诉我们，静止是相对的，运动是绝对的，万事都在发展，在发展中求得平衡才能长久；所以平衡是动态的，而不是静止的。

中医学认为"阴平阳秘，精神乃治，阴阳离决，精气乃绝"，讲的就是中医的动态平衡，"阴平"即阴气平顺，"阳秘"即阳气固守，只有阴阳达到相对的平衡，人体才是最健康、精神最佳的状态。否则就会生病，或者病后难愈。针刀医学所讲的动态平衡，除了我们经常提的力的平衡，还包括"神经、体液、能量、电生理"的平衡。如果说中医的核心思维是"整体观"与"辨证论治"，那么针刀医学的核心思维就是"动态平衡"，一切的诊断与治疗都离不开这个核心思想。

2. 动态平衡失调

(1) 人体的动态平衡失调：任何一个系统内动态平衡的失调必将引起该系统内的问题，人体的动态平衡失调直观的体现就是疾病。日常生活中我们会见到许多这样的现象，明明腰椎曲度变直甚至小关节错位，却没有腰疼的症状。笔者认为，这是人体的代偿机制，或者说是动态平衡的调整机制。例如腰椎生理曲度变直可能由于胸曲的代偿、骨盆后倾的代偿等等来抵消，使人体的力学结构仍能维持在其可承受范围的动态平衡。所以我们认为动态平衡是一个生理范围，而不是一个点，在该生理范围内的改变，都是可以接受的，当动态平衡被打破，疾病也就随之而来。

力的平衡，是人体内动态平衡的重要内容。力平衡失调是造成肌骨疼痛的最重要原因，这一理论已经越来越多地被疼痛医学相关学者所接受。不管人类是出自女娲之手还是灵长类动物的进化，我们都无不惊叹于人类构造的精密，每块肌肉、骨骼，每条神经、血管，每个关节、韧带，都有它的功能，他们的存在都恰到好处，互相配合，精妙绝伦。例如我们的肩肱节律，很好地展示力在外展上肢这一看似简单的动作中，肩胛骨、盂肱关节、肩锁关节、胸锁关节以及肩胛骨周围的近20块肌肉是如何巧妙配合的。当上述精妙的配合被打破，功能障碍和疼痛也就随之而来。

(2) 动态力平衡失调的基本病理改变：人体的力平衡靠骨骼作为支撑，肌肉、韧带提供张力，神经作为领导，血供提供营养支持。可以说任何一方面的问题，都有可能导致连锁反应。例如脊柱小关节的错位，往往伴随着相应关节周围肌张力的改变，但是往往很难界定是由于肌肉力量的失衡导致关节被拉错位，还是关节错位导致肌肉张力的异常。二者相互影响，互为因果。同时关节的错位、肌张力的异常，又会导致血管、神经的卡压，血管的卡压导致相应部位血供的下降，又会加重血供部位的病变。现在被广泛应用的激痛点理论，其核心思想之一就是改善激痛点部位的血供，使激痛点灭活。神经的卡压除直接导致疼痛、麻木外，传入和传出信号的错误也会导致疼痛、麻木等感觉异常，如果是支配内脏的神经受到卡压，还有引起高血压、糖尿病、胃炎、便秘、妇科病等内科疾病的可能。

3. 针刀治疗动态平衡失调的原理　针刀对动态平衡的调节，也是根据中医学理论，虚则补之，实则泻之，根据人体的经络，内属脏腑，外络肢节，由于平衡失调，阴阳不和，脏腑功能失调，气血运行受阻，机体易发生阻塞或不通，日久可形成结节、瘢痕、粘连、堵塞，肢体可出现疼痛、肿胀、麻木、活动受限，累及内脏病变可出现头昏、头痛、心悸、纳差、失眠等，通过针刀松解剥离、疏通粘连，消除瘢痕，可达舒经通络、益气活血，利水消肿、消除病邪，从而使发生障碍的体液、血液、肌力、内脏自主神经、电生理恢复正常，使机体恢复正常。

四、如何识别和选择关键靶点

颈椎病的临床表现非常复杂，从皮肤到内脏，从头到足，均有表现。导致的因素归纳起来主要是软组织、骨关节、周围神经过敏、中枢神经过敏及心理几个方面。人们的生活方式、工作方式不同，发病的原因也不尽相同。

如何提高临床疗效，关键在于精准评估与诊断。本章将从结构与功能、局部与整体、呼吸力学、生物力学、主动与被动及神经几个方面进行评估。

首先鉴别是肌肉、关节原因还是神经性原因：与动作相关的多为肌肉和关节的问题；与动作无关的并且夜间疼痛剧烈者考虑神经源性问题。

1. 软组织、骨关节评估　临床上最常见的颈椎病表现为活动受限（低头、仰头、侧屈、回旋）、颈肩背及上肢放射性疼痛、麻木，尤其以仰头受限和回旋受限最多。下面以仰头受限和右回旋受限为例进行评估（表 5-1 和表 5-2）。

2. 神经源性评估　颈椎病的诊断及精准评估除了要从软组织、骨关节入手外，还应该针对颈神经受损引起的神经源性症状进行神经定位诊断。

(1) $C_{1\sim3}$ 脊神经损伤常引起头面部疾病，其走行及临床神经定位诊断如下（图 5-1 和表 5-3）。

(2) $C_{4\sim8}$ 神经根受损的临床表现主要为感觉障碍（疼痛、麻木）及运动障碍（肌力减弱），如何确定是否为神经根性症状，可以通过椎间孔挤压试验和臂丛神经牵拉试验进行鉴别，如果试验为阴性，则不是；若试验为阳性，则多考虑为椎间盘突出或椎间孔狭窄引起的神经根性症状。具体分布及神经定位诊断如下（表 5-4）。

临床上颈型颈椎病的治疗主要处理相应的软组织、肌肉、骨关节；对于椎动脉型颈椎病，以寰枢椎紊乱最为常见，所以 C_1、C_2、C_3 区域的枕下三角、枕后肌群处理尤为重要。椎动脉型颈椎病和交感型颈椎病往往同时出现，故针对交感型颈椎病的治疗，除了处理枕下三角和枕后肌群外，还可考虑颈前交感神经节的处理，同时，副交感神经的低级中枢位于 $S_{2\sim4}$，所以为了调节副交感神经和交感神经的平衡，还可以在骶骨上选择压痛点；对于神经根型颈椎病，除了处理相应的关节突关节、椎板、横突及相应神经根区域的周围神经卡压点处，还可以处理斜方肌、胸小肌；对于脊髓型颈椎病的治疗需要改善脊髓缺血，治疗同椎动脉型颈椎病，还可以考虑头皮功能区的处理，常在运动区和感觉区选择靶点。此外，在颈椎病的治疗中，除了上述治疗外，还要考虑下肢、骨盆、足踝整体生物力学的影响。对于久治不愈的患者，还需考虑心理治疗。

综上，在颈椎病的治疗中，如何识别和选择靶点位置至关重要。我们在把握患者的病史、症状及查体等基础上，应从结构与功能、局部与整体、呼吸力学、生物力学、主动与被动、神经以及心理几个方面进行分析与评估，提高临床疗效。

表5-1 仰头受限整体评估（80°～90°）

评估流程	评估结果	进一步评估	改善方法或思路
1. 肌肉筛查：直接仰头受限或疼痛，放射痛	①胸锁乳突肌 ②前中斜角肌	①手叉腰再仰头改善：胸锁乳突肌紧张 ②伸直手臂举过头改善：前中斜角肌紧张	按2~5的顺序继续评估，找导致肌肉紧张的原因
2. 边深吸气边仰头	若改善：①胸椎向后的曲度过大 ②颈椎交界处的滑动不足；若无改善：呼吸模式紊乱，肋骨开合不足，导致吸气时前中斜角肌和胸锁乳突肌代偿	吸气时锁骨上抬超过1cm	①松解胸大肌、胸小肌 ②松解胸小关节压痛点；①激活膈肌 ②建立正确呼吸模式：吸气时帮助肋骨开合
3. 边深呼气边仰头（发"喔"吹气），若改善	腰腹核心不足	吸满气呼完后检查腹横肌双侧共6个点是否收紧：①髂前上棘与耻骨联合中点 ②L₅横突 ③髂后上棘外侧	处理腹股沟韧带、髂嵴、胸腰筋膜，第7~12肋附着处压痛点
4. 仰卧位主动仰头，若改善：首先排除了颈部前侧的肌肉紧张	头颈、肩胛中立位缺失	被动把头颈、肩胛调到中立位，再仰头改善	矫正上交叉：①松解胸大肌、胸小肌 ②激活前锯肌、菱形肌、下斜方肌 ③训练头颈、肩胛稳定性同时矫正下交叉
	腰骶本体感受差	边拍打腰骶边仰头	针刀剌激腰骶部压痛点

（续表）

评估流程	评估结果	进一步评估	改善方法或思路
4. 仰卧位主动仰头，若改善：首先排除了颈部前侧的肌肉紧张	生物力学问题：①骨盆侧倾②足踝问题等	检查站姿时髂前上棘有无高低，如果有，再检查跪姿：①跪姿等高→足踝问题；②跪姿不改变→骨盆侧倾。	骨盆侧倾：松解：双侧的腰大肌、高侧的腰方肌，低侧的臀肌激活：高侧的臀肌（臀上神经、臀下神经）足踝问题：处理踝关节压痛点
	枕下本体感受差	边弹枕后肌群边仰头	激活枕后肌群
5. 仰卧位做被动仰头，若改善	运动模式有问题（椎体的滚动滑动问题）	站立仰头时帮助下颈椎往前，上颈椎往后	建立正确的运动模式：被动一动同一抗阻一主动按 C_7、C_6、C_5、C_4、C_3、C_2 的顺序向前椎颈椎、帮助椎体滚动滑动
	关节关关节问题		针刀处理关节关节
以上 2~5 都不改善	肌肉真的紧张		松解第 1 步评估出来的紧张肌肉

表 5-2　颈部右回旋受限整体评估（70°～80°）

评估流程	分析	进一步评估	改善方法或思路
1. 肌肉筛查（以右回旋受限为例）	可能因素： 右侧：上斜方肌、胸锁乳突肌、前中斜角肌、头颈半棘肌 左侧：肩胛提肌、后斜角肌、头颈夹肌	①右手叉腰向右转头改善：右侧胸锁乳突肌、上斜方肌（仰头不受限排除）（低头不受限排除） ②左手叉腰改善：左侧肩胛提肌 ③抬右手改善：右侧前中斜角肌 ④抬左手改善：左侧后斜角肌 ⑤被动把头调到略后伸10°，再在右侧转改善：右侧的半棘肌（左侧屈不受限排除）左侧的夹肌（右侧屈不受限排除）	继续2～5的评估步骤，找肌肉紧张的原因
2. 边深吸气边回旋	若改善：胸屈过大，伸展不足 若无改善：呼吸模式紊乱，肋骨开合不足，导致吸气时前中斜角肌和胸锁乳突肌代偿	吸气时锁骨上抬超过1cm	①松解胸大肌、胸小肌 ②松解胸椎关节压痛点 ①激活膈肌 ②建立正确呼吸模式：侧卧位，吸气时帮助肋骨开合
3. 边深吸气边回旋（发"喔"吹气），若改善	同仰头受限		
4. 仰卧位主动回旋，若改善	同仰头受限		
5. 仰卧位做被动回旋，若改善	运动模式有问题	回旋时椎棘突帮助回旋	建立正确的运动模式：被动一协同一抗阻一主动
	枕下本体感受差	边弹枕后肌群边回旋	激活枕后肌群
	关节突关节排列问题	低头使关节突关节略打开再转改善	针刀处理关节突关节
以上2～5没有改善的	枕后肌群紧张		针刀刺激枕后肌群
	肌肉紧张		松解紧张的肌肉

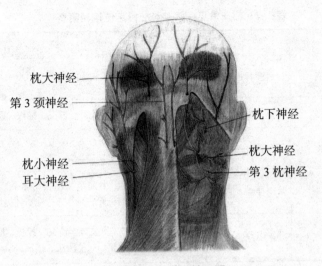

图 5-1 枕后神经图

表 5-3 枕后神经表

神经	支配区域	临床症状	易卡压部位及靶点
枕小神经	• 枕部外侧 • 耳郭背面	• 枕部外侧针刺样疼痛 • 常伴乳突部疼痛	• 胸锁乳突肌后缘中点（欧勃氏点） • 上项线侧方
耳大神经	• 耳郭后 • 乳突部 • 腮腺	• 持续性钝痛，阵发性加剧 • 常伴外耳部疼痛、耳鸣	• 胸锁乳突肌后缘中点（欧勃氏点） • 颞骨乳突
颈横神经	• 颈前部皮肤 • 面神经支配区	• 颈项前肌肉不适 • 咽部不适 • 以钝痛和酸痛为主，可出现根性痛及放射痛	• 胸锁乳突肌后缘中点穿出深筋膜处
枕下神经	• 枕后肌群	• 枕部及枕后疼痛及感觉异常	• 寰枕关节 • 枕后肌群压痛点
枕大神经	• 枕骨后方 • 上项线 • 颅顶	• 枕、后颈部针刺样、刀割样疼痛 • 常伴头顶疼痛 • 颈部活动受限	• 头下斜肌 • 头半棘肌 • 上斜方肌上项线处
第 3 枕神经	• 枕部后方偏正中线	• 枕部向头顶放射痛 • 前额单侧头痛	• $C_{2/3}$ 关节突关节 • 头半棘肌 • 上斜方肌

表5-4 临床常见症状神经节段定位诊断简表

临床症状	神 经	神经根	靶 点
肩胛内侧缘疼痛	肩胛背神经	C_4、C_5	$C_{3/4}$ 及 $C_{4/5}$ 小关节、横突、椎板、菱形肌
肩痛	腋神经	C_5	$C_{4/5}$ 小关节、横突、椎板、四边孔
冈下窝区域疼痛	肩胛上神经	C_5、C_6	$C_{4/5}$ 及 $C_{5/6}$ 小关节、横突、椎板、肩胛上切迹
前臂桡侧疼痛拇食指麻木	桡神经	C_6	$C_{5/6}$ 小关节、横突、椎板、桡神经沟、旋后肌、三边孔、外侧肌间隔
中指麻木	正中神经	C_7	$C_{6/7}$ 小关节、横突、椎板、肱二头肌腱膜、旋前圆肌、指浅屈肌、腕管
小指麻木	尺神经	C_8	C_7/T_1 小关节、横突、椎板、臂内侧肌间隔、肱三头肌内侧头、肘管、腕尺管

五、体表定位

颈部神经、血管、肌肉、韧带等众多，结构复杂，针刀医生必须熟悉局部解剖，牢记神经、血管等的分布及走行。本章从浅表的软组织结构着手，试述针刀治疗颈椎病的体表定位。

1.皮肤和皮下筋膜 头皮的浅筋膜称为帽状腱膜；面部的浅筋膜叫表浅肌肉腱膜系统；颈部前面为颈阔肌纤维层；项部以项韧带为主，项部浅筋膜内没有肌肉组织，但是它们的浅筋膜增厚且致密。下面就帽状腱膜和项韧带的体表定位进行具体阐述。

(1)帽状腱膜体表定位：帽状腱膜紧贴头皮下，由致密的结缔组织和脂肪组织构成。其中，脂肪组织被许多结缔组织小梁分成无数小格，格内有血管、神经经过。帽状腱膜具体分2组，与颅骨之间没有肌间膜相连，易形成损伤，也是常用的针刀治疗区域。

前组：距正中线2cm处有滑车上动静脉、滑车上神经；距正中线2.5cm处有眶上动静脉、眶上神经。

后组：有行于枕区的枕动静脉和枕大神经。

帽状腱膜与皮肤紧密相连，共同构成不易分层剥离的头皮。它在维持头部表面正常结构上具有重要作用。

(2) 项韧带体表定位：项韧带位于颈后，起于寰椎后结节和 $C_{2\sim7}$ 棘突，向上止于枕外粗隆和枕外嵴；在矢状面呈 Y 字形，是颈部肌肉附着的双层致密弹性纤维隔，其连接深层肌肉和浅筋膜，属于颈后浅筋膜的一部分，颈后浅筋膜又移行于帽状腱膜，因此颈部病变常引发头部症状。

2. 后枕部第一层肌：斜方肌、胸锁乳突肌

(1) 斜方肌：斜方肌体表定位主要指该肌上段与颈椎密切相关的部位。其上端附着在枕骨的上项线内侧，深筋膜浅层与顶盖筋膜相连接；通过肌腱附着在所有颈椎棘突上；向外附着在锁骨外 1/3、肩峰、肩胛冈、肩胛骨内侧缘，半包围肩胛骨。

(2) 胸锁乳突肌：下端分锁骨头和胸骨头肌群，胸骨头附着在胸骨外上方，锁骨头附着在锁骨内侧 1/3 处，上端附着在颞骨乳突以及颅骨后缘，内侧与斜方肌腱膜相连。患者取坐位，头旋转向一侧时，即可露出对侧的胸锁乳突肌。

3. 后枕部第二层肌：头半棘肌、头夹肌

(1) 头半棘肌：起于 $T_{1\sim6}$ 横突、$C_{4\sim7}$ 的关节突，向上止于后枕部上、下项线之间的骨面，有枕大神经和第 3 枕神经穿过。头半棘肌损伤是引起肩胛缝疼痛的常见原因之一。

(2) 头夹肌：起于项韧带下部 C_7 棘突和 $T_{1\sim3}$ 棘突，向上跨越上、中颈段侧后方，止于颞骨、乳突以及枕骨上项线外侧 1/3 下方的部分，位于胸锁乳突肌深面。头夹肌损伤是形成"富贵包"的最主要原因。

4. 后枕部第三肌层：头上下斜肌、头后大小直肌

(1) 头上斜肌：上端附着在后枕部下项线外 1/3，内侧端与头后大直肌连接，并位于它的外侧深面，向外下附着在 C_1 横突上缘，覆盖从横突孔走行于椎动脉切迹内的椎动脉。头上斜肌连接后枕部与 C_1。

(2) 头后大直肌：上端附着在枕部下项线中 1/3，枕骨大孔外上方，下端附着在 C_2 棘突端部侧面。头后大直肌连接 C_2 与后枕部。

(3) 头后小直肌：上端附着在枕骨大孔正上方，紧贴环枕筋膜，可通过环枕筋膜对椎动脉产生最直接的挤压力，下端附着在 C_1 后结节上。

(4) 头下斜肌：上端附着在 C_1 横突后结节，下端附着在 C_2 棘突侧面。头下斜肌不与枕骨直接相连，其与头后大直肌、头上斜肌构成枕下三角，内有椎动脉与枕下神经通过。

C_1 没有棘突，只有后结节，从枕外隆突向下触及的第一个凹陷深部。从枕外隆突向下触及的第一个隆起是多呈分叉的 C_2 棘突。

5. 颈椎横突后结节体表定位　颈椎横突后结节是在胸锁乳突肌后缘线稍

后方深层触及的骨骼突 C_1 横突在颞骨乳突下一横指水平线与胸锁乳突肌后缘线稍后方的交点处。从 C_1 横突向下触摸，相隔 1.5~1.8cm 触及的骨骼突分别是 $C_{2\sim7}$ 横突后结节。

在用针刀治疗这些部位时，要采用指压法，即以压手分离软组织，按至横突骨骼突，方可进行针刀操作。

6. 颈椎横突附着肌群　颈椎横突附着的肌群中，向下走行的肩胛提肌和斜角肌易受损伤而致病。

(1) 肩胛提肌：上端附着在 C_1 横突，C_2、C_3、C_4 横突后结节，从各自附着的横突处发出回束肌纤维，沿颈椎横突后缘，棘突旁向下延伸，跨越上颈段，止于肩胛骨的内上角深面。

上端附着点可用前述颈椎横突定位法触摸；下端附着点在使患侧手背伸摸向对侧肩胛骨时显现。

(2) 斜角肌：①前斜角肌体表定位：起于 $C_{3\sim6}$ 横突前结节，向下止于第 1 肋骨面内缘，附着于前斜角结节，相当于锁骨中内 1/3 交点后下方的第 1 肋骨处。②中斜角肌体表定位：起于 $C_{2\sim7}$ 横突后结节，止于第 1 肋骨侧表面，其中一部分附着在位于锁骨下动脉沟后方的较深处，相当于锁骨中点上缘内下方的第 1 肋骨处。③后斜角肌体表定位：起于 $C_{4\sim6}$ 横突后结节，向下止于第 2 肋，相当于锁骨中外 1/3 交点后下方的第 2 肋骨处。

7. 中下段颈椎棘突与椎板附着的肌群　中下段颈椎棘突与椎板附着的肌群中，最常损伤的是颈半棘肌，其起于 $T_{1\sim6}$ 的横突，止于 $C_{2\sim7}$ 的棘突，位于头半棘肌的深层。

8. 枕后腱弓、枕神经、副神经易损点的体表定位

(1) 枕后腱弓及易损点的体表定位：在枕部上项线下 2.5cm 区域内的深筋膜非常致密且坚硬，其纤维多呈横向走行，内连斜方肌腱膜，外连胸锁乳突肌肌腱，被称为枕后腱弓。枕神经从腱弓深面穿出，在腱弓上缘穿过深筋膜，走行在腱弓以上、皮肤以下的疏松组织中。在腱弓深面的枕大、枕小神经之间有枕动脉伴行，还有黄豆大小的 2~3 个淋巴结。当淋巴结肿大时，会牵拉挤压枕大、枕小及第 3 枕神经，而出现疼痛。

由枕后腱弓损伤引起的症状，可选择枕外隆突与外耳口下缘连线的中点进行针刀治疗。

(2) 枕大、枕小、第 3 枕神经及易损点的体表定位：枕大神经来源于 C_2 神经的后支，从寰椎后方和枢椎椎板之间走出，于头下斜肌和头半棘肌之间向内，平行 C_2 棘突尖，在 C_2 棘突上方与项韧带相连接，连接长度约为 0.5cm；然后向后外上方，穿进头半棘肌、斜方肌，穿出斜方肌腱膜至枕后腱

弓，此为易损点。枕大神经出口点在斜方肌深面与头半棘肌浅面之间的筋膜处，即两颞骨乳突连线与斜方肌外缘交点之稍外侧方的软组织凹陷处，大致在上下项线之间、后正中线旁开 2.5～3cm 处的纵线区域。

枕小神经来源于 C_2、C_3 神经的前支，为颈丛的升支，沿胸锁乳突肌后缘上升至头部附近，穿出深筋膜（枕后腱弓）。其易卡压损伤点的体表定位为颞骨乳突上、胸锁乳突肌附着点后缘，相当于上、下项线之间，后正中线旁开 5～6cm 的纵线范围内。

第 3 枕神经来源于 C_3 神经后支的内侧支，在 C_2 棘突尖平面，于 C_2 棘突上方与项韧带相连接，连接长度约为 0.3cm；然后向外后方穿头半棘肌、斜方肌，在枕外隆突平面距正中线 1cm 处穿出（深筋膜枕后腱弓），分布于枕后部。其易损点定位为后正中线旁开 1cm 与上、下项线的交点处。

(3) 副神经易损点的体表定位：胸锁乳突肌后缘中点向上 1cm 处是副神经的出口，上斜方肌前缘的中下 1/3 交点是副神经穿进斜方肌的入点，而在这两点之间的连线则是副神经易离位的一段。

六、颈椎横突的六种进针方法

1. 六种颈椎横突进针方法

(1) 俯卧位后入路：患者取俯卧位，胸前垫枕，颈尽量前屈，定位于相应棘突上缘旁开 2.0～2.5cm 处，常规消毒铺巾后，戴好无菌手套。术者手持直径为 0.8～1.0mm 的 I 型IV号针刀，刀口线与矢状面成 30°，在定点处将针刀快速刺入皮肤，穿过浅筋膜、各层肌肉，至关节突关节骨面；然后将针刀提至皮下，针体向外倾斜成 45°，逐层进针到小关节外侧骨面，继续进针滑过骨面到达横突后结节，在结节上切割 1～3 刀后出针，压迫止血，无菌敷料包扎（图 5-2）。

(2) 俯卧位侧入路：患者取俯卧位，胸前垫枕，颈尽量前屈，定位于相应棘突上缘旁开 3.5～4.0cm 处，常规消毒铺巾后，戴好无菌手套。术者用左手中指指腹触摸找到相应横突后结节，然后将中指指腹稍向外侧移动，暴露出结节的体表点。术者手持直径为 0.8～1.0mm 的 I 型IV号针刀，刀口线与矢状面成 60°，在定点处将针刀快速刺入皮肤，直达横突，在横突骨面切割 1～3 刀。操作完毕后出针，压迫止血，无菌敷料包扎（图 5-3）。

(3) 侧卧位斜入路：患者取侧卧位，低头，去枕，定位于相应棘突上缘旁开 2.0～2.5cm 处，常规消毒铺巾后，戴好无菌手套。左手掌心朝后，用指腹触摸到横突后结节后稍向前移动，暴露出结节体表点并将横突周围软组织压

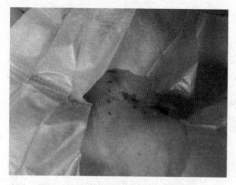

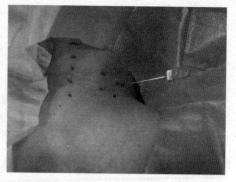

图 5-2　针刀俯卧位后入路图　　　　图 5-3　针刀俯卧位侧入路图

向前侧。术者手持直径为 0.8～1.0mm 的 Ⅰ 型 Ⅳ 号针刀，刀口线与矢状面成 70°，在定点处将针刀快速刺入皮肤，穿过浅筋膜、各层肌肉，至关节突关节骨面；然后将针刀提至皮下，针体向外倾斜成 45°，逐层进针到小关节外侧骨面；继续进针滑过骨面到达横突后结节，当左手指腹能感受到针尖在横突上的位置时，在该结节上切割 1～3 刀。操作完毕后出针，压迫止血，无菌敷料包扎（图 5-4）。

（4）侧卧位侧入路：患者取侧卧位，低头，去枕。先定位横突，C_1 横突位于乳突与下颌角连线中点水平的胸锁乳突肌后缘；C_2 横突位于下颌角水平线与胸锁乳突肌后缘的交界处；C_3 横突位于舌骨角水平线与胸锁乳突肌后缘的交界处；C_4 横突位于甲状软骨近上缘水平线与同肌后缘的交界处；C_5 横突位于颈胸结合段皱褶线上 1 横指处；C_6 横突位于环状软骨水平线与胸锁乳突肌后缘的交界处；C_7 横突位于 C_6 横突之下。也可均在胸锁乳突肌后缘触摸，即自乳突尖始，每隔 1.0～1.5cm 就为一个横突。然后常规消毒铺巾，戴好无菌手套，术者用左手中指指腹触摸找到相应横突后结节之后将指腹稍向外侧移动，暴露出结节体表点。紧接着手持直径为 0.8～1.0mm 的 Ⅰ 型 Ⅳ 号针刀，使刀口线与矢状面成 90°，在定点处将针刀快速刺入皮肤，直达横突，于横突骨面切割 1～3 刀。操作完毕后出针，压迫止血，无菌敷料包扎（图 5-5）。

（5）仰卧位斜入路：患者取仰卧位，头偏向健侧，根据前述横突定位方法找到相应横突。常规消毒铺巾后，戴好无菌手套。术者用左手中指指腹由后向前，摸清横突的前后结节，定于前结节处，将指腹稍向前侧移动，压前结节周围组织向前外侧，暴露出该结节体表点。术者手持直径为 0.8mm 的 Ⅰ 型 Ⅳ 号针刀，刀口线与矢状面成 90°，在定点处将针刀快速刺入皮肤，直达横突前结节，在骨面切割 1～3 刀。若需要松解后结节，可提起针刀，稍向后倾斜进针，到达后结节骨面切割 1～3 刀。若以上肢麻木为主，可稍提起针刀，左右摆动，出现支配区域的上肢串麻或酸胀感即可，操作完毕后出针，压迫止血，无菌敷料包扎（图 5-6）。

(6) 仰卧位前入路：患者取仰卧位，肩下垫薄枕，头略后仰，暴露出颈前部。颈前部一般有两条皱褶线，上一条平 C₄ 横突，下一条平 C₆ 横突，C₄ 上一小横指为颈 C₃ 横突，C₆ 上一小横指为 C₅，C₆ 下一小横指为 C₇。找到相应横突的体表线后，在气管旁定位标记。常规消毒铺巾，戴好无菌手套。术者用左手中食指从气管旁插入，将气管轻轻推向对侧，再向下用力压至骨面后，中食指分开，将患侧颈动脉鞘拉向同侧，暴露出横突根部骨面。术者右手持直径为 0.6~0.8mm 的 I 型 IV 号针刀，刀口线与矢状面平行，在中食指间将针刀快速刺入皮肤，直达横突前面根部，在骨面来回滑动 2~3 下，不进行切割。操作完毕后出针，压迫止血，无菌敷料包扎（图 5-7）。

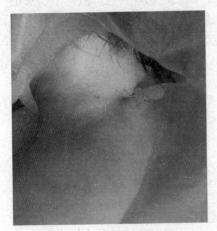

图 5-4　针刀侧卧位斜入路图

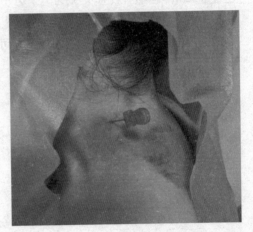

图 5-5　针刀侧卧位侧入路图

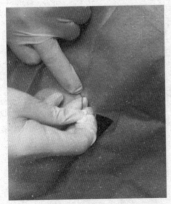

图 5-6　针刀仰卧位斜入路图

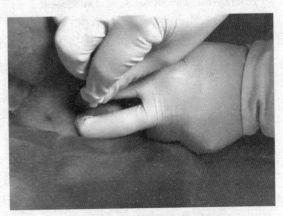

图 5-7　针刀仰卧位前入路图

2. 六种术式的选择原则　六种术式相当于围绕颈椎横突进行了 C 字形的全方位松解。临床实践中，需要根据不同情况选择 1 种或多种联合松解。

(1) 俯卧位后斜入路更利于松解多裂肌、小关节囊，可同时松解小关节和横突。

(2) 俯卧位侧入路更利于松解横突后结节。

(3) 侧卧位后斜入路更利于松解颈半棘肌，可同时松解小关节和横突。

(4) 侧卧位侧入路更利于松解横突后结节。

(5) 仰卧位侧入路更利于松解横突前结节。

(6) 仰卧位前入路更利于松解交感神经、颈长肌。

3. 横突松解的注意事项　在选择体位时，C_1、C_2 横突的松解仅适合侧卧位和仰卧位。在横突部位进行针刀治疗时，针刀切割应不离开骨面，深度不宜超过 0.5cm，也不宜在横突尖的上下方铲切，以免误伤脊神经或过深后伤及椎动脉。针刀医学是直接深入病变部位进行松解的治疗，可以从根本上解决肌肉等组织慢性损伤后的粘连、挛缩等，即可以解决神经卡压的根源问题。

七、适应证与禁忌证

针刀治疗是以针刺入人体组织，以手术刀的方式进行切开、牵拉、机械刺激等一系列操作，达到治疗疾病的目的。因此，针刀治疗具有明确的适应证和禁忌证。

1. 针刀治疗适应证

(1) 各种慢性软组织损伤疾病：四肢和躯干部位的肌肉、肌腱、韧带、筋膜、滑囊等软组织的慢性损伤，如狭窄性腱鞘炎、肱骨外上髁炎、膝关节内外侧副韧带劳损、鹅足囊炎、跖腱膜炎、肩关节周围炎、踝关节内外侧副韧带陈旧性损伤、棘突炎、棘间韧带劳损、横突端综合征、肌筋膜炎等。

(2) 骨关节疾病：四肢、躯体骨和关节疾病，如颞下颌关节紊乱症、颈椎病、腰椎间盘突出症、脊柱小关节紊乱、膝骨关节炎、跟骨骨刺、强直性脊柱炎、术后关节功能障碍等。

(3) 周围神经卡压综合征：全身各个部位的周围神经卡压综合征，如枕大神经、臀上皮神经、股外侧皮神经卡压综合征，腕管、踝管综合征，梨状肌综合征等。

(4) 与脊柱或神经支配调控相关的部分内科、妇科病症：针刀医学对部分慢性内科、妇科疾病的病因病理有全新的认识，可指导临床取得迅速而满意的疗效。如部分糖尿病、高血压、脑供血不足、眩晕、慢性支气管炎、哮喘、功能性心律失常、慢性胃炎、胃肠道功能紊乱症、慢性结肠炎、痛经、月经不调、慢性盆腔炎、泌尿生殖系统疾病等。

(5) 部分美容、整形外科病症：如消除皱纹、痤疮、先天性斜颈、"O" 型腿、X 型腿等。

(6) 部分皮肤科疾病：如鸡眼、带状疱疹后遗神经痛、神经性皮炎、牛皮癣等。

以上列出了至今为止针刀治疗疗效确切的常见六大类疾病。但随着针刀医学四大基础理论、整体观、神经与经络关系、人体生物力学结构等研究的深入和不断的临床实践总结，将会有更多的疾病纳入针刀治疗的适应证范围。

2. 针刀治疗颈椎相关疾病的适应证　针刀医学对颈椎病的认识不完全同于中医学或者西医学，而是有其独到的见解。它认为导致颈椎相关疾病的根本病因是"动态平衡失调"，根本病理是损伤后致软组织变性而出现的挛缩、粘连、瘢痕、堵塞。如西医学认为颈椎病的原始病因是"退行性变"，但针刀医学主张退行性变的原因是"力平衡失调"的观点。在这些理论指导下，应用针刀医学针对病因病理进行治疗，临床疗效显著。因此，其相应的适应证我们也需要掌握。

(1) 颈椎病：在传统的颈椎病分型中，针刀常用于治疗颈型和神经根型，且疗效理想；对脊髓型却存在争议，脊髓压迫较轻者有一定作用，较重者则治疗价值不大。所以，针刀治疗各型颈椎病的作用由强到弱依次是：颈型、神经根型、椎动脉型、交感型和脊髓型。

(2) 颈项部慢性软组织损伤：如斜方肌劳损、头夹肌劳损、颈夹肌劳损、枕后八肌劳损、颈阔肌劳损、肩胛提肌劳损、菱形肌劳损、胸锁乳突肌劳损、颈椎棘间韧带损伤、项韧带劳损、寰枕筋膜挛缩、帽状腱膜挛缩、前斜角肌综合征等。

(3) 颈项部相关周围神经卡压综合征：如枕大神经、枕小神经、耳大神经、肩胛上神经等卡压综合征。

(4) 颈项部关节及椎间盘相关病症：如颈椎小关节紊乱综合征、颈椎间盘突出症、寰枢关节紊乱症等。

(5) 颈源性相关病症：如颈源性眩晕、头痛、面痛、面瘫、高血压、视力障碍、慢性咽炎等。针刀医学对颈源性听力障碍（指由颈椎病变引起椎－基底动脉血供受阻、内耳动脉血流量下降，造成内耳血供障碍所产生的听力下降、耳鸣、眩晕、颈部不适等症状）及类冠心病（指由于颈椎或颈、胸椎的位置发生位移后引起的酷似冠心病的胸闷、心前区刺痛、心律失常等症状）

也有较好疗效。

(6) 其他颈项部相关病症：如小儿先天性斜颈、脑外伤综合征等。

3. 针刀治疗禁忌证　针刀医学属于中医微创疗法，有相应的全身禁忌证和局部禁忌证。在进行针刀治疗前，我们应对患者进行充分评估，备好抢救设施设备，做好应急处置预案，避免意外情况发生，确保发生意外时能得到及时有效的处理。

(1) 全身禁忌证：①凝血机制障碍或有其他出血倾向者。对于长期服用华法林、阿司匹林等抗凝药物者，应详细了解其用药情况，进行凝血功能评估，做好恰当的准备与处理。②高热、全身感染、活动性结核患者。③较严重内脏疾病的急性发作期。如心、肝、脑、肾脏器急性衰竭者。④患有高血压病、糖尿病，血压、血糖不易控制或控制不佳者。⑤妊娠期妇女。可能因治疗的部位或疼痛刺激引起流产的风险。⑥体质极度虚弱不能耐受者。⑦精神紧张不能合作者。否则可能出现晕针或不能完成针刀治疗的情况。

(2) 局部禁忌证：①治疗部位有红肿、灼热、感染、组织坏死、皮肤破溃、深部脓肿、肿瘤者。②治疗部位有重要神经、血管、脏器，施术时无法避开者。

八、风控措施

无论何种医学诊疗方式都会有不同程度的风险，如何降低风险，取得更满意的疗效是我们必须着力解决的问题。根据针刀医学原理、各针刀医学家经验及相关法律法规，本章就针刀治疗颈椎病的相关风控措施做简单介绍。

1. 筑牢针刀基础　针刀治疗是一种微创医疗方式，相对于普通针灸治疗有更高的技术及风险防控要求。所以，掌握相关知识是进行针刀治疗的基础。包括但不限于以下六点。

(1) 掌握针刀医学原理。

(2) 掌握体表定位学。

(3) 熟悉人体解剖学。

(4) 熟悉运动力学。

(5) 熟练掌握进针、施针方法。

(6) 掌握适应证、禁忌证。

2. 针刀术前准备　根据患者情况完善闭合手术相关检查，包括但不限于以下八点。

(1) 详细询问相关病史及诱发、缓解因素，进行常规生命体征检查。

(2) 进行相关体格检查，如病症局部及与该部位人体力学相关的其他部位的体格检查等，特别注意重要的阳性及阴性体征。

(3) 影像学检查，包括 X 线片、CT、MRI 等。

(4) 实验室检查，包括血常规、凝血、血糖、血沉、常见传染病等。

(5) 超声检查，包括血管彩超、浅表淋巴结彩超、肌骨超声等。

(6) 心电图检查。

(7) 做好术前沟通，让患者充分了解该项治疗可能发生的损伤及特殊感觉，并能及时向医生反馈。使医患双方达成共识，避免或减少术中、术后不良事件的发生。

(8) 明确诊断，排除禁忌证，精准定位。

3. 规范针刀操作　针刀治疗必须进行规范操作，这既是疗效的保证也是减少风险的保障。包括但不限于以下七点。

(1) 合适体位：针刀治疗颈椎病，在体位选择时，以患者尽可能舒缓、医生操作方便、不易造成不必要损伤为原则。

(2) 精确选点，尽可能做到选择治疗效果最佳、损伤最少的针刀治疗点，减少损伤的可能。

(3) 严格无菌操作，如术者手术帽、隔离衣、无菌手套、施术部位铺巾消毒等。

(4) 颈椎病针刀操作应尽量避免麻醉。

(5) 针刀治疗施术方法需严格按照闭合性手术的进针四步规程（详见本书相关章节）。

(6) 术中随时与患者进行必要的沟通。

(7) 准备好必要的急救物资及措施。

4. 必要的人文关怀　现代医学是生物－心理－社会模式，为理解疾病的决定因素，以及进行合理的治疗和卫生保健，医学模式必须考虑到患者、患者的生活环境和由社会设计来对付疾病的破坏作用的补充系统。因此，人文关怀在医学诊疗中，尤其是侵入性治疗操作中格外重要。患者的有效治疗必须对其生理、心理及社会需要进行全方位的关注。包括但不限于以下四点。

(1) 注重医患沟通技巧。加强对沟通重要性的认识，提高沟通技能，不过度使用专业术语，尽量用患者能理解的语言进行表达，使其理解针刀治疗，缓解生理心理疲劳。必要时与患者家属做好医患沟通。

(2) 充分了解患者本人所处的状况，包括家庭条件、职业信息、生活习惯、知识水平及心理状态等。对于影响患者治疗的一些因素，尽量通过沟通消除，若无法消除，则应暂缓针刀治疗，改用其他相对保守的方式。

(3) 由于患者来自不同的社会阶层,其所处的境遇各有不同,所以必须采取因时、因地、因人而异的治疗方式,尽可能结合患者本身社会家庭情况,采取合适的针刀治疗方案,拟定合适的术后功能锻炼方法。

(4) 评估环境,充分保护患者隐私。治疗时需要至少2名工作人员同时在场,其中1人必须为女性。

5. 严格遵守相关法律法规 在现今医疗行为中,医者必须严格遵守相关法律法规,让诊疗更加规范,以避免或减少不必要的医疗纠纷、医疗事故。针刀治疗在遵循相关法律法规及十八项核心制度的同时,需注意包括但不限于以下四点。

(1) 针刀治疗必须签署知情同意等相关医疗文书,建议在同意书上让患者手写如下字样:"我已充分了解并理解针刀治疗××病可能带来的风险,医生已告知非针刀治疗方案,经充分沟通后本人自愿选择针刀治疗并愿意承担相关风险",同时加盖指印(注明具体手指,如"右食指")。

(2) 治疗时必须提供非针刺治疗方案(如药物治疗、非药物治疗等)。

(3) 需要授权委托书时,必须按照正规程序选择合适的法定代理人签署。

(4) 在建立本单位通用医疗沟通相关文书时,建议咨询专业法务人员意见,尽可能规避相关法律风险。

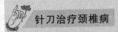

第6章 常见颈椎病的 针刀治疗

一、帽状腱膜挛缩

帽状腱膜挛缩是头部浅表组织损伤后，在修复过程中发生的瘢痕化挛缩卡压血管神经所引起的一组临床症候。中医学认为，头部组织受风寒侵袭或跌仆扭挫，致寒凝经脉，气滞血瘀，经脉失养，髓海失聪引起的以头昏头痛为主的临床症候。

【解剖结构】

帽状腱膜紧邻头部皮下，由致密的结缔组织与脂肪组织构成。其中，脂肪组织被许多结缔组织小梁分成无数小格，内有血管及神经通过。帽状腱膜与皮肤紧密相连，共同构成不易分层剥离的"头皮"，在维持头部表面正常结构上具有重要作用。

【病因病机】

头部浅表外伤或皮肤的感染性疾病如疖、疮等均可累及帽状腱膜，造成损伤。在组织修复过程中，损伤处筋膜与周围组织粘连，进而纤维化，形成瘢痕并挛缩，牵拉压迫通过其中的血管神经，造成局部循环不畅、代谢产物堆积、张力增高；刺激局部敏感神经末梢，引起神经血管卡压综合征。

【诊断】

主要表现为头晕头痛，头皮发紧，顶枕部胀痛发麻甚至放射到颞部；恶风、恶寒，自觉头皮发凉，喜用手捂头或天热也需戴帽；当受寒或推拉头皮时有牵扯感，严重时伴针刺样疼痛；因组织挛缩，头皮局部循环较差，部分患者可有头发脱落、斑秃等表现。

【鉴别诊断】

需与其他引起头痛的内外科疾病相鉴别，如脑血管病变、颅脑占位、颅脑外伤、炎症性头痛头晕、高血压等。

【治疗】

(1) 针刀治疗

① 选点：患者取坐位或卧位，在头皮痛性结节或压痛明显处标记；若触诊无特殊，可在额部额肌处（相当于阳白穴）、枕部枕肌处（相当于玉枕穴）取点；也可选取患者自觉头部紧绷处作为进针点。

② 操作：局部常规消毒（若进针点有毛发，需先备皮），铺无菌洞巾。选汉章Ⅳ号 0.8mm 针刀，与进针点皮肤成 45° 刺入，使刀口线与帽状腱膜纤维走行方向一致，刺入皮肤后采取斜向疏通剥离法，先斜向疏通 2～3 刀，再横向剥离 2～3 下，施术过程中，若患者感觉刀下突然发胀、发麻，则有可能触及神经，应偏斜少许再行操作。术毕出针，局部压迫止血 3 分钟，无菌纱布覆盖针眼。嘱患者 2 天内保持针眼处清洁干燥。

(2) 辅助治疗

① 手法治疗：在头皮痛点或自觉紧绷处揉按或拉伸 5 次。

② 物理治疗：局部蜡疗或 TDP 照射 30 分钟，每天 2 次。

(3) 日常护理：每天予以头部按摩，用指腹或木梳梳理病变部位头皮 2 次，每次 10 分钟；头部保暖，避风寒。

【按语】

依据针刀医学中关于慢性软组织损伤原理，帽状腱膜挛缩是头部浅表组织损伤后，在修复过程中发生的瘢痕化挛缩，卡压血管神经引起临床症候。其病因是组织在损伤后修复过程中发生粘连、瘢痕、挛缩性病变，造成局部动态平衡失调，卡压神经，堵塞微细血管；且挛缩引起的牵拉又打破局部力平衡，成为新的病变组织，进一步加剧损伤。运用针刀将瘢痕松解，可打破这种恶性循环，重建局部的动态平衡。中医学认为，通过针刀疏通病变经脉，使气血复通，髓海有养，通则不痛，痛即不存。

二、枕后八肌劳损

枕后八肌，通常是指上端附着在颅骨的后枕部，下端附着在上颈段的枕后小肌群，主要包括头后大直肌、头后小直肌、头上斜肌、头下斜肌，左右各四块。它们与椎动脉供血密切相关，因枕后解剖关系复杂，与颅内相邻，一旦某一组出现病变，都有可能会引起椎动脉的供血下降；或部分毗邻神经受到刺激，其至出现全身症状等。很多慢性疾病与这些肌肉、肌群损伤有关，所以又有"万病不治求颈椎"的说法。

【解剖结构】

枕后八肌分布在后枕部的深处，它们稳定上颈段，同时给进入颅内的这一段脊髓和椎动脉提供保护。枕后八肌是全身唯一连接在脊髓被膜上的肌群，当其紧张时，会导致脊髓被膜紧张，进而可使全身肌肉紧张，出现头颈部疼痛、眩晕等症状。

(1) 头后小直肌：肌纤维短，走向垂直，上端附着在后枕部的枕骨下项线、枕骨大孔的稍上方；下端汇集在寰椎后结节上；其外侧与头后大直肌紧密结合；其深处是寰枕筋膜，保护着硬脊膜和脊髓（颈段）。椎动脉从头后小直肌穿入寰枕筋膜，向上入颅（椎动脉由浅入深为斜方肌上部→枕大神经筋膜出口→头半棘肌→头后小直肌→结缔组织桥→寰枕后膜）。其主要功能为一侧收缩头转向同侧，两侧收缩使头后仰。

(2) 头后大直肌：斜向外上方走行，上端附着在枕骨下项线中 1/3 的颅骨上，下端覆盖寰椎，附着于 C_2 棘突上端侧面。它的外侧是头上斜肌和头下斜肌，深处有椎动脉通过。其主要功能为一侧收缩头转向同侧，两侧收缩使头后仰。

(3) 头上斜肌：肌纤维走向近乎垂直，尤其是外侧纤维。它上端附着在枕骨的上下项线之间，被头半棘肌覆盖；下端附着在寰椎横突上缘，几乎占据着整个横突孔上缘内侧端。椎动脉从横突孔上口穿出后，进入椎动脉切迹，避免受到周围组织挤压，于头上斜肌下面水平向内行进。其主要功能为一侧收缩使头转向对侧并向同侧侧屈，两侧收缩使头后仰。

(4) 头下斜肌：是枕后八肌中唯一没有附着在枕骨上的肌群，其从 C_2 棘突旁发出，斜向外上伸展，止于 C_1 横突下缘。其内侧缘与头后大直肌紧密相靠。其深处有椎动脉通过后，进入 C_1 横突孔，其下面有第 2 颈神经后支穿出。其主要功能为一侧收缩使头转向同侧并屈，两侧收缩使头后仰。

在 C_1、C_2 颈椎体构成的椎管最上端管腔内，有脊髓与延髓相连。枕骨与 C_1 相连接，之间形成寰枕间隙。枕后，有坚韧的寰枕筋膜。从寰枕间隙两侧发出的第 1 颈神经，又称枕下神经，支配头后大、小直肌和头上、下斜肌。当枕后肌肉发生痉挛时，会加重颈后神经根的压迫，产生疼痛；该疼痛可通过感觉与交感节之间的纤维联系刺激交感神经，若刺激达到一定阈值，就会诱发交感兴奋，使椎动脉收缩，从而出现眩晕、头昏等症状。枕下神经还支配后枕部皮肤和筋膜。由于大量的肌群附着在后枕部，以及 C_1 骨质上，所以任何肌群的损伤，都可以给它们带来位置上的移动。

C_2 的齿突伸入 C_1 的环弓内，构成寰枢关节。它是保证头颈部灵活度的一个重要结构。这种灵活性以动态稳定结构为前提，即相关肌肉的功能活动。以静态稳定结构为限制，即各方向韧带。寰枢关节上附着了很多肌肉，它们是关节活动的动力来源，也是维持关节动态稳定的结构，其中最重要的就是枕后八肌。

头后大直肌和头下斜肌都附着在枢椎的棘突上，形成应力集中点。头下斜肌和头上斜肌都附着在寰椎的横突上，维持着寰枢椎的平衡和稳定。一旦这种平衡被打破，如长期反复疲劳后肌肉弹性下降、韧带弹力异常，就可能会造成寰枕、寰枢关节的骨错缝，引发一系列临床症状。

【病因病机】

一般有慢性劳损和外力损伤两种情况。

(1) 慢性劳损：长期的颈部不良姿势，如过度前屈、后伸、旋转等，造成颈部肌肉、韧带调节动态平衡能力下降，出现动力性平衡失调。对于慢性损伤及重复性劳损，机体自身的代偿会有的放矢，使局部处于相对平衡状态，而不干扰其他组织，如影像学看上去很严重的椎管狭窄，但患者可以没有任何症状。

(2) 外力损伤：当外力达到一定程度时，就会造成主动运动伤，如汽车追尾、运动竞技等造成的颈枕部损伤。外来力造成的损伤往往瞬间爆发，而机体防御相对滞后，其反应是被动的反作用力。这个力可以因为它的强度、速度和方向影响机体的任何组织，如车祸时颈椎遭遇到挥鞭样的损伤。组织在一抽一弹的过程中，受伤的不是一个点而是一个面，但慢性损伤是从点开始的。

【诊断】

(1) 临床症状：头颈部是生命中枢的所在地，枕后八肌损伤，不仅可以引起颈部僵硬疼痛、活动受限；还可使椎动脉受到卡压牵拉，引起脑供血不足，出现眩晕、头痛、失眠等头面五官症状。很多慢性病或顽固性腰腿痛等都与枕后八肌损伤引起的寰枕、寰枢关节紊乱有关。

(2) 查体：可触及寰枢椎之间肌肉的紧张、压痛。

(3) 影像学检查：一般拍寰枢关节张口位、前后位的 DR 片。通过分析各组织关系和解剖位置，可以推断出损伤后的枕后肌群。

【鉴别诊断】

(1) 偏头痛：以头侧的酸胀痛为主，疼痛呈搏动性，伴有自主神经症状。常规律性发作，持续时间较长，且多有视觉先兆症状。

(2) 梅尼埃病：又称内耳性眩晕，多发于中青年；其特点是眩晕发作有规律性，耳鸣程度轻、进行性耳聋，伴水平性眼球震颤、恶心、呕吐等。

(3) 耳石症：临床上二者都可引起眩晕症状。前者导致颈椎周围解剖结构的改变引起椎动脉供血异常，出现中枢性眩晕；耳石症是常见的良性位置性眩晕，它是半规管中的耳石发生位置变化导致的，而且它的眩晕症状更明显。

【治疗】

(1) 针刀治疗：选用汉章Ⅳ型 0.8mm 针刀。

① 第一支针刀，患者俯卧位，定位 C_2 棘突。常规消毒铺巾，使刀口线与后正中线一致，针刀体与皮肤成 90° 刺入，逐层缓进达棘突顶点骨面后，纵疏横剥 3 刀，然后贴棘突向患侧骨面铲剥 3 刀，范围不超过 0.5cm。

② 第二支针刀，患者俯卧位，定位 C_2 关节突，常规消毒铺巾，使刀口线与后正中线一致，针刀体与皮肤成 90° 刺入，逐层缓进至 C_2 关节突骨面，纵行切割 3 刀，范围不超过 0.5cm。必要时行"十"字切割，肌肉可以出现抽动。

③ 第三支针刀，患者取仰卧位，头转向健侧，定位患侧 C_1 横突（即胸锁乳突肌后缘线与颞骨乳突下一横指水平线的交点）。常规消毒铺巾，刀松解右侧寰椎横突，刀口线与颈椎纵轴平行，针刀体与皮肤成 90°，从右侧寰椎横突体表定位处进针刀，针刀达骨面后调转刀口线成 90°，沿寰椎横突上、下缘贴骨面铲剥 3 刀，范围不超过 0.5cm。

④ 第四支针刀，患者俯卧位，松解患侧头后小直肌在下项线骨面附着处（即枕外隆突下方 1cm、后正中线旁开 1cm）的压痛点，刀口线与颈椎纵轴平行，针刀柄下压与水平面约成 30°、与枕骨下项线骨面垂直，直达骨面，纵疏横剥 3 刀，范围不超过 0.5cm。

⑤ 第五支针刀，患者俯卧位，松解患侧头后大直肌在下项线骨面附着处（即枕外隆突下方 1cm、后正中线旁开 2.5cm）的压痛点，刀口线与颈椎纵轴平行，针刀柄下压与水平面约成 30°、与枕骨下项线骨面垂直，快速进针，直达骨面，纵疏横剥 3 刀，范围不超过 0.5cm。

⑥ 第六支针刀，松解患侧头上斜肌止点（即枕外隆突下方 1cm、后正中线旁开 5.0cm），刀口线与颈椎纵轴平行，针刀柄下压与水平面约成 30°、与枕骨下项线骨面垂直，快速进针，直达骨面，纵疏横剥 3 刀，范围不超过 0.5cm。针刀术毕，拔出针刀，局部压迫止血 3 分钟后，用创可贴覆盖针眼。

(2) 注意事项

① 针刀与进刀点切线垂直刺入，逐层切入。遇到异常感觉要立即停止，稍提起略改变方向，待无异常感觉时再继续操作，若仍有异常感觉，则出

针、按压。

②针刀触到骨面后不要离开骨面操作，手法要徐缓轻柔，切忌粗暴。

③操作时要动作缓慢，松解即可，不能让针刀落空操作，避免刺入枕骨大孔。也不能刺入太深，以免伤及椎动脉。

【按语】

枕后八肌上连颅枕、下接脊柱的重要软组织，是人体支配头枕部高位颈神经、血管穿行其间的最主要区域，而这个部位的肌群劳损导致的痉挛、挛缩、寰枕寰枢关节紊乱，会造成直接或间接影响椎－基底动脉血供，影响大脑对人体各种信息的调控，会对枕部的神经血管造成卡压引起眩晕头痛。中医学认为头为诸阳之会，五脏六腑之经气皆上注于此。若受风寒之邪，邪滞经络，或劳累伤挫、筋骨受损，七情六郁致气滞血瘀，使气血升降失常、运行逆乱、脑络壅塞而致身体出现诸多症状。而针刀对枕后八肌致颈部软组织损伤后的动态平衡失调，具有解除肌肉挛缩、松解粘连及瘢痕组织、使局部达到力学平衡、缓解症状、阻断病理进程的作用。针刀比一般针粗，针感强，刺激量大30余倍，易于疏通经络、行气活血。对枕后八肌刺激强，给大脑一个强信息，从而达到对全身的调控作用。因而疗效显著，远期疗效好。

三、斜方肌劳损

斜方肌损伤在临床上较为常见。因颈部活动幅度较大，频率较高，故斜方肌上段易被损伤。其临床表现以颈肩部疼痛为主。

【解剖结构】

斜方肌位于项部和背上部浅层，为一三角形阔肌，左右两侧合在一起呈斜方形。是一块在颈背部面积较大的骨骼肌，该肌起自上项线、枕外隆突、项韧带、C_7和全部胸椎的棘突；分为上、中、下三部分，其中上部肌束斜向外下方，中部平行向外，下部斜向外上方；止于锁骨外侧 1/3、肩峰和肩胛冈。主要作用为使肩胛骨向脊柱靠拢，上部肌束可上提肩胛骨，下部肌束可使肩胛骨下降。如果肩胛骨固定，一侧肌收缩使颈向同侧屈、脸转向对侧，两侧同时收缩可使头后仰。斜方肌由副神经支配。该肌瘫痪时，出现"塌肩"现象。

【病因病机】

斜方肌面积较大，覆盖上背部的大量的区域，也覆盖了颈后部，该肌的活动幅度较大，故容易出现劳损和"触发点"，尤其是斜方肌上部损伤临床上较常见。

(1) 颈椎挥鞭样损伤，容易出现上斜方肌拉伤，产生组织水肿，产生疼痛，治疗不当或者不及时治疗，久而久之会出现组织慢性损伤变性。

(2) 长期的不良姿势，如长期伏案工作，低头玩手机、电脑，趴在床上看书等不良姿势会损伤肌肉。

(3) 颈项部和肩背部长期感受风寒湿邪侵袭未得到及时有效的治疗。

(4) 长期在各种诱因下，出现肌肉筋膜挛缩、粘连，局部血液循环不足，从而产生无菌性炎症、肌纤维变性等，使肌肉的活动度减低，肌肉出现僵硬或者条索状硬结，引发颈肩部活动度降低，并引发局部疼痛及远处牵涉痛，牵涉痛主要出现在颞部、太阳穴附近及下颌角等处。

【诊断】

(1) 多缓慢发病，以单侧损伤为主。

(2) 颈肩背部酸胀不适、沉重感。若单侧发病时，患者头部略偏向患侧。

(3) 枕骨隆突下稍外侧肌肉隆起处压痛；颈根部和肩峰之间、肩胛冈上下缘处可触及条索，伴压痛，偶放射至患肩及患侧头枕部。

(4) 固定患肩，向健侧旋转头颈时可引起疼痛。X 线片一般无明显变化；病程长者，在枕后肌肉骨面附着处可有骨赘生成。

【鉴别诊断】

(1) 颈椎间盘突出症：具体见第 6 章 "项韧带劳损" 中相关内容。

(2) 偏头痛：具体见第 6 章 "头夹肌劳损" 中相关内容。

【治疗】

(1) 针刀治疗：患者取俯卧位，双手放于体侧。触诊定位斜方肌阳性反应点，常规消毒铺巾，针刀采用汉章Ⅳ号 0.8mm。

① 斜方肌可触及条索状硬结的，刀口线与斜方肌纤维方向一致，针刀垂直刺入皮肤达到硬结处纵行疏通剥离，阻力较大者切开剥离，以出现肌肉的颤搐反应为最佳。

② 肩胛冈、肩峰压痛者，刀口线与肌纤维平行，针刀与骨面垂直进针，达骨面后行纵行疏通剥离。

③ 背部表浅部位压痛、硬结者或高张力带区域，刀口线与斜方肌纤维方向一致，针体刺入皮肤，行纵行疏通剥离，进针不能太深。术毕出针，压迫止血 3 分钟，无菌纱布覆盖针眼。嘱患者 2 天内保持针眼处清洁干燥。

(2) 辅助治疗：术后提拉斜方肌数次，以患者能忍受为度；沿斜方肌边缘向内推动，配合局部的擦、按、揉等。

(3) 注意事项：针刀刺入不可过深，以防引起气胸、损伤肺组织。

【按语】

颈椎病是临床中的常见病和多发病，颈椎病的发生逐渐趋于年轻化，对人们生活和工作的困扰越来越大，对于颈椎病的发生和发展斜方肌扮演了一个非常重要的角色，早期预防和治疗斜方肌损伤显得至关重要，因为颈椎病患者斜方肌的肌纤维走行上常出现明显压痛点，或出现结节状、条索状反应点。针刀治疗具有明显的优势，针刀能够松解局部的粘连、瘢痕，并切开硬结，能有效地调节局部动平衡，改善血液循环，消除无菌性炎症等，对患者的康复发挥重要作用。

四、胸锁乳突肌劳损

胸锁乳突肌是颈部众多肌肉中最粗最大的一块，当转头的时候就会明显显露出来。它是颈部最重要的斜行支撑系统，所以也是现代人最容易劳损的肌肉之一。近年来，国内外有学者研究表明：临床中常见的落枕、斜颈，以及由胸锁乳突肌触发点引起的头面部疼痛、咽喉不适、眩晕等，都与胸锁乳突肌的劳损有着密不可分的关系。非常有意思的是，虽然胸锁乳突肌会引起这么多问题，但只要不去触及它，一般很少会察觉到它的疼痛，所以它也是临床上最容易被忽略的一块肌肉，有学者形象地将其称为"哑巴肌"。

【解剖结构】

胸锁乳突肌在颈部两侧皮下，大部分为颈阔肌所覆盖，是一对强有力的肌肉。它起自胸骨柄前面和锁骨的胸骨端，二头会合斜上后方，止于颞骨的乳突及枕骨上项线外1/3。由副神经及第2~3颈神经前支支配。一侧收缩时使头向同侧倾斜，面部向对侧旋转；双侧收缩时使头后仰，若头部不动，则可以上提胸骨，助深吸气。

胸锁乳突肌是颈部分区的标志（依其前后缘分颈前区、胸锁乳突肌区和外侧区），其浅层、深层、前后缘都有重要肌肉及神经血管相邻近。浅层邻近的神经有枕小神经、耳大神经、颈横神经、锁骨上神经等；深层邻近的神经有颈丛深支、迷走神经、颈交感神经干（颈上、中、下神经节）等；邻近的血管有颈内外动脉、颈内外静脉。

【病因病机】

(1) 长时间低头（看手机、打游戏等）、长时间头转向一侧（接电话等）、头过度前伸、不良睡姿等使胸锁乳突肌短缩紧张。

(2) 骨盆的旋转错位使双下肢不等长，逐步出现脊柱侧弯、生物力学结构失衡，脊柱生理曲度改变，头部过度前伸，致胸锁乳突肌、斜方肌和胸小肌拉紧、挛缩。

(3) 长期受凉，受到风寒湿邪的侵袭，寒凝筋脉、血行不畅，出现疼痛等。

(4) 当胸锁乳突肌出现触发点时，影响范围广泛，但人们很少意识到这些触发点的存在。它们一触即痛，患者颈部会变得僵硬，头部旋转受限，且头部偏离正中线轻度旋向一侧。胸锁乳突肌的触发点可引起远处牵涉痛，分为浅层牵涉痛和深层牵涉痛：①浅层（胸骨头）牵涉痛分为四支：第一支主要出现枕后方牵涉痛，并向上扩散到头顶部；第二支出现在眶上缘，并弧形向下弯曲到颧弓后，再扩散到面颊部；第三支出现在下颈段前方，并放射到下颌；第四支扩散到胸锁关节。②深层（锁骨头）胸锁乳突肌触发点的牵涉痛分两支走行：第一支行走到耳后和耳窝内的耳孔部，如果此处出现牵涉痛，容易引发眩晕；第二支行走到额结节处，严重时双侧都会出现。

(5) 胸锁乳突肌胸骨头劳损时，患者会出现眼眶周围及眼部疼痛，伴流泪、视物模糊、重影等；吞咽时舌头疼痛，疼痛可能放射到后颈部、头顶、颞颌关节等，易和三叉神经痛相混淆。

(6) 胸锁乳突肌锁骨头劳损时，患者会出现前额不适或者疼痛，体位性眩晕，直立平衡受到明显影响，容易跌倒。

【诊断】

(1) 无明显的外伤史。

(2) 长期从事伏案工作。

(3) 伴发头痛、前额痛、眼眶周围疼痛。

(4) 颈部疼痛及僵硬，颈项部旋转及后伸受限。

(5) 胸锁乳突肌僵硬可触及条索样结节、起止点压痛明显。

(6) 按压胸锁乳突肌后远处牵涉痛减轻。

【鉴别诊断】

(1) 颈椎间盘突出症：临床表现为颈项部、肩背部疼痛伴上肢放射性疼痛麻木，咳嗽、打喷嚏、颈部活动时可加重。查体见椎间孔挤压试验（＋）、臂丛神经牵拉试验（＋）、上肢腱反射减弱、肌力减弱等。颈椎 CT 及 MRI 提示相应节段椎间盘突出。

(2) 枕大神经痛：胸锁乳突肌触发点引起的头疼和前额疼痛与枕大神经痛非常容易混淆，枕大神经痛是沿神经分布区域出现针刺样、刀割样疼痛、按压后枕部时疼痛诱发。

【治疗】

(1) 针刀治疗：术者持汉章Ⅳ号 0.8mm 针刀，患者取仰卧位，头部垫一薄枕，并转向健侧。在胸锁乳突肌肌腹上寻找条索样结节或压痛点，在肌腱的起止点寻找压痛点。严格无菌操作，常规消毒铺巾。采用1%的利多卡因局部麻醉。

① 第一支针刀，松解胸锁乳突肌的乳突点，刀口线与肌纤维走行方向一致，针刀体与乳突成90°刺入，直达骨面先纵行剥离2～3刀，然后调整刀口线与肌纤维方向垂直，切割2～3刀。

② 第二支针刀，松解胸锁乳突肌胸骨头起点：刀口线与胸锁乳突肌纤维走行方向一致，针刀与皮肤成90°刺入，达骨面后在骨面上纵行切割2～3刀，再横行切割2～3刀。注意针刀要紧贴骨面缓慢操作，严禁刺入太深和幅度过大，避免损伤血管和肺间。

③ 第三支针刀，松解胸锁乳突肌锁骨头起点：刀口线与胸锁乳突肌纤维走行方向一致，针刀与皮肤成90°刺入，达骨面后在骨面上纵行切割2～3刀，然后调整刀口线与肌纤维方向垂直，剥离2～3刀。术毕出针，局部压迫止血3分钟，无菌纱布覆盖针眼。嘱患者2天内保持针眼处清洁干燥。

(2) 辅助治疗

① 自我牵张治疗：每天两次。a.头偏向受累肌一侧，下颌向下压低，用对侧的胸锁乳突肌收缩来牵张患侧的胸锁乳突肌；b.患者坐在靠背椅上，背靠椅背，受累侧手抓住椅子边缘作为固定，头偏向受累肌一侧，同侧眼看斜上方，然后用对侧手轻度后旋头部和牵拉头向对侧。

② 推拿治疗：应手法轻柔，避开动脉搏动处，患者取坐位或者仰卧位。a.头部转向一侧显露胸锁乳突肌，用手轻轻提捏起该肌，然后将头转回中立位，保持胸锁乳突肌放松状态，自上而下地进行捏揉，如果出现远处牵涉痛，说明该处有触发点，可以反复多次捏揉。b.用大拇指或者其余四指指腹按揉胸锁乳突肌的起止点。

③ 触发点治疗：患者取仰卧位，头部垫薄枕，并转向健侧。常规消毒铺巾，术者用拇、食指抓提胸锁乳突肌（分离肌肉下方的血管神经，避免损伤），然后将头部转回中立位，使肌肉放松。采用0.4mm×60mm毫针，与皮肤成15°快速刺入，沿胸锁乳突肌走行方向来回刺激。注意必须扎到肌腹里，不能过深，以防损伤血管。若有触发点，会引起肌肉抽动、前额等处的牵涉痛，但往往扎针后牵涉痛立即缓解。

④ 正清风痛宁定点注射疗法：正清风痛宁是中药单体制剂，具有抗炎、抗纤维化、消肿止痛的功效。胸锁乳突肌劳损往往在肌肉的起止点处有大量的无菌炎症、瘢痕、挛缩等，可采用正清风痛宁1ml＋2%利多卡因1ml＋生理盐水1ml配成总量3ml的液体，定点注射胸锁乳突肌起止处。每天选择两

个点，每个治疗点注药 3ml，两点注药间隔时间 1 小时，注射时要反复回抽无血后再缓慢进行。10 次为一疗程。哮喘患者禁忌行此法。

【按语】

胸锁乳突肌是颈部最重要的斜行支撑系统，主要功能为稳定、旋转和弯曲头颈部。它也是引起各种头痛、颈项背部疼痛的元凶，给人们的健康带来了诸多隐患。所以，胸锁乳突肌是宜松不宜紧的肌肉，关注和治疗它，会收到意想不到的效果。

五、项韧带劳损

项韧带由致密的弹性纤维结缔组织构成。有维持头颈部正常姿势，防止头颈过度前屈的作用。人在伏案工作时，头颈处于前屈位，项韧带处于较紧张状态，易被损伤，日久，则可进一步形成钙化。

【解剖结构】

项韧带位于项部正中线的皮下，起于颈椎棘突，止于枕外隆突和枕外嵴，为一三角形的弹力纤维膜；两侧由头夹肌、颈夹肌等多块肌肉附着，后缘游离而肥厚。其主要作用是控制颈部过度前屈。项韧带在头左右旋转、前屈时均会被牵拉，因此极易发生劳损。

【病因病机】

头过度前屈、高角度仰卧或长期持续低头工作等，易使项韧带疲劳损伤，导致其变性、硬化，甚至钙化；急性暴力也会使项韧带撕裂损伤。项韧带损伤的常见部位有枕骨粗隆下缘附着点、项韧带两侧肌肉的附着区和 C_7 棘突的附着点处。

【诊断】

(1) 有长期持续低头工作史或高枕睡眠习惯；或有颈部过度前屈、扭转外伤史。

(2) 颈项部酸胀疼痛、绷紧感，长时间低头后项部有酸胀痛感。颈椎过度前屈或后伸可引起颈项部疼痛加剧。

(3) 项韧带分布区或附着处有压痛，并可触及条索感，项韧带钙化者可触及硬块。

(4) X 线片可见项韧带钙化影。

【鉴别诊断】

(1) 颈椎间盘突出症：颈肩背部疼痛伴上肢放射性疼痛麻木，咳嗽、打喷嚏、颈部活动时可加重疼痛。查体见椎间孔挤压试验（＋）、臂丛神经牵拉试验（+）、上肢腱反射减弱等。颈椎 MRI 提示相应节段椎间盘突出。

（2）颈椎结核：可出现颈部疼痛及活动受限。常因肺结核经血行或淋巴转移至颈椎并逐渐扩散，导致骨、椎间盘被破坏，颈髓受到压迫。一般伴随结核全身中毒症状，如消瘦、乏力、低热等。颈椎 X 线片、CT 或 MRI 可明确诊断。

（3）颈椎椎管肿瘤：呈进行性发展，夜间加重，常有脊髓及神经根症状，颈椎叩击痛明显。凡侵及脊神经根部及其附近的肿瘤，包括硬膜囊侧方、根管处等均可引起根性痛。X 线片、CT 或 MRI 检查可排除。

【治疗】

（1）针刀治疗：患者取坐位或俯卧位，颈部前屈。找准压痛点，若压痛点在颈部棘突处，针刀刀口线应与颈椎棘突顶线平行，针体和颈部皮肤成 90°刺入，直至棘突，在项韧带上切开剥离 1~2 刀，然后横行铲剥两下。若压痛点在枕外隆突下缘，针刀刀口方向应与纵轴平行，针体和枕骨下缘平面垂直刺入，先切开剥离，然后再横行铲剥两次即可。术毕出针，局部压迫止血 3 分钟，无菌纱布覆盖针眼。嘱患者两天内保持针眼处清洁干燥。痛如不消失，可于五天后再做一次。

（2）辅助治疗：针刀术后，嘱患者正坐，医生站于患侧，一手托住其下颌，另一手随颈部的活动在压痛点上按揉。用力不宜过大，以免造成新的损伤。最后，提拿两侧肩部，并搓揉患肢。

（3）注意事项

① 剥离项韧带时，应掌握项韧带与棘突之间的深度，防止针刀刺入椎管。

② 在枕骨隆突下缘进针刀时，针体应与枕骨下缘平面垂直，防止误伤延髓及脊髓。

③ 在有头发的地方进针刀前，应先备皮，严格消毒，防止感染。

【按语】

项韧带损伤属中医学"项痹"范畴。针刀医学认为，后枕部软组织损伤造成的后枕部力平衡失调是导致本病的根本原因。当骨关节周围的软组织，如肌肉、韧带、筋膜的起止点损伤后，人体会进行自我修复、调节，形成粘连、瘢痕、挛缩和堵塞，一旦损伤超过修复和代偿的极限就会引起疾病的发生。针刀治疗项韧带钙化是利用针刀剥离、松解肌肉韧带的粘连，破坏局部痛觉感受器、阻断疼痛传导，切断极小部分韧带纤维减轻韧带张力，疏通局部淤滞、改善局部微循环等，使局部张力恢复平衡，达到"以松制痛"。针刀在治疗过程中还同时应用了中医针灸中针的作用。项韧带部位与督脉循行一致，针刺激发了经络传感，使局部肌筋舒展、气血流通，从而达到"通则不痛"，临床效果明确。另外，在行针刀治疗后，患者应避免颈部受凉、长时间低头工作和高枕仰卧等不良习惯，以防病情复发。

六、头夹肌劳损

长期挑担子、低头玩手机、伏案工作及高枕睡眠等不良习惯，使头夹肌长时间处于紧张状态，造成该肌附着处发生劳损，出现相应症状，严重影响我们的日常生活和工作。如头夹肌 C_7 的附着点处损伤后，因机化、增生形成瘢痕，造成该处出现圆形隆起，俗称"富贵包"。

【解剖结构】

头夹肌为项背部脊柱旁的长肌群，位置较浅，起于 C_3～T_3 棘突、相应的项韧带和棘上韧带的下缘，止于乳突后缘、枕骨上项线外侧 1/3。它由颈脊神经后支支配，主要功能为单侧收缩使头转向同侧，双侧收缩使头后仰。

【病因病机】

头颈部的活动以 T_1 为支点，其本身活动幅度较小。当头颈部频繁大幅度活动时，C_7 棘突就成了应力的中心。因此，头夹肌 C_7 的附着处极易受损。

头颈保持屈曲位时，头夹肌一直处于紧张状态，日久在肌肉起止点处就会出现细小的撕裂损伤，活动会进一步扩大损伤范围，形成较大的瘢痕组织。从切除的变性组织来看，"疙瘩"无包膜界限，是夹有脂肪组织的肌纤维，质地硬韧，血液循环较差。

【诊断】

(1) 有颈部外伤史或劳损史。

(2) 头项部疼痛，颈项部有僵硬感，转头或仰头受限；气候变化不适感可加重。

(3) 头夹肌病变常可出现上背部、颈根部、项部及枕下部的疼痛不适，甚至放射到头顶、眼眶后、颞部等处。

(4) 在 C_7 棘突处、枕骨上项线单侧或双侧有压痛。

(5) 用手掌压住颈后部，将颈部下压使其低头，再令患者努力抬头伸颈，可使疼痛加剧。

【鉴别诊断】

(1) 偏头痛：以头侧的酸胀痛为主，疼痛呈搏动性，伴有自主神经症状。常规律性发作，持续时间较长，且多有视觉先兆症状。

(2) 颈椎间盘突出症：具体见第6章"项韧带劳损"中相关内容。

【治疗】

(1) 针刀治疗：患者取端坐位或俯卧位，颈前屈。常规碘伏消毒，铺无菌巾，选用汉章Ⅳ号 0.8mm 针刀，如疼痛、压痛在 C_7 棘突部，则在该处进针刀，使刀口线与颈椎纵轴平行，针体和背平面成 80°～90° 刺入，达 C_7 棘突两侧，先在棘突尖部两侧缘沿头夹肌的走行方向纵行剥离，然后在棘突两侧铲剥数下。如疼痛、压痛点在枕骨上项线，则于此处进针刀，使针体与骨面成 90° 刺入，到达骨面后，纵疏横剥 2～3 刀。操作完毕后出针，局部压迫止血 3 分钟，无菌纱布覆盖针眼。嘱患者两天内保持针眼处清洁干燥。

(2) 辅助治疗：患者取坐位，在后枕部、C_7 棘突旁隆起处局部进行点按、弹拨。也可嘱患者自行锻炼，如身体靠墙，下巴回缩，以强化颈深屈肌，恢复脖颈姿势；或者以双手大拇指为引导，使双上肢外旋，保持姿势，正常呼吸，拉伸胸肌，从而改善圆肩驼背。

(3) 注意事项

① 在 C_7 棘突处不可刺入太深，不得超过棘突根部，以免损伤神经或脊髓。

② 在枕骨上项线进针时，针体应与枕骨面垂直，注意避开神经和血管，出针后要按压针孔片刻，防止皮下出血。

【按语】

头夹肌损伤的原因主要为急性外力作用和长时间低头。随着手机、电脑等电子产品的普及，人们埋头屈颈时间逐渐延长，使头夹肌一直处于紧张状态。若不尽早干预，则可能会发展成为神经根型、脊髓型等颈椎病。其症状表现复杂多样，如眩晕、落枕、后头痛、偏头痛、视物模糊、眼睛胀痛、脖子僵硬酸胀、上胸段酸胀疼痛等。依据针刀医学中关于慢性软组织损伤的理论，头夹肌在下位颈椎损伤后，产生粘连、瘢痕、挛缩和增生，造成枕项部的动态平衡失调。当急性发作时，炎性物质会大量渗出，刺激神经末梢，使上述临床症状加剧；而日久，则会改变人体姿势，影响外观。针刀深入病灶，切开瘢痕，剥离粘连，使局部组织血供得到改善，从而建立新的动态平衡，达到根治病痛的目的；也使增生的纤维脂肪组织参与循环而被吸收，消除隆起，恢复形体之美。

七、颈夹肌劳损

颈夹肌劳损属于颈肌损伤型颈椎病或颈型颈椎病，是因颈椎内外力平衡失调所引起颈夹肌代偿性肌肉痉挛，造成该肌缺血性、无菌性炎症。挛缩、粘连刺激分布于后纵韧带及两侧根袖处的颈椎神经末梢而出现颈部疼痛不适、颈部僵硬，向一侧偏斜时出现双肩沉重感及上肢牵涉疼痛的疾病。在我们的临床诊疗中，颈夹肌损伤总是和颈项部及其他肌肉的损伤共同出现，很少单独出现。所以在相关临床报道和书籍中很少单独作为一个证型来记载，但在临床工作中发现，颈夹肌的损伤在颈项部的疼痛和牵涉头部及上背的疼痛还是常常可以见到的。针刀对该肌肉损伤的治疗其疗效是显著的。

【解剖结构】

颈夹肌多位于头夹肌深面，起于 $T_{3\sim6}$ 棘突顶部和相应处项韧带、棘上韧带的下缘，止于 $C_{1\sim3}$ 横突的后结节（图 6-1）。

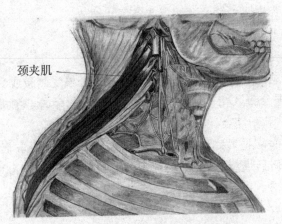

颈夹肌

图 6-1　颈夹肌（侧面观）

颈夹肌的神经支配：由颈脊神经的后支（$C_{2\sim3}$）支配。

颈夹肌的功能：单侧收缩使头向同侧偏移，双侧同时收缩使头后仰。

【病因病机】

在颈椎病中，颈夹肌和头夹肌常同时损伤致病，表现为上背部、项部、颈根部、枕部及肩臂部的疼痛不适，甚至放射到头后、眼眶、颞部等处；可于乳突后、$C_{1\sim3}$ 横突等触及压痛点，头颈部侧偏、俯仰受限并伴有疼痛感。当颈夹肌损伤时，若压迫 $C_{1\sim3}$ 横突，有时可引起眼眶后部的疼痛，但机制尚不明确。

关于颈夹肌损伤病因病理，目前有以下几方面得到共同认识。

(1) 颈夹肌部分撕裂，肌腱、腱围结构损伤，产生痉挛，引起颈部疼痛。

(2) 颈椎椎体的旋转、侧摆、倾斜导致附着于棘突和横突部的夹肌长时间被牵拉、扭转而损伤。这也是做颈椎手法治疗、牵拉、旋转复位时可以改善颈部疼痛症状的原因。

(3) 脊神经后支受到机械卡压，反射到项部相应肌肉处，使肌痉挛，发生疼痛。

(4) 椎间盘病变刺激分布在纤维环上的神经，反射到神经根后支，引起肌痉挛。

(5) 多有诱发因素，颈部长时间处于强迫姿势而产生痉挛疼痛。

【诊断】

(1) 患者长时间伏案工作或低头浏览手机工作史。

(2) 颈项部酸胀疼痛不适，颈椎向一侧偏斜时出现双肩沉重感及上肢牵涉疼痛并伴有颈椎活动受限。

(3) 颈夹肌和头夹肌可触及挛缩点或条索状结节。

(4) 颈椎 X 线片可见颈椎生理曲度改变。

【鉴别诊断】

(1) 神经根型颈椎病：该病因单侧或双侧脊神经根受刺激或受压所致，其表现为与脊神经根分布区相一致的感觉、运动及反射障碍。颈椎椎间孔挤压试验及臂丛牵拉试验阳性。

(2) 落枕：该病常见发病经过是入睡前无任何症状，晨起后却感到项背部明显酸痛，颈部活动受限。无上肢放射疼痛及麻木感。与睡眠姿势有密切关系。

【治疗】

(1) 针刀治疗

① 体位：按不同要求摆放，a. 项部（如棘突、关节突等）操作可采用俯卧、头低位，上胸部垫枕，项部暴露，保持口鼻呼吸畅通。b. 颈侧方（如颈椎横突后结节等）操作可用侧卧位，患侧在上。颈下方适当垫薄枕，使操作侧突出。

② 定点：$T_{3\sim6}$ 棘突上缘；C_1 横突，$C_{2\sim3}$ 横突后结节（图 6-2）。

③ 针刀操作：定点后常规消毒、铺巾，术者位于患者头侧，选用汉章 Ⅳ 号 0.8mm 针刀，按针刀四步进针法

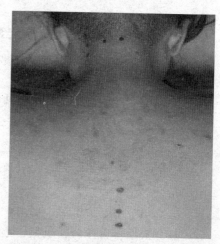

图 6-2　颈夹肌劳损的针刀治疗定点图

规范操作。主要分为起点松解和止点松解。夹肌起点位于 $T_{3\sim6}$，与棘上韧带附着于棘突顶部之筋膜相互融合，共同紧附于棘突部。在对起点病灶进行针刀松解时，刀口线与人体纵轴平行，刀体垂直于棘突顶部进针，抵达骨面后，针刀略微浮起，将刀锋向外侧偏移，沿棘突外侧面骨缘切 2～3 刀，深度 3～4mm（对夹肌而言为横切）即可。在对止点 $C_{1\sim3}$ 横突后结节进行松解时，用左手中指指腹摸准横突后结节骨性突起处，并将其上软组织压紧，针刀沿指尖进入，抵达骨突后切 2～3 刀，既安全又能准确松解止点张力，术毕出针，局部压迫止血 3 分钟，无菌纱布覆盖针眼。嘱患者两天内保持针眼处清洁干燥（图 6-3）。

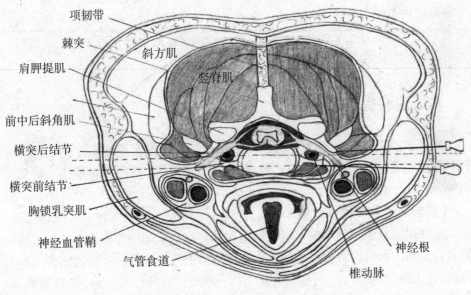

图 6-3　颈椎横突前后结节松解示意图

(2) 辅助治疗

① 整理颈椎脊柱：患者取仰卧位，术者位于其头顶部，左手抵住患者枕部，右手置于患者下颏部，双手同时用力牵引头部、颈部，使头颈部后仰约成 45°，然后缓慢左右旋转至最大幅度，并轻轻抖动。

② 拉伸颈夹肌：a. 患者坐于椅子上，两脚分开一定距离，背部和腹部稍微收紧；右手伸向身后，抓住椅子边缘；上半身向左倾斜，使右肩或右侧上臂有轻微拉拽感。b. 试着向天花板方向抬起右肩保持 5 秒，请勿将身体转向两侧，休息几秒后将上半身向左侧再倾斜一些，保持正确的

拉伸初始姿势。c.将头部缓慢靠向左侧并微微转向右侧。左手扶头部将其拉向一侧，保持5～10秒，当颈部和肩部有轻微刺痛时停止动作，休息5～10秒。d.将头向左移动以进一步拉伸，直至到达新的终止点。e.重复2～3次。

【按语】

人体颈椎上承头颅，下连躯干，其承重和活动弧度、频率是比较高的，且无其他组织结构支持，因此在人们平时生活、工作、劳动中极易受损。颈夹肌作为头部运动的参与者，在临床诊疗中因颈部疼痛伴活动受限，甚至头痛和肩背部疼痛前来就诊的患者中，我们会发现颈夹肌受损的概率是比较高的。其症状表现为头部疼痛，活动受限且疼痛加重，有时疼痛放射至肩背部区域，并可在颈椎横突旁及胸椎棘突处找到压痛点。在过去的诊疗活动中，因参与颈部运动的肌肉较多，有些肌肉出现更明显的阳性反应点。所以有时会忽略颈夹肌损伤所带来的症状，让我们在治疗颈痛的患者中有时不能达到痊愈。针刀医学对此病的认识，更要求我们在今后的诊疗过程中，尽可能做到应检尽检，精准评估，精准施法。

八、肩胛提肌劳损

肩胛提肌劳损是一种常见病，多由长期低头伏案劳损或突然性动作所致，经常被模糊地描述为颈痛、背痛、肩胛痛，或者被归为颈椎病、肩周炎等。

【解剖结构】

肩胛提肌位于项部两侧、斜方肌的深面，起自上4个颈椎横突，止于肩胛骨内上角。由肩胛背神经支配。主要作用为上提肩胛骨，并使肩胛骨下角转向内；若起点端固定，可使肩胛骨上提、顺时针旋转；若止端（肩胛骨端）固定，一侧收缩可使头偏向同侧、伴头稍后仰，双侧收缩使头后仰。

【病因病机】

长期低头伏案工作使肩胛提肌被牵拉，久之形成劳损疼痛。此外，当上肢突然过度后伸时，带动肩胛骨上提及向内上方旋转，使肩胛提肌强烈收缩，但又受肩胛骨周围软组织的影响，肩胛骨与肩胛提肌不能同步运动，而造成肩胛提肌附着处急性损伤，产生粘连、瘢痕和挛缩。该肌的损伤部位多数在肌腱，即起止点处。

【诊断】

(1)有突发性损伤史或劳损史。

(2)颈肩背部、肩胛骨内侧缘上部、颈部上段疼痛。

(3) 在肩胛骨内上角或上四个颈椎横突处有压痛点。

(4) 上肢后伸，使肩胛骨上提或内旋时，可引起疼痛加剧；或不能完成此动作。

【鉴别诊断】

此病可与颈椎间盘突出症、颈椎结核、颈椎椎管肿瘤等病相鉴别，具体见第6章"项韧带劳损"中相关内容。

【治疗】

(1) 针刀治疗：患者取俯卧低头位，定位肩胛提肌起止点，常规消毒铺巾，1% 利多卡因局部麻醉，选用汉章Ⅳ号 0.8mm 针刀。

① 松解肩胛提肌止点：使刀口线和肩胛提肌肌纤维走向平行，针刀体和背部皮肤成 90° 刺入，达肩胛骨内上角边缘骨面后，调转刀口线 90°，在骨面铲剥 2～3 刀。

② 松解肩胛提肌起点：在颈椎横突部进针刀，使刀口线和颈椎纵轴平行刺入，达横突尖部时，纵疏横剥 2～3 刀（刀刃始终在横突尖部骨面上活动）。术毕出针，局部压迫止血 3 分钟，无菌纱布覆盖针眼。嘱患者两天内保持针眼处清洁干燥。

(2) 辅助治疗

① 手法：患者取坐位，常规颈肩部擦揉放松肌肉，在上段颈部侧面进行局部点按，在肩胛骨内上角结节劳损区进行弹拨。

② 可给予口服中药治疗：如葛根汤加减（葛根 30g，麻黄 6g，桂枝 15g，白芍 15g，炙甘草 6g，生姜 3 片，大枣 2 枚）。

(3) 注意事项

① 针刀刺入肩背部时，不宜过深，防止引发气胸。

② 在颈椎横突处进针刀穿过皮肤后，要摸索进针，直达横突尖，不可盲目操作而误伤颈神经、血管。

【按语】

肩胛提肌劳损属于中医学"痹证"范畴。其多为慢性劳损或感受外邪，气血瘀滞经脉所致。针刀医学认为长时间的不良姿势，使肩胛提肌处于紧张状态；或运动不慎拉伤该肌，加之处理不当，而出现肌纤维化；或者各种原因使局部出现无菌性炎症等，均可导致本病的发生。针刀医学对肩胛提肌劳损后引起的粘连、瘢痕和挛缩，以及造成的颈项肩背部力学平衡失调等问题，可通过纵向疏通、横向切割和铲剥分离病变组织，使生物力学平衡得以恢复，局部微循环得以改善，从而缓解疼痛症状和恢复颈肩部的运动功能。

九、菱形肌劳损

菱形肌损伤以青壮年多见，是引起肩背部疼痛的主要原因之一，常引起肩胛缝周围疼痛。因为位置关系，常被误诊为颈椎病和肩周炎。本病好发于长期伏案、坐姿不良或者担挑重物者，尤其是长时间在电脑前工作者，菱形肌相比于背部其他肌肉更易损伤，肩胛骨长期外旋位姿势以及外感风寒湿邪使肌纤维出现慢性炎症、变性、粘连。

【解剖结构】

菱形肌分为大、小菱形肌，均在肩胛提肌的下方。小菱形肌呈窄带状，起自下位两个颈椎棘突，附着于肩胛骨脊柱缘的上部；在大菱形肌上方，两肌之间隔一菲薄的蜂窝组织层。大菱形肌菲薄而扁阔，呈菱形，起自上位四个胸椎棘突，向外下，几乎附着于肩胛骨脊柱缘的全长。大小菱形肌与肩胛提肌、前锯肌止点有纤维连接，部分肌纤维或纤维束可褶皱或伸展至肩胛骨靠近内侧缘的背面和肋骨面附着，以控制肩胛骨的位置和运动。菱形肌主要作用为：当起端固定，肌肉收缩可使肩胛骨上提并向脊柱靠拢，肩胛骨下角向内旋转；此时，斜方肌下部纤维、前锯肌、肩胛下肌为其拮抗肌。当止端固定，两侧同时收缩能使颈、胸段脊柱伸直。它由肩胛背神经支配。

【病因病机】

该病多由上肢猛然用力引起急性损伤，未经治疗或治疗欠妥，迁延日久所致。菱形肌与肋骨相邻，急性损伤出血后，日久形成瘢痕、粘连；若伤处在肋骨上，容易和肋骨粘连，影响菱形肌的伸缩运动而发病。当上肢勉强活动时，又会牵拉到粘连处，引起新的损伤。

【诊断】

(1) 有菱形肌损伤史。

(2) 肩背部酸胀疼痛，急性损伤者以肩背部疼痛为主，病情严重者仰头、耸肩疼痛加重而使活动受限。

(3) 在肩胛骨内侧缘和脊柱之间可触及条索，并有压痛。

(4) 耸肩抗阻试验阳性：患者取坐位，医者在背后将两手按压患者双肩，让患者耸肩对抗，肩背部出现疼痛者为阳性；仰头挺胸试验阳性：患者仰卧，双上肢放于身体两侧，让患者做仰头挺胸、双肩向后扩展的动作，肩背部出现疼痛者为阳性。

【鉴别诊断】

(1) 胸椎压缩性骨折：多见于外伤暴力或老年性骨质疏松患者，表现为背痛剧烈，活动受限，背部棘突叩击痛明显。胸椎 MRI 可明确新鲜压缩性骨折诊断。

(2) 心肌梗死：后壁心肌梗死可引起后背痛，疼痛呈压榨性，伴有胸闷、气短、出汗、心悸等症状。心电图、心肌酶谱检查可明确诊断。

(3) 胆囊炎：胆囊炎、胆囊结石引起的疼痛可放射至右肩和后背痛，伴右上腹疼痛、恶心、呕吐、腹胀、发热、黄疸等。腹部彩超检查对该疾病有重要的诊断意义。

【治疗】

(1) 针刀治疗：患者取俯卧位，定位菱形肌起止点及肌腹部压痛点。常规消毒铺巾，1% 利多卡因局部麻醉，选用汉章Ⅳ号 0.8mm 针刀。

① 松解菱形肌起点：摸准菱形肌起点棘突，使刀口线与脊柱纵轴平行，针刀体与皮肤成 90° 刺入，到达棘突后沿肌肉损伤侧棘突旁提插、切割 2～3 刀，范围不超过 0.5cm。

② 松解菱形肌止点：摸准肩胛骨脊柱缘压痛点，使刀口线与脊柱缘方向一致，针刀体与皮肤成 90° 刺入，到达脊柱缘后向内铲剥 2～3 刀。

③ 菱形肌肌腹痛点：根据压痛点定位或寻找痛性结节。使刀口线与菱形肌肌纤维走行一致，针刀体与皮肤成 90° 刺入，逐层深入，当患者有酸麻胀感时，即到达菱形肌病变部位，纵疏横剥 2～3 刀，范围不超过 0.5cm。术毕出针，局部压迫止血 3 分钟，无菌纱布覆盖针眼。嘱患者两天内保持针眼处清洁干燥。

(2) 辅助治疗

① 手法：患者取俯卧位，在患侧菱形肌实施擦揉，以活血止痛，解除肌紧张；然后在压痛点处点按弹拨。

② 功能锻炼：双上臂外展 45°，屈肘，双手手指触肩，双肘同时向前划圈 9 次、再向后划圈 9 次，此为一组，反复做数组。

(3) 注意事项：针刀刺入不可过深，应在肩胛骨骨面上，勿刺入肋间隙引发气胸。

【按语】

菱形肌收缩时，引动肩胛骨向脊柱靠拢。当肩胛骨外旋时，肌肉会被拉长，形成损伤，且损伤部位一般在肌肉起止点处，而肌腹处的损伤则多会形成硬结。菱形肌损伤在临床上较为常见，是肩胛缝疼痛的主要病理改变之一。该病常被误诊为颈椎病和肩周炎，须注意鉴别。依据针刀医学关于慢性软组织损伤的理论，即由于肌肉组织急慢性损伤导致的动态平衡失调和慢性无菌性炎症是机体出现一系列症状的病理基础。所以，针刀可直接作用于病灶，松解粘连、瘢痕和挛缩，恢复局部动态平衡失调状况，改善局部血液循环，从而达到根治疾病的目的。

十、颈阔肌劳损

颈阔肌劳损是颈前浅表组织损伤（主要为慢性劳损）或局部感染性疾病后，在修复过程中发生的瘢痕化挛缩，从而牵拉颈前组织，引起颈项部、头面部酸胀紧束，颈部活动及面部表情肌受限等临床症候。此病过去多无明确诊断，在针刀医学对慢性软组织损伤的病因病理有了新的认识后，才逐渐对此病有了定义。

【解剖结构】

颈阔肌位于颈部浅筋膜中，为人体的最大皮肌，薄而宽阔，也属于表情肌。它起于胸大肌和三角肌表面的深筋膜，向上止于下颌骨下缘、口角、腮腺咬肌筋膜，是一块表面肌肉，不直接与骨骼连接。其前部肌肉束在下颌骨下面、后面处与对侧的颈阔肌前部肌肉束交叉；后部肌肉束则穿过下颌骨，部分伸入骨头，部分与皮肤、脸下部的皮下组织相连。如果将嘴的外缘尽量向下拉，就会感受到颈阔肌绷紧；有时一些肌肉束可以延伸到颧骨或者口轮匝肌的边缘。

颈阔肌受面神经（颈支）支配，主要作用为拉口角向下，并使颈部皮肤出现褶皱。

【病因病机】

长期低头易导致颈阔肌静息性挛缩，出现慢性积累性损伤；或猛烈的旋转、抬升颈部致急性损伤；或颈部皮肤的感染性疾病如疖等损伤组织。在修复过程中，损伤处筋膜与周围组织粘连，纤维化后形成瘢痕并挛缩，造成局部动态平衡失调，从而卡压神经，堵塞微细血管，引起颈阔肌运动功能障碍、后颈部被动牵拉等。随着年龄的增长，颈阔肌松弛下垂，脂肪易堆积而形成双下巴、颈纹等；重力的作用又进一步加深颈阔肌的损伤挛缩，出现颈部、面部等一系列临床症候。

【诊断】

主要表现为颈部疲劳感、颈前紧束感、抬头乏力、颈后酸胀、颈部活动受限，或见张口困难、口角下垂、颞下颌关节紊乱、面具脸、面部表情肌轻度不对称、明显颈纹（俗称观音纹）等。

【鉴别诊断】

颈后酸胀疼痛不适需与其他类型颈椎病相鉴别；面部表情肌不对称需与面

神经炎、面肌痉挛等相鉴别；下颌关节活动障碍需与下颌关节炎等相鉴别。

【治疗】

(1) 针刀治疗：选汉章Ⅳ号 0.8mm 针刀，患者取仰卧位，在患侧下颌骨下缘咬肌面动脉前缘定进针点 1；在患侧肩锁关节处的锁骨端定进针点 2。局部常规消毒，铺无菌洞巾。

① 进针点 1：左手压住咬肌前缘面动脉，右手持针刀朝向口角，刀口线与颈阔肌纤维走行垂直，避开面动脉，沿下颌骨下缘进针，横切 2～3 刀。

② 进针点 2：针刀朝向胸锁关节，刀口线与颈阔肌纤维走行垂直，沿锁骨下缘进针，横切 2～3 刀。术毕出针，压迫止血 3 分钟，无菌纱布覆盖针眼。嘱患者两天内保持针眼处清洁干燥。

(2) 辅助治疗

① 手法治疗：以右侧为例，医生左手扶患者额头，右手掌根从下颌骨向下推揉至胸锁部，以延展颈阔肌；或者一手托住下巴，一手按住胸骨，对抗拉伸颈前部 3 次。

② 物理治疗：颈部蜡疗或 TDP 照射 30 分钟，每天 2 次。

③ 日常护理：仰头或者嘴巴做 O 形、舌头顶上腭，用手触摸下巴喉结处皮肤，感觉被拉伸后保持 10 秒，连续 5 组，每天 2 次。

(3) 注意事项：避免长时间低头看书、看手机或办公，在连续低头 30 分钟后，应抬头做颈部拉伸和舒缓动作，防止疲劳用颈。

【按语】

现代人长期低头看手机等电子产品，易导致颈阔肌静息性挛缩。运用针刀松解紧张挛缩的组织，可重建局部动态平衡，缓解相应症状。此类患者亦需加强对颈部的保护，防止疲劳用颈。防大于治，良好的生活习惯是防止该病发生及复发的重要措施。

十一、颈椎小关节综合征

颈椎小关节综合征是指颈椎的小关节超出正常活动范围，小关节之间发生微小的错位。颈椎小关节综合征一般起病急，当颈部肌肉长期劳损、受凉，或突然发生姿势变化等，均可导致颈椎小关节活动超出正常范围，发生移位。

【病因病机】

颈椎的特殊解剖关系，导致其稳定性较差。当颈部肌肉长期劳损或受到风、寒、湿侵袭发生痉挛，睡卧高枕或在肌肉放松情况下突然转身、扭头，工作姿势不良均可导致颈椎小关节超出正常活动范围，发生不同椎体的旋转移位、错位，使上、下关节突构成的椎间孔横、纵径缩小，引起颈椎力平衡失调，颈椎失稳，进而导致颈椎小关节紊乱，从而不断影响颈椎的稳定性。长期的反复发作可促使颈椎退行性改变，加速颈椎病的发展。

【诊断】

(1) 颈项部长期劳损、落枕或受凉史。

(2) 颈项部疼痛，疼痛范围可涉及颞部、肩部、项背部、上肢等部位，疼痛性质可表现为酸胀、麻木、僵硬、疼痛等。

(3) 颈椎前屈、后伸、左右旋转、左右侧屈功能活动不利。

(4) 疼痛部位的肌张力增高，可触及硬结或条索状物，伴局部压痛。

(5) 胸锁乳突肌、头夹肌、颈夹肌、斜方肌、头半棘肌内外丛肌张力明显增高，肩胛提肌、菱形肌、冈下肌、冈上肌、前后锯肌、大小圆肌可触及硬结、条索状改变，伴压痛。

(6) 颈椎 DR 片可见颈椎生理曲度变直或反弓，钩椎关节增生，寰齿间隙不对称，椎体后缘"双边"或上下关节突"双突"征，棘突连线歪曲等。

(7) 排除椎体骨折、肿瘤、结核等引起的颈项痛。

【临床评估】

颈椎小关节综合征在针刀治疗上有特异性和针对性，在临床针刀治疗中可分为上段、中段、下段进行临床评估与治疗。

(1) 颈椎上段 $C_{1\sim3}$ 可涉及头昏、头痛、视物模糊、耳鸣等症状。可见颈椎旋转活动不利。常可触及 $C_{1\sim3}$ 横突不对称，下项线、$C_{1\sim3}$ 关节突关节的压痛。

颈椎 DR 片或 CT 三维重建可见：①枕寰、寰枢关节位置关系异常（包括齿状突不居中，C_2 棘突偏歪，寰枢关节左右不对称，齿突与侧块不等宽，寰椎前倾或后倾）。②$C_{2\sim3}$ 棘突投影可见左右偏移。③颈椎生理曲度异常（包括曲度变直、反弓、S 形改变）。④C_2、C_3 关节突关节位置关系异常。以上只要 1 项表现异常即可诊断。

(2) 颈椎中段 $C_{3\sim6}$ 可涉及颈项部、肩部、上臂的酸胀、麻木、疼痛等症状，可见颈椎前屈、后伸、左右旋转、左右侧屈活动不利，可触及颈项部、肩部、$C_{3\sim6}$ 椎旁 1.5cm 处压痛，关节突不对称等。

颈椎 DR 片或 CT 三维重建可见：①$C_{3\sim6}$ 棘突投影左右偏移；②颈椎曲度异常（曲度变直、反弓、S 形改变）；③$C_{3\sim6}$ 关节突关节位置关系发生异常。以上只要 1 项表现异常即可诊断。

(3) 颈椎下段与胸椎上段一般涉及 $C_{6\sim7}$ 颈椎和 $T_{1\sim2}$ 胸椎。疼痛部位包括颈肩部、上背部、肩胛部，常伴上肢拇指、中指、无名指麻木等症状。可见颈部前屈、后伸、左右旋转、左右侧屈活动不利。可触及颈项部、$C_{6\sim7}$、$T_{1\sim2}$椎旁 1.5cm 处压痛和棘突偏移。

颈椎 DR 片或 CT 三维重建可见：① $C_6\sim T_2$ 棘突投影左右偏移；②颈椎曲度异常（曲度变直、反弓、S 形改变）；③ $C_6\sim T_2$ 关节突关节位置关系发生异常。以上只要 1 项表现异常即可诊断。

【治疗】

(1) 颈椎上段寰枕、寰枢关节错位针刀治疗

① 体位：患者取俯卧位，双上肢垂直于床面，术者站立于治疗床的头侧，选用汉章Ⅳ号 0.8mm 针刀。

② 针刀定点：双侧头后大直肌、小直肌、头上斜肌、头下斜肌压痛点。

③ 针刀手术操作：常规消毒铺巾，不进行局部麻醉，选用汉章Ⅳ号 0.8mm 针刀，使刀口线与人体纵轴平行，快速刺入皮肤分层缓慢到达骨面后调转刀口线成 90°进行松解、剥离，每点切割松解 2~3 刀。切记落空即止。

(2) 颈椎中段针刀治疗

① 体位：患者取俯卧位，双上肢垂直于床面，术者站立于治疗床的头侧，选用汉章Ⅳ号 0.8mm 针刀。

② 针刀定点：双侧多裂肌、颈半棘肌、颈棘肌、头夹肌压痛点。

③ 针刀手术操作：常规消毒铺巾，不进行局部麻醉，选用汉章Ⅳ号 0.8mm 针刀，使刀口线与人体纵轴平行，针体与后正中矢状面成 90°，快速刺入皮肤分层缓慢松解、剥离，每点切割松解 2~3 刀。切记刺入椎间隙。

(3) 颈椎下段与胸椎上段针刀治疗

① 体位：患者取俯卧位，双上肢垂直于床面，术者站立于治疗床的头侧，选用汉章Ⅳ号 0.8mm 针刀。

② 针刀定点：双侧颈半棘肌、多裂肌、上后锯肌、颈最长肌、菱形肌、胸半棘肌压痛点。

③ 针刀手术操作：常规消毒铺巾，不进行局麻，选用汉章Ⅳ号 0.8mm 针刀，使刀口线与人体纵轴平行，针体与后正中矢状面成 90°，快速刺入皮肤分层缓慢松解、剥离，每点切割松解 2~3 刀。切记进入胸腔。

【按语】

筋出槽者，未必骨错缝；而骨错缝时，必有筋出槽。"筋出槽、骨错缝"可发生于任何关节部位，脊柱则是好发的部位之一。在临床中，通过触诊触到失用性肌肉萎缩、肌肉的硬结、瘢痕，关节的旋转、移位明确病变部位的深浅。针刀在治疗疾病过程中要做到手随心转，法从手出，激活失用性肌

肉，调整肌肉肌张力、调整颈椎微小关节，恢复人体力学平衡，从而达到骨正筋柔、气血以流，则诸症自愈。

十二、颈椎间盘突出症

颈椎间盘突出症（cervical disc herniation，CDH）是临床上较为常见的脊柱疾病之一，是由于颈部外伤或退行性变导致颈椎间盘内的髓核突向后方、后外侧压迫或刺激神经根、脊髓，出现急慢性颈项痛、上肢麻痹痛、头痛、眩晕、心悸、胸闷、步态失稳、四肢无力等一系列症状，严重时可发生高位截瘫危及生命。近年来，我国颈椎间盘突出症的发病率越来越高，仅次于腰椎间盘突出症，且年轻化趋势越来越明显。

【解剖结构】

颈椎间盘是位于颈椎两椎体之间，由软骨板、纤维环、髓核组成的一个密封体。软骨板有上、下两块，与纤维环一起将髓核密封起来；纤维环由胶原纤维束的纤维软骨构成，位于髓核的四周。颈椎间盘可能因各种慢性劳损后，吸收压力的功能衰减，形成纵行或环形的裂隙；随着病情的持续发展，最后会使得纤维环周边被撕裂。颈脊神经根在椎间盘水平横行进入椎间孔，颈椎后外侧纤维环和后纵韧带较薄弱，髓核易从该处突出，压迫相邻的脊神经根、硬膜囊或者脊髓，从而出现相应神经节段症状。即使突出物很小也会引起神经根受压。

【诊断】

颈部神经在椎管内走行距离短，游离度小，突出的颈椎间盘常压迫、刺激脊髓和邻近的神经根，出现一系列临床表现。根据颈椎间盘向椎管内突出位置的不同而有不同的临床分型和表现。

(1) 侧方突出型：突出部位多在后纵韧带外侧、钩椎关节内侧，该处也是颈脊神经根经过的地方。由于颈脊神经根受到刺激或压迫，常表现为单侧的根性症状。轻者出现颈脊神经支配区（即患侧上肢）的麻木感，重者可出现受累神经节段支配区的剧烈疼痛，如刀割样或烧灼样，同时伴针刺样或过电样窜麻感，疼痛症状可因咳嗽而加重。此外，还可能有痛性斜颈、肌肉痉挛、颈部活动受限等表现，可出现上肢发沉、无力、握力减退、持物坠落等现象。

(2) 中央突出型：此型为双侧脊髓受压，无颈脊神经受累的症状。早期症状以感觉障碍或运动障碍为主，晚期则表现为不同程度的上运动神经元或神经束损害的不全痉挛性瘫痪，如步态笨拙、活动不灵，走路不稳，常有胸、腰部束带感，重者可卧床不起，甚至呼吸困难，大、小便失禁等。

(3) 旁中央突出型：有单侧神经根及单侧脊髓受压的症状。除有侧方突出型的表现外，还可出现不同程度的单侧脊髓受压的症状。表现为病变水平以下同侧肢体肌张力增加、肌力减弱、腱反射亢进、浅反射减弱，可出现病理反射，触觉及深感觉障碍；对侧以感觉障碍为主，即有温度觉及痛觉障碍，但感觉障碍的分布多与病变水平不相符合，病变对侧下肢的运动无明显障碍。其突出部位偏向一侧而处于脊髓与脊神经之间，因此可以同时压迫二者而产生单侧脊髓及神经根症状。

颈椎间盘突出症具有典型的临床症状和体征，根据体格检查，影像学检查如颈椎 CT、MRI 等可以确诊。MRI 可直接显示颈椎间盘突出的部位、类型及颈髓和神经根受压的情况。不能做 MRI 时，可行脊髓造影，也可做出诊断。

【鉴别诊断】

临床上颈椎间盘突出症需与以下疾病相鉴别。

(1) 胸廓出口综合征：胸廓出口综合征多为前斜角肌肥大、纤维化或颈肋卡压臂丛神经、锁骨下动脉所致，偶尔也可由 C_7 横突过长引起。临床表现为尺神经或正中神经支配区疼痛、麻木、无力，甚至出现肌肉萎缩、浅感觉异常、皮肤发凉苍白等。患肢血压降低，桡动脉搏动减弱；尤其是令患者深吸气后屏气，头转向患侧，患肢上举时，患侧桡动脉搏动消失（Adson 试验）。

(2) 肺癌：肺尖部非典型肺癌可侵袭臂丛，出现肩部和上肢疼痛麻木，疼痛较剧烈。若胸片显示肺癌征象并出现 Horner 征，鉴别诊断并不困难。胸部 CT 及颈椎 MRI 可以区别两类疾病。

(3) 椎管内肿瘤：早期可存在神经根刺激症状，后期出现因肿瘤在椎管内占位导致脊髓损害的临床表现。X 线片显示椎间孔增大，椎管扩大，椎体或椎弓破坏及椎旁软组织影；MRI 是最具诊断价值的方法。

【治疗】

(1) 针刀治疗

第一次治疗

①选点：突出节段棘突间、两侧小关节处各定 1 点，共计 3 点。

②治疗目标：项韧带、棘间韧带、颈半棘肌、多裂肌等，关节突关节的关节囊。

③治疗方法：分为棘突间各点和小关节各点的操作，具体如下。

a. 棘突间点：常规消毒铺巾，术者手持汉章Ⅳ号 1.0mm 针刀，刀口线与矢状面平行刺入皮肤，穿过浅筋膜、项韧带至棘突，然后调转刀口线成 90°

使之与水平面平行，将针刀提至皮下，再切割至棘突尖骨面，并继续沿棘突上缘或下缘切割棘间肌（幅度2~3mm），以上过程重复3~4下，以松解项韧带和棘间韧带之张力。

b. 小关节点：常规消毒铺巾，术者手持汉章Ⅳ号1.0mm针刀，刀口线与矢状面成90°刺入皮肤，穿过浅筋膜、各层肌肉，至关节突关节骨面后，将针刀提至皮下再切割至骨面，重复3~4下，以松解各层肌肉张力。然后在关节突关节骨面调转刀口线约成45°使之与水平面平行，探索寻找关节突关节缝隙，轻提针刀2~3mm至关节囊表面，再切割至骨面2~3下，以松解关节突、关节囊。如果单侧突出，突出侧需松解小关节囊，对侧仅松解各层肌肉即可；若是中央型突出，则双侧小关节囊均需松解。关节囊松解完成后，将针固定在关节突关节上，敲击30~50下。操作完毕后出针，压迫止血，无菌敷料包扎。

第二次治疗

① 选点：突出节段横突（如$C_{4/5}$突出，则选择$C_{4、5}$横突；若是单侧突出，则选取患侧横突；若中央型突出，则双侧横突均选）。

② 治疗目标：横突上附着的腱性组织。

③ 治疗方法：术者手持汉章Ⅳ号1.0mm针刀，刀口线与矢状面平行，采用侧位侧入路法进行松解。

第三次治疗

① 选点：颈肩胸高应力点，最常见的有：枕外隆突下缘、C_2旁、肩胛内上角、C_6~T_2棘突旁0.5cm、喙突。根据评估及触诊情况选择3~6个点进行分批次松解。

② 治疗目标：高张力、痉挛、挛缩的肌肉筋膜。

③ 治疗方法：术者手持汉章Ⅳ号1.0mm针刀，刀口线与肌肉筋膜垂直，切割松解病变的肌肉筋膜，不必到骨面，以松为度。

第四次治疗

① 选点：沿病变神经通路，根据触诊情况选择3~15点。

② 治疗目标：病变神经旁。

③ 治疗方法：术者手持汉章Ⅳ号0.6mm针刀，进行点刺即可。

第五次治疗

① 选点：在头部感觉区、运动区选择3~6点（若疼痛为主，选对侧感觉区；有乏力症状加用运动区；若为双侧症状，则双侧均选）。

② 治疗目标：颅骨骨膜下。

③ 治疗方法：术者手持汉章Ⅳ号1.0mm针刀，直刺达颅骨骨面，用小

锤敲击 50 次左右出针。

(2) 其他治疗

① 颈椎牵引：牵引角度为颈前屈 15°～20°，牵引重量通常以自身重量的 1/10 作为起始牵引量，结合患者治疗过程中的反应逐渐增加，最大不超过 16kg。每日 1 次，每次 15 分钟。

② 颈部热敷：适度的热刺激有助于缓解颈部肌肉紧张，也有助于颈部软组织慢性无菌性炎症的消退。

③ 颈部按摩：定期的颈部按摩有助于颈部软组织维持在良好的功能状态，对获得颈椎病较好的远期疗效是有益的。

④ 理疗：理疗能改善局部血液循环，放松痉挛肌肉，缓解症状。具体可选用高频（微波、超短波）/低中频电疗、半导体激光、超声波、磁疗、红外偏振光及经皮电刺激等。

⑤ 药物治疗：药物治疗需采用综合疗法以促进症状缓解，常用口服药物有抗炎止痛药、中枢性肌松药、神经营养药等。

⑥ 针灸治疗：取突出椎间盘上下节段的双侧颈夹脊 6～8 穴为主穴，配穴为大椎、风池。肩臂手部疼痛麻木、乏力配患侧阿是穴、肩髃、肩前、巨骨、曲池、手三里、合谷、养老等穴；下肢依症选用患侧殷门、风市、足三里、悬钟、太冲等穴。加用电针，选疏密波。每次 30 分钟，每周治疗 5 次，症状明显减轻后，改为每周治疗 3 次。

【按语】

颈椎间盘突出症是导致根性神经痛的最常见原因，针刀治疗效果肯定。其关键点有以下几方面：一是明确责任节段。术前应详细阅读颈椎 MRI，结合症状、体征，明确责任椎间盘和责任神经根。二是定位准确。笔者从多年的颈椎孔镜手术中发现，$C_{4～7}$ 神经根在关节突关节正前方垂直脊髓，平行向外进入椎间孔，所以针对关节突、关节囊的松解可以直接减轻神经根的压力；同时将针刀抵在关节突关节上进行敲击，震动感可以直接作用于神经根背根神经处，让神经去敏化。所以针对此处的治疗是取效的关键，必要时可以用 C 臂或超声引导，以提升准确度。三是要有整体观。根据人体生物力学原理，需对关节力线、关节节点进行松解，如很多颈椎间盘突出症患者属于上交叉综合征，由头部前倾、颈椎间盘压力增大所致，就需要松解颈胸前部肌群；再如颈椎生理曲度变化，就需采用针刀、手法、锻炼进行综合调整等，这样处理才能保障远期疗效。

十三、脊髓型颈椎病

脊髓型颈椎病是指颈椎间盘退行性变及其继发性改变所致的脊髓损害，以及由此所表现出的相应症状和体征。

【解剖结构】

突出的髓核、椎体后缘骨赘、增生肥厚的黄韧带、钙化的后纵韧带等均可导致脊髓受压。下颈段椎管相对较小（脊髓颈膨大处），活动度大，故退行性变出现较早、较重，容易发生脊髓受压。在脊髓受压早期，压迫物多来自于脊髓前方，出现侧束、锥体束损害表现，以四肢之力、步态不稳为初始症状；随着病情加重，可发生自下而上的上运动神经元性瘫痪。有时压迫物也来自侧方（关节突关节增生）或后方（黄韧带增厚），而出现不同类型的脊髓损害。

【病因病机】

颈椎病病因及发病机制尚未完全清楚，一般认为是多种因素共同作用的结果。其发病机制主要有机械压迫学说、颈椎不稳学说和血液循环障碍学说。颈椎间盘退行性变是颈椎病发生和发展中最基本的始动因素，可导致椎间隙狭窄，关节囊、韧带松弛，进而引起椎体、关节突关节、钩椎关节、前后纵韧带、黄韧带及项韧带等变性、增生及钙化，最后发生脊髓受压迫或刺激的表现。急性损伤可使原已退变的颈椎和椎间盘损害加重而诱发颈椎病，慢性劳损可加速颈椎退变的进程。此外，颈部炎症、发育性颈椎管狭窄、先天性颈椎畸形也与颈椎病的发病有关。

【诊断】

脊髓型颈椎病主要表现为颈部酸胀痛，相应受压脊髓节段投射在上肢区域出现的麻木或疼痛，伴"束带感"、步态不稳或"踩棉花"感。查体可有颈部压痛、感觉减退、肌力下降、生理反射亢进、病理征阳性。颈椎 CT 或 MRI 检查提示脊髓受压。

【鉴别诊断】

该病可与以下疾病相鉴别。

(1)肌萎缩型脊髓侧索硬化症：此病属于运动神经元疾病，常于 40 岁左右无原因突然发病。表现为上肢先发生肌无力，肌萎缩以手内肌明显，双手可呈鹰爪状，可引起颈部肌肉萎缩；而颈椎病罕有受累肌肉超过肩部以上者。当病损波及延髓时，可出现发音含糊，渐而影响嚼肌和吞咽运动。患者无感觉障碍，少有自主神经症状。肌电图、肌肉组织活检以及 CT 和 MRI 等，均有助鉴别。

(2)原发性侧索硬化症：与（1）相似，唯其运动神经元变性仅限于上神经元而不波及下神经元，临床较少见。主要表现为进行性、强直性截瘫或四肢瘫，无感觉障碍。若病变波及皮层延髓束，则可出现假性延髓性麻痹征象。鉴别要点与（1）一致。

(3) 进行性肌萎缩症：指运动神经元变性限于脊髓前角细胞而不波及上神经元者。肌萎缩先局限于一部分肌肉，渐而累及全身。表现为肌无力、肌萎缩及肌束颤动，强直征不明显。鉴别诊断要点与（1）相似。

(4) 脊髓空洞症：以脊髓内空洞形成及胶质增生为特点，可累及白质内的长传导束。脊髓空洞症多见于颈胸段脊髓，有分离性感觉障碍。早期为一侧温痛觉障碍，而触觉、深感觉基本正常；可出现双侧感觉障碍、神经营养性障碍，甚至出现 Charcot 关节。

(5) 颅底凹陷症：患者可在 20—30 岁开始发病。因上颈椎陷入颅内而呈短颈外观，临床上表现为高位颈脊髓受压的症状和体征，严重者出现四肢痉挛性瘫痪。其病变部位较脊髓型颈椎病高，病情程度较重。该病多伴有颈椎其他畸形，可有疼痛性斜颈畸形。后期因颅内压升高而出现颅内症状。X 线片显示牙齿突顶高于硬腭 – 枕大孔连线。

(6) 多发性硬化症：为一病因尚不十分明了的脊髓鞘病变。因可出现锥体束症状及感觉障碍，易与脊髓型颈椎病相混淆。好发年龄在 30—40 岁，女性稍多。患者多有程度不同的精神症状，以欣快色彩较多，情绪易冲动；病变波及小脑者，可出现发音不清和共济失调症状；脑神经症状以视神经受累较多。

(7) 周围神经炎：由于中毒、感染、变态反应等所引起的周围神经病变。主要表现为对称性手套 – 袜子型感觉减退，四肢远端对称性不全瘫痪；对称性自主神经功能障碍，如手足部血管舒缩、出汗和营养性改变等。

(8) 颈椎管内肿瘤：颈脊髓内外肿瘤和颈椎骨上的原发性、继发性肿瘤均可引起颈脊髓受压的症状，可通过 MRI 检查进行鉴别。

【治疗】

(1) 针刀治疗

第一次治疗

① 选点：脊髓受压节段及其上下节段的棘突间、两侧小关节处各定 1 点，共计 9 点。

② 治疗目标：项韧带、棘间韧带、颈半棘肌、多裂肌等、关节突关节的关节囊。

③ 治疗方法：具体见第 6 章"颈椎间盘突出症"中相关内容。

第二次治疗

① 选点：枕外隆突点；上下项线之间紧张、挛缩、压痛点，左右各选择

3～5 点。

② 治疗目标：枕外隆突项韧带附着处；上下项线之间的颈枕后侧肌群附着点。

③ 治疗方法：术者手持汉章Ⅳ号 1.0mm 针刀，刀口线与矢状面平行，直刺到达骨面，枕外隆突点用小锤敲击 50～100 下；上下项之间的选点则调转刀口线成 90°，切割附着在上下线之间的肌肉肌腱 1～3 刀，以松为度。操作完毕后出针，压迫止血，无菌敷料包扎。

第三次治疗

① 选点：C_2 椎旁、$C_6 \sim T_3$ 棘突旁 1.5～2.0cm。

② 治疗目标：高张力、痉挛、挛缩的肌肉筋膜。

③ 治疗方法：术者手持汉章Ⅳ号 1.0mm 针刀，刀口线与肌肉筋膜垂直，直达 C_2 椎板骨面或 $C_6 \sim T_3$ 椎板或小关节骨面，切割 1～3 刀。操作完毕后出针，压迫止血，无菌敷料包扎。

第四次治疗：具体见第 6 章"颈椎间盘突出症"中相关内容。

(2) 其他治疗

① 枕颌带牵引：分为坐位和卧位牵引，可解除肌痉挛、增大椎间隙、减少椎间盘压力，从而减轻对神经根的压力和对椎动脉的刺激，并使嵌顿于小关节内的滑膜皱襞复位。

② 颈托和围颈：主要是限制颈椎过度活动。

③ 针灸、推拿、按摩及理疗：可减轻肌痉挛，改善局部血循环。应注意手法轻柔，不宜次数过多，否则反而会增加损伤。

④ 自我保健疗法：颈部及上肢适当锻炼，定时改变坐姿，平板床休息，避免高枕。

⑤ 药物治疗：常用非甾体抗炎药、肌肉松弛剂及镇静剂。

⑥ 手术治疗。

【按语】

(1) 针刀治疗脊髓型颈椎病有较好的疗效，可有效改善其症状，但脊髓压迫明显，患者出现双下肢乏力，病理征明显时，不是针刀的最佳适应证。

(2) 针刀定点时，要根据症状、体征和 MRI 或 CT 检查结果来明确脊髓受压的节段和严重程度，从而选择关键点进行处理。

(3) C_1、C_2 及下项线区域的针刀治疗，可以明显增加后循环供血，改善脊髓血供。

(4) 颈椎病患者平时应进行适当的颈部功能锻炼，要避免风寒湿邪的侵袭，防止意外损伤。

十四、颈源性眩晕

颈源性眩晕是指由于长期不良姿势、劳损等致病因素，致使周围软组织损伤挛缩、椎体移位，从而刺激、压迫椎动脉，致椎－基底动脉系统缺血，进一步引起颅内微循环障碍而出现的眩晕。

从肌肉力学及生理结构来说，椎动脉在穿行过程中，直行段（横突部）、弯曲段（寰枢部）是最容易引起血流障碍的受累部位。从血管病变来说，血管粥样硬化、血容量减少、椎动脉解剖结构变异等也是潜在重要发病条件。

眩晕是一种空间位置障碍的自身主观感受，在西医中其发病因素也是认识不一，如颅脑病变、梅尼埃病、良性阵发性位置性眩晕（耳石症）、血管病变类疾病、代谢性、心理性眩晕等。中医学认为眩晕为肝所主，病位在头窍，与肝、脾、肾三脏相关；髓海不足、血虚、痰饮、风火、邪中等是其致病因素。就全身而言，气机失调，清阳不升，浊阴不降，致清窍蒙蔽；或肝肾亏虚，水不涵木，使肝阳上亢；或气血亏虚，或寒湿凝滞，闭阻经脉，致脑髓失养等，皆可引起眩晕。

针刀医学在对颈椎病的基础理论和临床治疗研究中发现，慢性软组织损伤、骨关节错位、力学失衡等因素导致的眩晕占比很大，因此将其称为颈源性眩晕，并结合中西医学相关理论对其进行治疗，取得了满意的疗效。

【解剖结构】

(1) 枕后肌群：头后大直肌、头后小直肌、头上斜肌、头下斜肌组成枕后肌群。这些肌肉均由枕下神经支配，共同维持颅和上颈椎之间的对线关系。头部的精细运动也依靠枕后肌群，即该肌群对运动中维持空间定位非常重要。其中，头后大直肌（内侧）、头上斜肌（上外侧）和头下斜肌（下外侧）在颅底形成一个深部稳定的三角，内有椎动脉通过。各肌的具体分布见第 6 章"枕后八肌劳损"中相关内容。

(2) 胸锁乳突肌：起于胸骨柄前面和锁骨的胸骨端，止于颞骨的乳突。由副神经支配，一侧收缩，使头向同侧屈，并转向对侧。两侧收缩使头后伸。当胸锁乳突肌挛缩时，头颅前倾，枕部肌肉被动牵伸，从而导致机械性压迫椎动脉，致眩晕。胸锁乳突肌在上交叉综合征中是需要重点关注的肌肉，也是导致力学失衡的重要肌肉之一。此肌肉只能松，不能紧。

(3) 胸小肌：胸小肌位于胸大肌深面，呈三角形。起自第 3～5 肋骨，止于肩胛骨的喙突内侧缘。作用是拉肩胛骨向前下方。当肩胛骨固定时，可上提肋以助吸气。胸小肌也是导致力学失衡的重要肌肉之一。此肌肉只能松，不能紧。

(4) 寰枢关节：寰枢关节由寰椎与枢椎构成，其结构复杂，包括两个中间的车轴关节和两个侧方的摩动关节。

① 寰椎：成环形，无椎体、棘突及上关节突，由前弓、后弓、两个侧块构成。侧块位于两弓的侧方，左右各一。每个侧块上皆有一个呈卵圆形的上关节面，与枕骨形成寰枕关节。下面呈圆形的下关节面，与枢椎上关节面相关节。

② 寰椎前后弓：前弓较短，正中后面有一凹形关节面，与齿突构成寰齿关节。后弓只有一个小结节，左、右头后小直肌附着。前弓、后弓上下扁平，比较脆弱。

③ 枢椎：枕外隆突向下摸到的第一个骨性突出，也是 C_2。其椎体有一个向上的齿突，齿突与寰椎前弓后面形成关节，椎体上方在齿突两侧各有一向上关节面与寰椎连接。棘突宽大且分叉，横突较小且朝下。左右头后下斜肌附着在棘突两侧。

因寰枢关节无完全固定面，因外力或姿势不良很容易引起移位，例如寰枢关节半脱位，均可导致血管机械性压迫，引起眩晕。

(5) 椎动脉：椎动脉的行程可分 4 段：从锁骨下动脉发出至进入 C_6 横突孔以前的部分为第 1 段（椎前部）；穿经上位 6 个或 5 个颈椎横突孔的部分为第 2 段（横突部）；位于枕下三角的部分为第 3 段（寰枢部）；椎动脉进入颅腔的部分为第 4 段（颅内部）。其中第 2、3 段最容易发生病变。此外，颈椎的交感神经节和椎动脉周围的交感神经丛受刺激或压迫后也可以引椎动脉的供血不足，导致眩晕。

【病因病机】

(1) 生物力学角度

① 肌肉系统：由于椎枕周围肌群粘连挛缩，导致力学平衡失调，椎体被动移位，椎动脉上行受阻。

② 骨骼系统：由于不良姿势导致寰枢关节、颈胸关节、胸腰关节、腰骶关节、骨盆的移位，整体力学失衡，颈椎结构复杂，活动范围大，容易引起损伤，至椎动脉上行通道改变诱发眩晕。

(2) 生理学角度

① 无菌性炎症：长期不良姿势，至肌肉、筋膜等慢性劳损，长期无菌性炎症侵袭肌肉、神经，从而至肌肉疼痛发作、血管痉挛等，导致血液上行受阻，而致眩晕。

② 血管病变：血管粥样硬化、心脏泵血功能减弱等均可导致血容量减少，而致眩晕。

【诊断】

(1) 眩晕：当颈椎左右旋转或翻身起卧时，因颈椎活动或姿势体位性改变导致眩晕，可伴有呕吐、视物旋转、耳鸣等症状。

(2) 猝倒：当眩晕发作剧烈时或颈椎突然转向活动时发作，部分伴有四肢麻木、软弱无力，甚至跌倒，但神志清楚，意识清晰，可自行缓解，时间较短。

(3) 头痛：常为伴随症状或单独存在，持续数分钟或数小时、数日不等，晨起、头部活动时、乘车颠簸时出现或加重，自我感受为跳痛（搏动性）或胀感。

(4) 查体：颈部活动受限，枕后肌群压痛明显，局部可扪及挛缩结节，寰枕关节横突有压痛并伴有移位；位置性眩晕试验阳性。

(5) X 线片检查：正位片可见两侧钩椎关节间隙不对称，关节致密、增生、明显的骨赘以及椎间隙狭窄等；侧位片可见生理曲度变直或反张、椎间隙狭窄，椎体滑移，寰枢关节半脱位征象，椎间孔改变以及韧带钙化；张口位可见寰枢关节错位等。

【鉴别诊断】

(1) 梅尼埃病：本病多发于青壮年，是一种特发性膜迷路积水的内耳病，呈发作性眩晕，伴单侧耳鸣或耳聋、眼球震颤，可伴有恶心、呕吐、天旋地转、不敢睁眼等症状，严重时甚至猝倒。上述症状与颈源性眩晕相似，但跟颈椎活动、体位性改变无关，无颈椎病体征及影像学特征，多普勒检查正常。

(2) 良性阵发性位置性眩晕：又名"耳石症"，本病较常见，以头位改变所诱发的、反复发作的短暂性眩晕及眼球震颤为临床表现的外周前庭病变。跟内耳椭圆囊的耳石变性有关。特别是某一个体位下可诱发眩晕，改变体位后则眩晕停止，睁眼做体位实验可有位置性眼球震颤，无颈椎病的体征和 X 线片改变。

(3) 前庭神经元炎：因前庭神经元受累所致的一种突发性眩晕疾病。以青年人较多见。眩晕和自发性眼球震颤为其主要临床表现。重症者可伴有恶心、呕吐，持续时间较短，常在几天内逐渐缓解，痊愈后很少复发。无耳鸣及听力减退。发病前有感染前驱症状。

【治疗】

(1) 针刀治疗

① 定位治疗

a. 胸锁乳突肌：颞骨乳突外侧缘，平下颌角。垂直骨面进针，针刀刀口线与胸锁乳突肌走行平行，达骨面后，稍提起1～2mm，在附着的肌肉腱膜上操作（图6-4）。

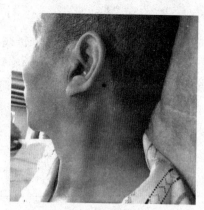

图6-4　针刀治疗胸锁乳突肌图

b. 喙突–胸小肌：肩胛骨上缘短而薄，外侧份有肩胛切迹，更外侧有向前的指状突起。左手食、中指放于喙突两侧，针刀刀口线与冠状面平行，垂直骨面于左手食、中指之间进针，到达骨面后沿着喙突内侧缘切割松解。

c. 枕后肌群：下项线（枕骨隆突与乳突连线下2cm）垂直骨面进针，达骨面后，稍提起1～2mm，在附着的肌内腱膜上纵行切割、横行摆动。C_2棘突内上缘及内侧缘，针刀刀口线与纵轴平行，达骨面后，小范围切割松解，针下松动即可。

d. 寰枕间隙：选寰枕间隙硬结、压痛等阳性反应点进针加切开松解，解除寰枕筋膜挛缩所致的局部高压及张力过高。

② 穴位治疗：基本处方为百会、风池、头维、太阳、悬钟。风阳上扰加行间、太冲、太溪；痰浊上蒙加内关、中脘、丰隆；气血不足加气海、血海、足三里；肝肾阴虚加肝俞、肾俞、太溪。

在以上腧穴触压阳性反应点，酸麻松软者为虚证，用补法；痛胀坚紧者属实证，用泻法，发挥针刀之针的作用；有条索状硬结者，用针刀切开硬结，发挥针刀之刀的作用。

(2) 辅助治疗

① 手法治疗：a. 采用定点定向旋转复位法。b. 以拇指点按揉下项线。

② 针灸治疗：a. 毫针：先刺双侧风池，泻法；继刺风府，后刺承浆；再刺百会，针尖向前用补法。左合谷用补法以升清阳之气，右列缺用泻法引上亢之火下行。b. 刃针：提捏胸锁乳突肌肌腹，垂直进针；再调整韧针与肌腹成15°，几乎与肌肉走向平行，提插刺激，以肌肉跳动为度；最后依次刺激斜方肌上束，胸大肌上束。

③ 穴位注射：a. 寰枕筋膜：颈椎枕骨大孔后缘，寰椎后弓之间项筋膜增厚部分。b. 上颈段（C_2椎旁1.5cm）、中颈段（C_4椎旁1.5cm）、下颈段（C_6椎旁1.5cm）。c. 药物：正清风痛宁注射液1.4ml + 2% 盐酸利多卡因注射液1ml，局部肌内注射。注意：颈椎治疗推注药品时切忌过快，以0.1ml/次为宜，每次均回抽无血方可缓慢推注。

④ 颈托牵引：颈托牵引对针刀术后组织修复，矫正力学平衡也至关重要。

【按语】

(1) 颈源性眩晕在明确诊断的前提下，疗效立竿见影。其中针刀治疗可谓奇佳，患者往往治疗后除头晕不适明显缓解外，还自觉眼前一亮，视觉较前改善。

(2) 针刀具有切割的功能，其作用是剥离粘连的肌肉，减缓肌肉因粘连而对血管、神经产生的卡压，改善大脑血供，促进血液循环，达到缓解甚至治愈眩晕的目的。但寰枕区域切不可深刺，让针尖垂直骨面操作相对安全一点。

(3) 正清风痛宁注射液可以促进局部无菌性炎症吸收，缓解痉挛、疼痛。但操作不当易引起类组胺反应。所以，切不可局部大剂量快速推注，防止入血，引起不必要的副作用。建议配备氧气、急救相关药品等，特别是预防过敏药物。

十五、颈源性头痛

颈源性头痛（CEH）是指由颈椎或颈部软组织的器质性或功能性病损所引起的，以慢性、单侧头痛为主要表现的综合征。该病属于中医学"痹证"范畴。

头痛不仅是神经系统疾病最常见的症状，也是其他系统疾病常见的伴发症状之一。中医学认为头为"诸阳之会""清阳之府"，又为髓海之所在，手足三阳经亦会于头。外感六邪及内伤于痰浊、瘀血、血虚、肝肾不足、肝阳上亢等均可致头痛的发生。

针刀医学把主要病变在颈项部，而疼痛部位在头部的头痛称之为颈源性头痛。

【解剖结构】

颈项部主要肌肉有斜方肌、头夹肌、头半棘肌、颈半棘肌、枕后肌群等。

斜方肌　起于枕外隆突、上项线、项韧带、C_7 及全部胸椎棘突。纤维分上、中、下三部分，分别止于锁骨外侧 1/3、肩胛冈和肩峰。近固定时上部纤维收缩，使肩胛骨上提、上回旋、后缩；中部纤维收缩，使肩胛骨后缩、上回旋；下部纤维收缩，使肩胛骨下降、上回旋。远固定时一侧收缩，使头向同侧屈和向对侧回旋；两侧收缩，使头和脊柱伸直。

　　头夹肌　起自项韧带的下部及 $C_3 \sim T_3$ 棘突，止于上项线的外侧及乳突。其功能是使头部后仰，以及使头部转向同侧的功能。

　　头半棘肌和颈半棘肌　头半棘肌以一串腱起始于上方六段或七段胸椎和第七段颈椎横突的顶端，和之后上方三段颈椎的关节突上；各腱结合成一块宽阔的肌肉向上，并附着至枕骨的上项线和下项线之间。颈半棘肌位于脖子上背部，在夹肌之下，且在头半棘肌和背半棘肌之间。颈半棘肌以一串腱起始于 $T_{1\sim6}$ 横突的顶端，各腱结合成一块宽阔的肌肉向上，并附着至 $C_{2\sim5}$ 的棘突上。

　　枕后肌群　椎枕肌位于颈后深部，枕骨与寰枢椎之间。枕后肌群由头后大直肌、头后小直肌、头上斜肌和头下斜肌 4 个肌肉构成，位置较深。这些肌肉起于枕骨的下方，作用是使头旋转和后仰。

　　【病因病机】

　　诱发 CEH 的病因目前尚不完全清楚，多数认为是椎间盘退行性变引起的神经压迫和伴随的局部无菌性炎症。

　　致颈源性头痛的因素包括①椎管内的炎性刺激和／或椎间盘机械性压迫 $C_{1\sim3}$ 神经根；②椎管外的颈椎小关节紊乱、肌肉痉挛和／或韧带筋膜的炎性刺激或机械性卡压 $C_{1\sim3}$ 神经根分支（主要包括枕下神经、枕大神经、第 3 枕神经、枕小神经和耳大神经）。临床见大多数的颈源性头痛源自 $C_{2\sim3}$ 小关节病变。

　　【诊断】

　　(1) 诊断依据

　　① 患者有长期伏案工作史或生活习惯。

　　② 早期有枕部、耳后、耳下不适，逐渐出现酸胀、疼痛，严重者放射至前额、颞顶部。

　　③ 伴随症状有耳鸣、耳胀、眼胀、颈项部僵硬，或有恶心、呕吐，严重者精神不振、四肢无力，时轻时重，休息后可缓解。

　　(2) 诊断标准

　　CEH 国际诊断标准为：①单侧头痛；②头颈部活动受限制；③颈部非常规体位时疼痛加重；④负重后疼痛加重；⑤疼痛发生在同一侧肩臂部，疼痛性质是一种牵涉痛。

　　(3) 辅助检查：颈椎影像检查发现颈椎异常，或经颅多普勒血流图提示有脑血管舒缩功能障碍即为诊断本病的重要依据。

　　【治疗】

　　(1) 治疗原则：颈源性头痛的治疗方案，遵循阶梯式、递进式的治疗原则。

(2) 保守治疗：保守治疗为治疗颈源性头痛的首选治疗方式，主要包括针刀、针刺、理疗及中西医药物治疗。针刀治疗：常选取点包括胸锁乳突肌、斜方肌、头夹肌、头半棘肌等在枕骨的附着点，枕后肌群起止点及颈椎小关节囊等。

(3) 手术治疗：包括微创外周神经阻滞麻醉、神经脉冲射频热凝术及颈椎开放性手术等治疗方法。

【按语】

头为"诸阳之会""清阳之府"，颈项部为手足三阳经必经之路，手足阳经气血丰富，起到承上启下的至关重要作用。颈椎周围软组织包括肌肉、脊髓、动静脉、颈脊神经等，如椎体解剖位置发生改变、力平衡失调，致气血运行受阻，筋脉瘀滞不通发为痹病。其致病可表现为头痛、头晕、恶心、呕吐及颈项部痛，甚者全身不适、意识障碍等。通过对肌肉、韧带、关节囊、筋膜松解，颈脊神经调控结合颈椎推拿、整脊、牵引使颈椎重新建立力学平衡的治疗，达到改善局部循环、解除肌紧张及神经卡压的疗效。

十六、颈源性高血压

颈源性高血压是指因 $C_{1\sim6}$ 关节错位、软组织劳损、无菌性炎症、肌筋膜牵张刺激颈动脉窦等原因，引起交感节后纤维兴奋性改变，致脑血管痉挛、影响脑血管舒缩中枢的功能而导致的全身性小动脉痉挛，使血压持续升高。

此类患者在临床上常被诊断为原发性高血压病，原发性高血压又称高血压病，病因尚未明确。临床上凡经过多次核实血压 ≥ 160/95mmHg，不论是收缩压或舒张压一项均可确诊为高血压。

颈源性高血压属中医学"眩晕""痹证""头痛"等范畴。因外邪侵袭筋脉、关节，风寒湿邪留滞；或劳损日久瘀滞，阻塞经络；或髓海不足，气血亏虚，不能濡养经脉所致。其病变部位在筋肉、关节、经脉、络脉。

【解剖结构】

本病主要考虑的解剖结构包括枕后肌群、寰枢关节、椎动脉和寰枕筋膜，其中前三者具体参见第 6 章"颈源性眩晕"中相关内容。

寰枕筋膜：筋膜是指深入或包绕肌肉的片状和网状纤维。寰枕筋膜是连接寰椎前后弓与枕骨大孔前后缘之间的结缔组织膜，包括寰枕前膜和寰枕后膜。

【病因病机】

目前，颈源性血压异常的发病机制无统一认识，主要的学说如下。

(1) 交感神经兴奋学说：颈部肌肉劳损刺激颈交感神经，尤其是颈上、中神经节，血压出现反射性升高。颈交感神经长时间受刺激后，椎动脉神经兴奋性持续增高，产生二氧化碳浓度升高、后循环缺血等应激反应。下丘脑发出异常冲动，刺激缩血管中枢，交感神经兴奋性增高，血管平滑肌收缩增强，血管口径变小，血流阻力增大，血压升高。反之，刺激因素消除后，交感神经兴奋性降低，血压逐渐趋于正常。

(2) 椎动脉刺激学说：交感干的交感神经与椎动脉横突段相吻合，当颈椎曲度紊乱，椎动脉受刺激时，交感神经也会相应受到刺激。如颈椎退变加重、椎动脉持续受压，逐渐形成神经性血压升高，进而引起周围性血压升高。

(3) 血管重塑后硬化学说：颈椎退行性病变后，周围组织慢性劳损，炎症病理改变，刺激椎动脉，血管出现炎性及免疫反应，椎动脉被重塑，出现硬化，继而血压升高；由间歇性向持续性颈源性高血压转化的过程。

【诊断】

(1) 有颈部慢性劳损、疼痛、活动障碍史。

(2) 患者可伴有皮肤、面色潮红，汗多，心率快等颈交感神经兴奋的症状。

(3) 血压升高与颈椎病相关联。颈椎症状出现时，血压也产生一定程度的波动；颈椎症状缓解时，血压也随之恢复。

(4) 服用降压药物，无论单用还是联合用药，血压控制都不理想。甚至，在使用降压药后还会出现血压波动较大的情况。

(5) 早期血压检测呈波动状态，中后期呈持续高压状态。

(6) X 线片可见颈椎生理曲度异常，椎间隙变小，钩椎关节不对称，椎骨移位、增生，小关节紊乱，项韧带钙化或伴有寰枢关节间隙不对称等。CT 示枢椎齿状突移位，椎间盘突出或膨出，硬膜囊受压等。MRI 示椎间盘膨出或突出，硬膜囊受压，黄韧带增厚等改变。经颅多普勒提示椎 – 基底动脉供血不足。

【鉴别诊断】

本病可与梅尼埃病、前庭神经元炎等相鉴别，具体见第 6 章 "颈源性眩晕" 中相关内容。

【治疗】

(1) 针刀治疗：通过针刀松解颈项部相关肌群，改善力平衡失调，解除颈项部肌肉、韧带、筋膜、关节囊等产生的无菌性炎症对颈交感神经的刺激，降低交感神经兴奋性，解除对椎动脉的刺激或卡压，从而达到降低血压、缓解症状的目的。具体操作部位如下。

① 下项线：垂直骨面进针，抵达骨面，沿肌肉腱膜走行纵向切割、横行剥离，切割 3～4 刀。

② C_2 棘突、C_1 横突、$C_{2~4}$ 横突后结节：左手触及骨突处，右手持针沿骨突边缘切割，针下有松动感后出针。在横突后结节处操作，刀口方向偏后，沿后结节骨凸边缘切割。

③ $C_{2~4}$ 关节突关节：在后中线旁开 2～3cm 处，刀口线与纵轴平行，先松解肌筋膜，再抵至关节突骨面，调转刀口线松解关节囊，沿关节突的骨面内外铲剥。

④ 茎突：在下颌角与乳突连线的中点进针，缓慢抵至茎突骨性标志，纵切两刀后出针，不追求针下松动感。

⑤ $C_{4~5}$ 棘突间和 C_4、C_5 椎旁：在 $C_{4~5}$ 棘间压痛点垂直进针，纵向切割或配合横向切割。在 C_4、C_5 棘突旁开约 2 cm 处各定一治疗点，进行纵行疏通、横行剥离治疗，针下松动后出针。

(2) 辅助治疗

针灸：取风池、风府、头维、百会、太阳、悬钟、太冲、行间、太溪、肝俞、肾俞、足三里、内关。根据症状辨证选穴，寻找阳性反应点。

整脊：根据患者症状及辅助检查，定病变位置，纠正寰枢关节、棘突、小关节等，改善脊柱力学不平衡状态，缓解周围肌肉组织痉挛，减轻对椎动脉及交感神经的压迫、刺激。

【按语】

通过治疗椎体周围肌群的高张力、调节力平衡，解除对椎动脉的卡压，降低神经中枢的兴奋，改善颅内供血；治疗脊柱旁或项平面的病变肌群，可解除交感神经的兴奋性，维持其平衡状态。大多数慢性疾病在形成过程中都存在着神经的慢性刺激，若解除这个刺激，相应临床症状亦随之改善。

十七、颈源性交感神经炎

颈源性交感神经炎，主要是指颈椎相关病变激惹、刺激、压迫交感神经，诱发交感神经炎症，引起交感神经兴奋或抑制，从而产生眩晕、头痛、恶心、呕吐、心悸、记忆力下降、胃肠功能紊乱等一系列临床症状的疾病，又称为交感神经型颈椎病。

【解剖结构】

交感神经属于内脏运动神经，主要分为中枢部及周围部。交感神经的低

级中枢位于脊髓 $T_1 \sim L_3$ 节段的侧角内，侧角细胞是交感神经节前神经元，发出的轴突为交感神经节前纤维。周围部包括交感神经节以及由交感神经节发出的分支和交感神经丛等。颈交感神经干位于颈部脊柱前方，颈血管鞘后方，头长肌和颈长肌的浅面，椎前筋膜深处，左右各一个，对称存在。颈交感神经干分为颈上、颈中、颈下三个神经节。

(1) 颈上神经节：位于 $C_{2 \sim 3}$ 横突孔前，是颈神经节最大的一支。主要分支包括灰交通支、颈内动脉神经、颈内静脉神经、颈外动脉神经、心上神经、喉咽支。

(2) 颈中神经节：位于 C_6 椎体水平，是颈交感神经节最小的一个。主要分支有灰交通支、心上神经、甲状腺下支、颈总动脉丛。

(3) 颈下神经节：位于 C_7 横突与第 1 肋骨头之间、锁骨下动脉发出椎动脉的后方、第 8 颈神经的前方。主要分支包括 $C_{6 \sim 8}$ 脊神经的灰交通支、椎动脉丛、锁骨下丛及心下神经。

【病因病机】

(1) 中医方面：中医学中没有关于本病的特定病名，可根据症状归纳为痹证、心悸、眩晕等范畴，其主要病因病机为长期劳损，气血耗伤，复感风寒湿邪，使气血经络受阻，出现颈痛、头痛、眩晕等症。

(2) 西医方面：主要为颈椎退变、失稳、颈椎间盘突出、骨赘生成等机械性刺激或邻近韧带、筋膜等炎症刺激影响颈交感神经，特别是颈椎间盘髓核向前突出或漏出激惹颈前交感神经链产生炎症，从而引起一系列交感神经症状。

【诊断】

(1) 出现颈项两侧疼痛及交感神经功能紊乱的临床表现，如头晕、头脑昏沉、偏头痛、记忆力减退、恶心、呕吐、心悸、心动过速、血压升高、眼睛干涩胀痛、视物重影、模糊、瞳孔散大、耳底钝痛、耳鸣、听力下降、肢体发凉、麻木、出汗增多等交感神经兴奋症状和心动过缓、鼻塞、血压下降等交感神经抑制症状。

(2) 查体可见颈椎活动受限，局部压痛明显。

(3) 影像学检查提示颈椎有不稳、生理曲度变直、椎间隙变窄、椎间孔变小、骨质增生或韧带钙化等情况。其中颈椎 MRI 提示颈椎体前外缘颈交感神经周围有炎性高信号也可作为主要诊断依据（图 6-5）。

【鉴别诊断】

(1) 脑动脉硬化：本病常见于 40 岁以上人群，可出现头晕、记忆力减退、睡眠障碍等症状，但症状与颈部活动无关，还可能伴眼底动脉、主动脉或肾动脉硬化征象。血压表现为舒张压高或收缩压低。脑血流图检查可有缺血性改变。

(2) 梅尼埃病：又称为发作性眩晕，多发于中青年，发作时伴水平性眼球震颤、耳鸣、耳聋、恶心、呕吐。其眩晕表现与颈源性交感神经炎不大相同，即与转颈无关。

(3) 神经官能症：本病可有焦

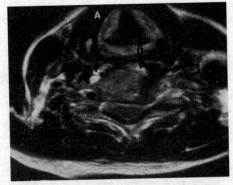

图6-5　颈前交感神经周围炎性高信号图

虑、抑郁、神经衰弱等精神障碍，但无颈椎病 X 线片改变，无神经根及脊髓压迫症状，故可鉴别。

【治疗】

(1) 针刀治疗

第一次治疗

① 选点：下项线筋结点；C_2 棘突旁 1.0cm 各一点，共计 2 点。

② 治疗目标：C_2 棘突旁头后大直肌、头下斜肌，后枕部下项线附着的头后小直肌，寰枕后膜。

③ 治疗方法：术者手持汉章Ⅳ号 1.0mm 针刀，刀口线与肌肉筋膜垂直，直达 C_2 椎板骨面，切割 1～3 刀。然后将针刀提至皮下，针体对准下项线进针，达下项线骨面后，调转刀口线成 90°，排切 3～5 刀。操作完毕后出针，压迫止血，无菌敷料包扎。

第二次治疗

① 选点：$C_{3～6}$ 椎气管旁，各定 3 点，共计 6 点。

② 治疗目标：颈前交感神经。

③ 治疗方法：患者取仰卧位，肩下垫薄枕，头略后仰，暴露出颈前部，颈前部一般有两条皱褶线，上一条皱褶线平 C_4 横突，下一条皱褶线平 C_5 横突，C_4 上一小横指为 C_3 横突，C_5 下一小横指为 C_6，C_6 下一小横指为 C_7，在这个区域内左右各定 3 点。常规消毒铺巾，戴无菌手套，术者用左手中、食指从气管旁插入，指甲前缘把气管推向对侧，指腹把颈动脉鞘拉向同侧，向下压至骨面后，两指分开，暴露出椎体前外侧骨面。术者右手手持汉章Ⅳ号 0.6～0.8mm 针刀，刀口线与矢状面平行，在中食指间将针刀刺入皮肤，直达骨面，点刺一下即可出针，不进行切割。其他几点同法处理，操作完毕压迫止血，无菌敷料包扎。

第三次治疗

① 选点：颈前区表面定 6～10 点。

② 治疗目标：颈阔肌。

③ 治疗方法：去枕平躺，下颌抬起使颈阔肌紧张，在颈阔肌上触摸寻找条索、瘢痕、压痛点为进针点，严格无菌操作。术者左手食中指绷紧皮肤，右手手持汉章Ⅳ号 0.6～0.8mm 针刀，在两指间将针刀刺入皮肤，控制好深度，快切 2～3 下即可。操作完毕出针，压迫止血，无菌敷料包扎。

第四次治疗

① 选点：茎突点。

② 治疗目标：茎突骨膜和附着的肌肉、筋膜结构。

③ 治疗方法：患者去枕侧卧，将下颌向前稍抬起，在乳突与下颌角连线中点定点，严格无菌操作。术者用左手中食指从定点处两旁下压，绷紧皮肤，右手手持汉章Ⅳ号 0.6mm 针刀，直刺茎突骨面，在骨膜上点刺 1～2 下，也可向下颌角方向调整刀刃，点刺一下即可。操作完毕后出针，压迫止血，无菌敷料包扎。

第五次治疗

① 选点：百会穴。

② 治疗目标：颅骨骨膜。

③ 治疗方法：术者手持汉章Ⅳ号 1.0mm 针刀，刀口线与矢状面平行，直达颅骨骨面，用小锤敲击 50～100 下。操作完毕后出针，压迫止血，无菌敷料包扎。

(2) 其他治疗

① 针灸治疗：针灸通过针刺局部腧穴可起到疏通经络、改善局部循环的作用。针刺百会、四神聪、印堂、太阳穴等穴可改善头晕、头痛症状；针刺颈夹脊可有效改善颈部肌肉僵硬疼痛症状；针对心悸、心动过缓可选择针刺心俞、内关。针灸治疗颈源性交感神经炎可根据患者症状选穴配穴，也可通过辨证取穴。

② 颈椎牵引：颈椎牵引有扩大椎间孔、减轻神经根压迫症状，牵伸挛缩组织，纠正椎间小关节紊乱的作用，可改善颈部肌肉僵硬、头晕、头痛等症状。对于症状轻、病程短的患者疗效可能更好。

③ 推拿手法：通过揉、拿、推、扳等手法对颈肩部肌肉进行治疗，可起到缓解局部肌肉紧张、纠正小关节紊乱的作用。

④ 中频脉冲治疗：颈源性交感神经炎采用中频脉冲治疗可获得一定疗

效。其主要原理在于中频治疗通过一定频率的电流可以引起舒适的震颤感和肌肉颤动，兴奋主要传导触压觉的粗纤维，掩盖细纤维和粗纤维传导的痛觉；同时人体受到电刺激后神经系统还会释放一些具有镇痛效应的物质，进而改善血液循环、松解粘连等。

⑤ 星状神经节神经阻滞治疗：星状神经节属于颈下神经节，主要由 C_6、C_7 颈部神经节构成的颈部节和 T_1 神经节融合而成，有时还包括了 T_2 神经节和颈中神经节；其节后纤维广泛分布于 $C_3 \sim T_{12}$ 节段的皮肤区域，在功能上属于交感神经节。星状神经节神经阻滞治疗可使阻滞部位的节前和节后纤维功能受到抑制，从而引起分布区内的交感神经纤维支配的心血管运动、腺体分泌、肌紧张及痛觉传导也受到抑制。此法可用于治疗颈源性交感神经炎，改善因交感神经兴奋所致的各种症状。

⑥ 正清风痛宁三联序贯疗法：正清风痛宁主要有效成分为盐酸青藤碱，具有祛风除湿、活血通络、消肿止痛的功效。起始用药阶段选择口服片剂3~6天，注射用药阶段选择注射用药5~21天或透皮给药5~15次，维持用药阶段选择口服片剂3~6个月。正清风痛宁主要选用颈夹脊穴进行注射，也可用于星状神经节注射。本疗法所需疗程较长，需要持续治疗。

⑦ 中药治疗：主要选用疏经通络、活血行气、祛风止痛为主的中药。临床研究上表明，半夏白术天麻汤加减用以治疗颈源性交感神经炎可取得较好疗效。半夏白术天麻汤来源于《医学心悟》，方中半夏辛温而燥，可燥湿化痰、降逆止呕；天麻甘平而润，善于平肝息风而止眩晕，二者配伍，长于化痰息风，共用为君。白术燥湿健脾；茯苓健脾渗湿，以治生痰之本，共用为臣。橘红理气化痰，使气顺痰消，为佐药；使以甘草调药和中，煎加姜、枣调和脾胃。本方可有效改善颈源性交感神经炎眩晕、恶心、呕吐等症。

⑧ 其他西药治疗：本病在西药治疗上主要根据症状选用，如颈肩部疼痛可选用非甾体抗炎药，头晕、头痛可选用血管扩张药物如甲磺酸倍他司汀，心悸、焦虑可选用调节自主神经功能紊乱的谷维素片等。

【按语】

大部分颈源性交感神经炎是由于颈椎间盘髓核向前漏出，直接刺激交感神经，或刺激交感神经周围的软组织发生炎症，激惹到交感神经引起的。我们在观察此类患者 MRI 时，应重点查看其颈椎前侧缘是否存在高信号，针对这些组织进行针刀点刺，能起到立竿见影的效果。同时，还需患者改变自身生活、工作习惯，适当行颈部功能锻炼，以维持颈部肌肉力量的稳定，巩固治疗效果。

十八、颈源性神经根炎

颈源性神经根炎是指由于颈项部病变如颈椎骨质增生、椎间盘突出、局部感染等导致颈椎管内及连接处神经根受到刺激或压迫而产生一系列临床症候的疾病。患者主要表现为疼痛、麻木等典型神经根症状。神经根受压分为机械性和化学性压迫：前者为影像学上明确可见的椎间盘突出或骨质疏松甚至肿瘤等导致的神经根压迫征象。化学性神经根炎是指由于纤维环破裂、髓核液漏至椎间盘外并沿着神经根扩散引起神经根的一种炎症状态。其机制可能为疼痛椎间盘内因炎症反应产生的大量炎性化学物质沿着纤维环撕裂处流出神经根，对神经根产生毒性作用而导致损伤。

【解剖结构】

颈部脊神经以稍向下斜的方式经椎间孔出椎管。腰椎椎间孔像炮孔状，而颈段椎间孔向外侧走行呈槽沟状，形成颈椎侧块。颈椎间盘突出和骨刺的形成在孔的内侧和神经节背侧根近侧。后侧主要分支，也称为背侧支，起自椎间孔外侧端、神经节背侧根以远，神经在该处发出感觉支到背后正中皮肤；更重要的是，还发出运动支至椎旁肌。因此，颈椎间盘或骨刺压迫神经可致支配椎旁肌的神经发生失神经改变（图6-6）。

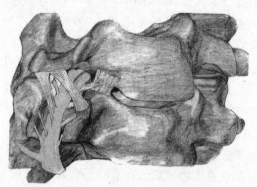

图6-6　颈脊神经根韧带结构图（侧面）

【病因病机】

(1) 椎管内因素：颈椎间盘突出、侧隐窝狭窄、黄韧带肥厚、钩突及关节突增生等压迫神经根引起上肢的酸、胀、痛、麻。这类患者一般颈后伸试验阳性。

(2) 椎间孔因素：颈椎间盘退行性变或突出后经"纤维化"而变"硬"，随着组织修复钙化可形成骨质增生，使椎间孔变形、空间被侵占，孔内脂肪组织发生炎症刺激，孔周围微韧带紧张、挛缩而牵扯神经根等，进而激惹从中穿过的神经，导致神经根炎，诱发疼痛和神经功能障碍。这类患者一般椎间孔挤压试验阳性。

(3) 小关节因素：颈椎小关节囊的炎症与增厚，附着在小关节突上的多裂肌、回旋肌、颈半棘肌的紧张与挛缩，可以直接刺激或压迫前方神经根，增加椎管内压力，产生根性症状。

(4) 横突周围软组织因素：脊神经从脊髓发出到穿过横突尖部进入斜角肌这一节段中，除发出细小分支及脊神经后支外，脊神经前支不分叉，也不接受上下节段的脊神经纤维，即内外的脊神经纤维几乎相同。因此，在此节段中，任何部位的卡压所产生的临床表现几乎完全一致。颈椎横突附着的肌腱交叉成网，颈神经根从中穿过，这些肌肉、肌腱损伤、紧张、挛缩就会刺激、压迫穿过的颈神经根，出现与椎管内或者椎间孔处神经卡压相同的症状。这类患者一般斜角肌紧张试验阳性。

(5) 椎间盘源性神经根炎：颈椎间盘退行性变、突出，椎间盘物质释放可直接引起无菌性炎症、水肿。人体免疫系统视椎间盘物质为异物，产生免疫排斥反应性炎症，引起颈椎间盘源性神经根炎。除了直接产生根性疼痛外，末梢释放的炎性介质也会引起分布区内软组织炎症，出现痛麻。

(6) 颈椎小关节紊乱：小关节的紊乱可以影响到与之相关的肌肉、韧带、神经根、交感神经、椎动脉、脊髓等结构，诱发根性疼痛症状。

【诊断】

(1) 表现：①疼痛：主要表现为根性疼痛，范围为受压迫的神经区域，伴该区域的麻木、过敏、感觉减退等。②颈部症状：颈部疼痛、压痛、活动受限，可伴上肢放射痛。

(2) 结合颈部 CT 或 MRI 检查可发现相应椎间隙有椎间盘突出或增生、骨刺，颈部相关肌肉病变。

(3) 肌电图和神经学相关检查有助于确定根性受损，判断肢体肌力减退和感觉丧失的其他原因，鉴别受累神经根。

【鉴别诊断】

(1) 椎管内肿瘤：此病也可见脊神经根性痛，疼痛部位与肿瘤所在平面的神经分布一致，并伴感觉障碍、肢体运动障碍及反射异常。完善 MRI 可清楚显示肿瘤、脑脊液和神经组织。

(2) 颈椎结核：主要有疼痛、肌肉痉挛、神经功能障碍等表现，咳嗽、喷嚏会使疼痛与上肢麻木加重。CT 检查可清晰的显示病灶部位，骨质破坏的程度，有无空洞和死骨形成等。MRI 可显示椎间盘破坏，脊髓神经有无受压和变性。

【治疗】

(1) 针刀治疗

第一次治疗

① 选点：责任神经根对应的节段棘突中点旁开 2.0～2.5cm 定 1 点。

② 治疗目标：关节突关节。

③ 治疗方法：常规消毒、铺巾，戴无菌手套。术者手持汉章IV号 1.0mm 针刀，刀口线与矢状面成 90° 刺入皮肤，穿过浅筋膜、各层肌肉，至关节突关节骨面，之后将针刀提至皮下再切割至骨面，重复 3～4 下，以松解各层肌肉张力；然后在关节突关节骨面固定好针刀，用小锤进行敲击针刀柄 20～30 下，边敲击边让助手活动患者上肢。操作完毕后出针，压迫止血，无菌敷料包扎。

第二次治疗

① 选点：责任神经根通过的横突（如 C_4 神经根炎，则选择 C_5 横突）。

② 治疗目标：横突后结节。

③ 治疗方法：患者取侧卧位，低头、去枕。常规消毒铺巾，戴无菌手套。术者用左手中指指腹触摸找到相应横突后结节后，稍微将中指指腹向外侧移动，暴露出该结节体表点。右手持汉章IV号 0.8～1.0mm 针刀，刀口线与矢状面成 90° 刺入皮肤，直达横突，在骨面切割 1～3 刀；然后将针刀固定在横突后结节上，如上法敲击 20～30 下，边敲击边让助手活动患者上肢。操作完毕后出针，压迫止血，无菌敷料包扎。

第三次治疗

① 选点：颈肩胸高应力点，最常见的有枕外隆突下缘、C_2 椎旁、肩胛内上角、C_6～T_2 棘突旁 0.5cm、喙突。根据评估及触诊情况选择 3～6 个点进行分批次松解。

② 治疗目标：高张力、痉挛、挛缩的肌肉筋膜。

③ 治疗方法：术者手持汉章IV号 1.0mm 针刀，刀口线与肌肉筋膜垂直，切割松解病变的肌肉筋膜，不必到骨面，以松为度。

第四次治疗

① 选点：沿病变神经通路，根据触诊情况选择 3～15 点。

② 治疗目标：病变神经旁。

③ 治疗方法：术者手持汉章IV号 0.6mm 针刀，进行点刺即可。

(2) 其他治疗

① 手法理疗：包括牵引疗法、推拿治疗，具体操作如下：依次进行放松、疏筋、通督调整手法。推拿是通过手法刺激机体体表特定穴位促使颈椎

发生伸屈、旋转、组合等行为，产生力学形态及刺激变化，继而有效缓解肌肉紧张，促进血液流通，扩宽椎间孔及椎间隙，达到缓解或消除神经压迫或粘连目的，恢复正常颈椎功能。

②针灸治疗：选大椎、颈夹脊、风府、外关、风池、颈百劳、合谷、后溪、肩井、阿是穴等穴位，患者俯伏，用无菌针灸针于 T_1、C_7 两节段棘突间隙中斜 45°刺入，小幅度、快频率提插捻转，直至得气。针灸通过针刺相关穴位，可以缓解被压迫神经根的痉挛，继而改善颈部微循环、降低病变组织张力，促进新陈代谢。

③正清风痛宁注射治疗方法：1% 利多卡因 1ml ＋ 正清风痛宁 35 mg（首次 25mg）＋ 生理盐水注射液至 4 ml。患者取俯卧位，于肌肉、韧带、颈椎小关节，或肩井、风池、阿是穴等处注射，每日 1 次。在药物起作用的同时，注射针因较普通毫针粗，较一般针刀细，产生的刺激强度高于普通毫针，痛苦小于针刀，所以，可发挥综合作用利于气至病所，使症状得到缓解。

④药物治疗：常选用非甾体抗炎药、活血化瘀止痛类中成药、中药汤剂辨证施治。

⑤手术治疗。

【按语】

中医将颈源性神经根炎等颈部疾病归为"痹证""颈肩痛"等范畴，其中《灵枢·经脉》中以"颈、肩、臑、臂后外廉痛"来表述此类疾病引起的颈、肩与上肢疼痛症状。针刀治疗颈源性神经根炎，以松解颈部软组织、关节囊、韧带的方式，可有效改善患者局部组织挛缩、粘连等现象，解除神经根的压迫与刺激，使患者颈椎恢复到动静态平衡状态；还可以消除颈部肌痉挛、肌紧张等情况，有助于评估患者两侧肌力代谢平衡。正清风痛宁具有明显的促组胺释放作用，在临床应用时须严格掌握适应证及禁忌证，注射时快进慢推、多回抽、多观察、多询问，避免医疗意外。

十九、颈源性面瘫

面瘫又称为面神经炎、面神经麻痹、歪嘴巴、吊线风等，是以面部表情肌群运动功能障碍为主要特征的一种疾病。其主症是患侧额纹减少或消失，眼裂增大，眼睑不能闭合，面部肌肉僵硬麻木，鼻唇沟变浅，口角歪向健侧，患侧舌前 2/3 味觉减退或消失，伴耳后疼痛、听觉过敏等。本病常单侧发病，可发生于任何年龄，冬春季多发。

颈源性面瘫，可能与面神经出口茎乳孔毗邻寰椎横突有关。寰椎横突局部软组织的损伤、粘连，刺激或压迫茎乳孔处的面神经，使面神经功能障碍，面肌功能失常。出现口角歪斜等临床症状。

【解剖结构】

(1) 面肌

① 额肌：起于枕骨项上线的外 2/3 及颞骨乳突部，止于帽状腱膜。

② 眼轮匝肌、皱眉肌：起至额骨的鼻部、睑韧带、泪骨的泪嵴，止于眼眶周缘的睑缝、两眉之间的皮肤。

③ 口轮匝肌：起于下颌骨的压槽、下颌骨的中线两侧，止于口的周缘，交错编织于其他肌。

④ 颏肌：起自下颌骨的牙槽扼部，止于颏部皮肤。

⑤ 颈阔肌：起自三角肌和胸部的皮肤，广泛的止于下颌部的皮肤（图6-7）。

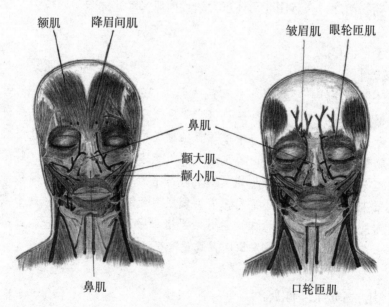

图 6-7　面肌解剖图

(2) 颈部肌

① 胸锁乳突肌：起自胸骨柄前面和锁骨的胸骨端，止于乳突外面及上项线外侧 1/3。由副神经及第 $C_{2\sim4}$ 神经前支支配。

② 头夹肌：起自项韧带下部，$C_3 \sim T_3$ 棘突，止于乳突下部和上项线的外侧部。

③ 头半棘肌：起自 $T_{1\sim6}$ 横突和 $C_4\sim T_7$ 的关节突，向上止于枕骨上、下项线间的骨面。

④ 斜方肌：起于枕外隆突、上项线、项韧带、C_7 及全部胸椎棘突，止于锁骨外侧 1/3、肩胛冈和肩峰。

⑤ 肩胛提肌：起自 $C_{1\sim4}$ 横突，止于肩胛骨上角和肩胛骨脊柱缘的上部（图 6-8）。

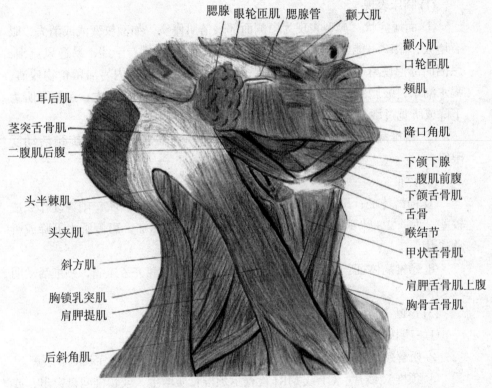

图 6-8　颈部肌肉解剖图

【病因病机】

(1) 中医学对本病的认识：《灵枢·经筋》云："足阳明之筋……卒口僻，急者目不合，热则筋纵，目不开，颊筋有寒，则急引颊移口，有热则筋弛纵缓不胜收，故僻。"中医学认为面瘫的病位在手少阳、足阳明经筋；病因是素体正气不足，气血亏虚，又复感风寒、风热，致气血凝滞，筋脉肌肉挛缩，而出现口角歪斜等临床症状。

(2) 西医学对本病的认识：西医认为面瘫的发病机制为感染性病变、耳源性疾病、自身免疫反应、肿瘤、神经源性、创伤性、中毒、代谢障碍、血管机能不全、先天性面神经核发育不全等因素引起。

(3) 针刀医学认为：面瘫的发病机制可能是面神经出口茎乳孔周围软组织劳损、卡压、充血、水肿，久之粘连、挛缩，刺激或压迫面神经，导致神经组织缺血、水肿、血循环障碍，进而使面支神经功能出现障碍，面肌失常，表现为口角歪斜等症状。

【诊断】

(1) 临床表现

① 面瘫症状：典型表现为患侧面部表情肌瘫痪，如额纹变浅或消失，眼裂增大，眼睑不能闭合或闭合不全；眼睛内有异物感，干涩，易迎风流泪；患侧面部僵硬麻木感，口角向健侧歪斜；患侧齿颊间隙内易滞留食物残渣，喝水漏水，鼓腮漏气；舌前 2/3 味觉减退甚或丧失，或感麻木；患侧耳听力下降或听觉过敏，常在发病初耳后及乳突处有压痛。

② 颈椎病症状：上部颈侧疼痛，肌肉僵硬酸胀，屈伸，旋颈活动受限等。

(2) 体征

① 面瘫体征：患侧蹙额、皱眉、闭眼、鼓腮、示齿和吹口哨等动作完成较差，舌前 2/3 味觉减退或丧失，伴耳后及乳突处压痛，患侧听力下降或听觉减退。

② 颈椎病体征：C_1 横突部压痛明显，可伴颈椎棘突旁压痛，颈椎活动明显受限。

(3) 诊断

① 有明确的面瘫与颈椎病的症状与体征表现。

② 松解颈椎压痛点或局部软组织，可见口眼歪斜等面部症状明显缓解。

③ 颈椎 X 线片、CT 或 MRI 检查示颈椎骨质增生，或颈椎间盘突出，或颈椎退行性病变等。

【鉴别诊断】

颈源性面瘫与周围性面瘫均有单侧面瘫的临床表现。但前者的面瘫症状与颈椎病有关，通过松解颈椎压痛点或局部软组织，可明显缓解；且颈椎 X 线片、CT 或 MRI 检查常提示寰枢关节不对称颈椎骨质增生、颈椎间盘突出、颈椎退行性病变等。而周围性面瘫无颈椎不适的临床表现，颈椎 X 线片、CT 或 MRI 检查常无明显异常。

【治疗】

(1) 针刀治疗：按照颈源性面瘫的诊断思路进行针刀治疗，可获较满意的疗效。

① 第一次治疗调节胸锁乳突肌（图 6-9）。患者取侧卧位，定位上述各肌在枕骨上项线处的粘连、瘢痕点。常规消毒铺巾，选用汉章Ⅳ号 1.0mm 针刀松解。使刀口线与肌纤维走行一致，针刀体向脚侧倾斜成 45°，与枕骨垂直快速刺入，经皮肤、皮下组织、项筋膜达枕骨骨面后，纵疏横剥 3 刀，然后调转刀口线成 90°，向下铲剥 3 刀，范围 0.5cm；再提针刀至皮下组织，向左右成 45°，贴枕骨向下铲剥 3 刀，范围 0.5cm，以松解肌肉的起止点。术毕拔出针刀，局部压迫止血 3 分钟，无菌敷料包扎。

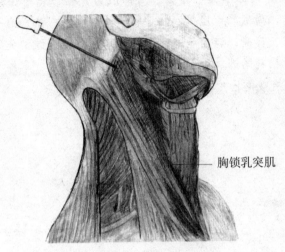

胸锁乳突肌

图 6-9　胸锁乳突肌松解示意图

② 第二次治疗调节面部表情肌的弓弦结合部。患者取平卧位。根据患者的症状找寻额肌、眼轮匝肌、咬肌、颊肌、口轮匝肌等的粘连、瘢痕、挛缩，定位肌筋膜触痛点。常规消毒铺巾，1% 利多卡因局部定点浸润麻醉，每个治疗点注药 1ml。选用汉章Ⅳ号 1.0mm 针刀，刀口线与面部肌肉的肌纤维平行，快速刺入 0.3～0.5 寸，再缓慢进针刀，先纵向疏通，再横向剥离 2～3 刀；遇硬结就进行松解。待刀下有松动感时出针，局部压迫止血 3 分钟，无菌敷料包扎。

(2) 辅助治疗

① 电针每日 1 次，1 次 6 组，选取印堂、阳白、颊车、迎香、地仓、下关、翳风、牵正、颈夹脊、风池、阿是穴等。

② 穴位注射：阳白、颊车、地仓、翳风，每穴注入维生素 B_{12} 1ml。

③ 中成药：适当选用活血通络类。

④ 西药：0.9% 生理盐水 100ml + 注射用更昔洛韦钠 0.25g；5% 葡萄糖注射液 100ml + 地塞米松磷酸钠注射液 1ml：5mg；腺苷钴胺片 2 片 /tid。

(3) 注意事项：面瘫急性期宜浅刺，手法宜轻，选穴宜少；恢复期手法可稍重，选穴稍多。针刺强调得气感应，即"气至而有效"，要求患者有酸麻胀感，医者手下有沉紧涩滞的针感。针刺过程中若出现晕针、滞针等现象，应立即停止并及时处理。

【按语】

根据针刀医学慢性软组织劳损的动态平衡失调、无菌性炎症等理论，颈源性面瘫由于受颈部小关节错位、局部肌肉劳损、无菌性炎症、牵拉刺激等因素的影响，局部产生瘢痕、粘连、挛缩和堵塞，致动态平衡失调，出现颈部肌肉僵硬、疼痛，口角歪斜、面部肌肉麻木、额纹消失等一系列面颈症状。通过针刀松解颈部、面部相应区域的粘连、瘢痕、挛缩和堵塞，可以使本病得到及时有效的治疗。

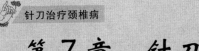
第7章 针刀治疗颈椎病医案

一、帽状腱膜挛缩医案

熊某某，女，45岁，重庆市万州区理发师。

就诊时间：2021年5月15日。

就诊地点：重庆三峡医药高等专科学校附属人民医院康复科。

主诉：反复头痛半年。

现病史：患者因长期不良姿势和受冷风刺激，于半年前感右侧头痛，以右侧顶骨及颞部为甚，每天不定时发作3～5次，疼痛时自觉头皮发紧发麻，严重时自觉有冷水从头部流过，偶有头晕，眠差，平时恶寒，喜用手捂头，无耳鸣、眼花。曾多次予以口服中药、针灸理疗（具体治疗不详），症状未见明显好转，近日自觉疼痛发作较以前频繁，经人介绍，来我处就诊。

体格检查：头颅形态正常，颈椎生理曲度正常，颈部活动正常，右侧颈后三角区、右侧胸锁乳突肌乳突附着处压痛，右侧顶骨结节处压痛，舌质暗淡苔薄白，舌下脉络瘀紫，脉沉细弱。

主要诊断：帽状腱膜挛缩。

治疗方法：针刀松解术。

(1) 体位：患者取俯卧位，术者立于患者头前方。

(2) 针刀定点：分别选取右侧枕后胸锁乳突肌附着点旁枕肌、右侧顶骨结节旁下颞肌、右侧额部额肌三个点（图7-1和图7-2）。

(3) 针刀手术操作：常规消毒铺巾，采用汉章Ⅳ号0.8mm针刀。刀口线与人体冠状面平行，针体与刺入部位皮肤垂直，缓慢刺入皮肤分层松解、剥离。针刀刺入枕肌和额肌处时，予以切割3～5刀，切断部分紧张肌纤

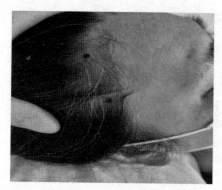

图7-1　颞肌、额肌定点图

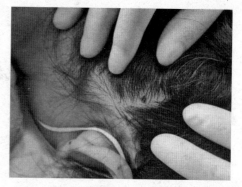

图7-2　胸锁乳突肌附着点旁枕肌

维，在头部帽状腱膜处，分别行纵行切割和横行剥离2～3刀，松解挛缩腱膜。

注意：头皮皮肤较薄，针刀刺入时需缓慢进针，到达骨面后，由于骨面感觉神经丰富，稍提针行松解术，不可在骨面多次粗暴操作，多次切割或手法过重，易导致术中疼痛。且头皮血管丰富，术后需按压创口5分钟，防止渗血，造成局部血肿。

中药：附子10g（先煎40分钟）、麻黄10g、细辛3g、桂枝10g、赤芍10g、生姜10g、炙甘草10g、大枣15g、吴茱萸5g、党参15g、川芎15g。

7剂，水煎服，每日1剂，分3次服。

复诊：2021年6月30日患者诉头痛明显减轻，每日发作1～2次，恶寒感也明显减轻。效不更方。上法针刀治疗、上药原方再服7剂。

回访：2个月后，患者因母亲腰痛来我处就诊，询问患者头痛情况，患者诉已完全不痛，自身恶寒感也减轻很多。

【按语】

依据针刀医学关于慢性软组织损伤原理，帽状腱膜挛缩是头部浅表损伤后，在组织修复中帽状腱膜发生瘢痕化挛缩，卡压血管神经所引起临床症候。其病因就是组织损伤后修复过程中发生了粘连、瘢痕、挛缩性病变，造成局部动态平衡失调，局部神经卡压，微细血管堵塞流通不畅。而且挛缩导致的牵拉打破了局部力的平衡，使病变组织进一步加剧损伤。运用针刀将瘢痕松解，从而打破这种恶性循环，重建了局部的动态平衡。该患者为理发师，在其工作的屋顶有一空调出风口，长期对着患者头部吹冷风，患者工作时经常采用歪脖子姿势，长期的冷风刺激，加上歪着脖子亦可造成颈部和头皮帽状腱膜牵拉，帽状腱膜慢性劳损，局部缺血缺氧，故患者感头皮发紧发麻，局部气血不通，不通则痛，故间断性头部头痛发作，针刀松解挛缩腱膜，重建局部动态平衡，局部气血循环改善，症状得以消除。

（冉传生医案）

二、寰枕后肌筋膜挛缩型颈椎病医案

覃某，男，48 岁，职员。

就诊时间：2020 年 2 月 28 日。

就诊地点：重庆市巫山县人民医院康复科。

主诉：间断颈部疼痛伴头痛头昏两年，加重 1 个月。

现病史：患者自诉两年前无明显诱因出现颈部疼痛，以酸痛感为主，间歇性发作，劳累后疼痛易加重，发作时伴头痛头昏，经休息、局部热敷后颈部疼痛缓解，未进行其他治疗。近 1 月来因长时间加班使用电脑后上述症状加重，尤以头昏头痛明显，无心慌心悸。

体格检查：血压 122/86mmHg，颈椎生理曲度变浅，颈部双侧椎旁肌及寰枕部肌肉压痛明显，椎动脉扭曲试验（＋），C_2 棘突旁可扪及筋结。双上肢、双下肢感觉活动正常。舌质暗，苔薄微腻，脉弦。

辅助检查：颈椎 MRI 提示 $C_{3\sim4}$，$C_{4\sim5}$，$C_{5\sim6}$ 椎间盘膨出。颈椎 DR 提示颈椎生理曲度变直，颈椎退行性改变。胸部 DR、心电图正常。

诊断：颈椎病（寰枕后肌筋膜挛缩型）。

治疗方法：针刀松解术。

(1) 体位：患者俯卧位于治疗床，头呈前屈位。

(2) 针刀定点：治疗前将头发剪短，标记上项线（即头后大直肌与头上斜肌的附着点）、C_1 横突点（即乳突下方一横指处可扪及的骨性突起物）、C_2 棘突点（上颈段最精准的体表标志，较易扪得）（图 7-3）。

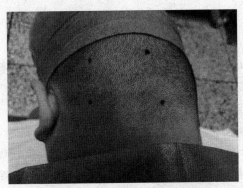

图 7-3　上项线、C_2 棘突定点图

(3) 针刀手术操作：皮肤常规消毒，戴手套，铺无菌巾。术者站于患者左侧，首先取上项线点，采用汉章Ⅳ号 0.8mm 针刀，刀口线与人体纵轴平行，刀体与皮肤垂直，针刀快速刺入皮肤后直达骨面，在骨膜外纵行疏通，横行剥离。再取 C_1 横突点，刀口线与躯干纵轴平行，刀体与皮面垂直，针刀快速刺入，直达骨面，调整刀锋达横突尖端，沿外侧和下缘纵行疏通，横行剥离。最后取 C_2 棘突点，刀口线与躯干纵轴平行，刀体与皮面垂直，针刀快速刺入皮下，直达 C_2 棘突顶，纵行疏通，横行剥离。手法宜轻，以能耐受酸胀感为宜。术后施以 C_2 棘突、C_2 横突、上胸椎棘突各点持续指压法约 30 秒，交替做 2 次。一周后行第 2 次同样的针刀治疗及指压法，术毕施以双侧肩胛骨内上角的刺络拔罐约 5 分钟，针刀次日患者头昏头痛症状基本消失。嘱其工作、睡眠时保持正确姿势，注意休息间隔时间。

回访：2021 年 4 月 7 日，患者精神状态好，工作、生活正常，未诉头痛头晕。

【按语】

颈椎位于头部、胸部与上肢之间，是脊柱椎骨中体积最小，但灵活性最大、活动频率最高的节段，由于当今社会低头使用智能手机人群越来越多，时间越来越长，颈椎承受各种负荷、劳损甚至外伤，所以极易发生退变，引起颈椎生理曲度改变、骨质增生，或椎间盘突出、韧带增厚，使颈椎脊髓、神经根或椎动脉受压，交感神经受到刺激，从而引发颈椎病。在临床上通过针刀松解粘连的颈后侧软组织、手法调整紊乱的颈椎小关节，辅以药物消除无菌性炎症，往往能收到较好的疗效。同时指导患者坚持颈项部康复锻炼。在工作、生活、睡眠时保持正确的姿势，避免长时间伏案工作，是预防颈椎病复发的关键。

（张勇医案）

三、寰枢关节紊乱症伴枕神经痛医案

何某某，男，63 岁，重庆市武隆区凤山街道石蛇坝村村民。

就诊时间：2020 年 6 月 3 日。

就诊地点：重庆市武隆区中医院针灸科。

主诉：反复头痛 10 余年，加重 4 天。

现病史：患者诉于 10 余年前始反复出现头痛，症状尚能忍受，一直未治疗。近 1 年来发作频率明显增加，经过多处行针灸及口服中西药物等治疗，病情仍反复，时轻时重。2021 年 5 月 30 日夜间熬夜后症状加重，感枕项部、后头部疼痛剧烈，自觉有从颈后向头顶部放射感，严重时不能进行转头等活动，口服布洛芬缓释胶囊后疼痛稍缓解。

体格检查：双侧 C_2 棘突旁 2cm 左右触及皮下痛性小结节，双侧枕大神经、枕小神经出口压痛，双侧乳突压痛。舌质暗有瘀斑，苔薄白，脉细涩。

辅助检查：颈椎张口正位片示寰枢关节错位，左侧寰齿间隙较右侧狭窄。

主要诊断：寰枢关节紊乱症伴枕神经痛。

治疗方法：针刀松解术。

(1) 体位：患者取俯卧位，胸部垫枕，使颈部前屈 30°～40°，术者立于治疗床的左侧。

(2) 针刀定点：①乳突后压痛点；②乳突与 C_2 棘突连线中点（相当于风池穴位置）；③枕外隆突与乳突连线内 1/3 交点处（相当于枕大神经筋膜出口）；④ C_2 棘突水平后正中点旁开 1.5～2cm 处压痛点（图 7-4）。

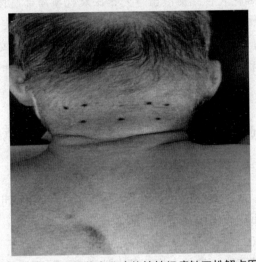

图 7-4　寰枢关节紊乱症伴枕神经痛针刀松解点图

(3) 针刀手术操作：常规消毒铺巾，用汉章Ⅳ号 0.8mm 针刀。刀口线与患者身体纵轴平行，针刀体垂直皮肤表面缓慢探索进针，达骨面后纵切 3～5 刀，横行剥离 2～3 刀，出针，压迫止血，创可贴包扎。

注意：术中进刀点均应在枕骨大孔外侧，针刀方向忌向内侧倾斜，以避免刺入枕骨大孔导致严重后果。

手法治疗：采用龙氏治脊疗法之仰头摇正法行寰枢关节紊乱整复，使错位的寰枢关节复位。

中药治疗：桃仁 10g、红花 10g、川芎 15g、赤芍 15g、当归尾 15g、白芷 10g、羌活 10g、葛根 15g、全蝎 5g、蜈蚣 1 条、土鳖虫 10g。

5 剂，水煎，每日 1 剂，分 3 次温服。

复诊：2021 年 6 月 11 日患者诉治疗后次日头痛已较前明显好转。查体枕大神经筋膜出口处轻微压痛，其余无明显压痛。按上法再于上述②③④定位点行针刀治疗，中药按原方减蜈蚣再服 5 剂。

回访：8 月初电话联系，患者诉近两月头痛发作过一次，症状较轻微，口服感冒冲剂后好转。

【按语】

《针灸资生经》曰："风池疗脑痛。"《胜玉歌》有"头风头痛灸风池"的记载。针刀具有针刺作用，针感强，针刺风池穴能疏通经络气血，从而调畅头颈部脉络之血运与气机，使头颈部疼痛得以缓解。针刀医学认为寰枢关节紊乱与枕神经痛的根源是颈项部软组织慢性损伤后导致动态平衡失调。针刀医学可以准确松解枕大神经筋膜出口处卡压及枕项局部肌肉挛缩、粘连，配合手法可纠正上段颈椎紊乱，使动态平衡失调恢复。且乳突与 C_2 棘突连线中点相当于风池穴，风池穴属足少阳胆经，又为与阳维脉之交会穴，一穴通多经，具有通经活络、疏风解热、清热开窍、明目益聪、调和气血的功效。

（冉涛声医案）

四、颈型颈椎病医案

病例 1

患者黄某某，女，51 岁，已婚，重庆市巫山县平河乡朗子村 4 社，务农。

就诊地点：重庆市巫山县中医院康复理疗科。

就诊时间：2021 年 7 月 2 日。

主诉：颈项部酸胀疼痛伴左肩背部牵涉疼痛，颈部活动不利 1 周。

现病史：患者常年从事农耕及重体力劳动，1 周前始感颈项部疼痛伴左肩背部牵涉疼痛，颈部活动不利，颈左右旋转时疼痛加重，无头疼、头昏，无恶心呕吐，无心慌心悸，无上肢放射疼痛及麻木。患者于 2021 年 6 月 25 日在某二级医院就诊，并行肩部 MRI 检查提示：1. 左冈上肌腱损伤。2. 左肩关节喙突滑囊及三角肌滑囊少许积液。在该院针灸理疗科行针灸、手法及物理治疗肩部疼痛，疗效欠佳。为求进一步诊治，经人介绍到我科就诊，门诊暂拟"1. 颈椎病 2. 肩袖损伤"收治入院。

体格检查：颈椎生理曲度存在，颈项部肌肉紧张，左侧 $C_{3\sim5}$ 颈椎棘突及棘突旁和横突尖部压痛明显，颈部水平向左旋转及向左侧屈活动时疼痛加重。左肩部周围无明显压痛点。颈椎椎间孔挤压试验阴性，臂丛牵拉试验阴性。舌淡，苔白，脉弦。

辅助检查：颈椎 MRI 检查提示无椎间盘膨出及突出。颈椎正侧位片提示颈椎退行性改变。颈椎椎体序列向左侧旋转。

诊断：颈型颈椎病（前中斜角肌和颈半棘肌损伤）。

治疗方法：针刀松解术。

(1) 体位：患者侧卧位，患侧在上。术者站立面向位于患者头顶方。

(2) 针刀定点：① C$_{3\sim5}$ 脊突旁开 1cm，关节突关节体表投影部。② C$_{3\sim5}$ 脊突旁开 2.5cm 椎体横突尖体表投影部（图 7-5）。

(3) 针刀手术操作：常规消毒、铺巾，用汉章Ⅳ号 0.8mm 针刀在定点处垂直皮肤、刀口与纵轴平行快速进针。当针刀抵达关节突关节骨面及横突后结节骨突部各切割 1～3 刀。当施术者操作时针刀下出现由紧变松时出针。

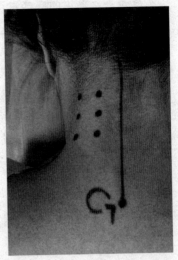

图 7-5　关节突关节、横突尖体表投影图

回访：2021 年 9 月 12 日我科对患者进行电话回访，了解到患者颈部疼痛及左肩背部牵涉疼痛完全消失，未再次复发。患者满意程度较好。

【按语】

患者颈项强直疼痛 1 周，且颈项部 C$_{3\sim5}$ 关节突关节部与横突部有明显压痛点。考虑颈部颈半棘肌和斜角肌损伤及颈脊神经后支受卡压刺激，因无上肢放射性疼痛和麻木，MRI 检查也未提示颈椎间盘突出，所以排除根性疼痛。因有肩背部疼痛，考虑颈关节突损伤刺激颈脊神经后支从而引起颈、肩部的疼痛。传统的手法针灸治疗都无法从根本上改善软组织损伤和关节力学平衡，更不能给予受卡压的脊神经后支减压，因此这种损伤重和症状明显的颈型颈椎病利用针刀微创才能达到减压和修复力学平衡之效。所以定点于 C$_{3\sim5}$ 关节突及横突部，松解颈半棘肌、斜角肌高应力起止点，对关节突关节囊减压解除对脊神经的刺激。从而达到缓解颈部之症状。

（刘云医案）

病例 2

患者汪某某，男，57 岁，住址：重庆市忠县忠州镇香山湖 19 号楼。

就诊时间：2021 年 7 月 1 日。

就诊地点：重庆市忠县中医院疼痛科。

主诉：颈项部、左侧肩胛区疼痛半年，加重 6 天。

现病史：半年前患者自诉因久坐伏案工作致颈项部、左侧肩胛区疼痛不适，夜间偶有左上肢麻木，无头晕头痛、脚踩棉花样感、间歇性跛行等，院外予针刺治疗好转。此后每遇久坐伏案上述症状皆加重。6 天前，患者因受寒后上述症状再次发作，疼痛难忍，自行拔罐、热敷均未见明显缓解，为明确诊断遂来我院就诊，门诊以"颈椎病"收入我科。饮食可，睡眠一般，二便可。

体格检查：神清，精神可，脊柱及四肢无明显侧弯畸形，颈椎后伸、左侧屈可诱发左侧肩胛区疼痛加重，项枕部、左侧肩胛内上角轻度压痛。叩顶试验（-），左侧椎间孔挤压试验（+），双侧臂丛神经牵拉试验（-）。四肢肌力、肌张力正常，生理反射存在，病理反射未引出。舌淡暗，苔白，脉浮。

主要诊断：中医诊断：项痹病（气滞血瘀）。

西医诊断：颈型颈椎病、高血压病 1 级（中危组）、2 型糖尿病、冠心病心功能 1 级。

治疗方法：针刀松解术，辅助热疗、理疗等对症治疗。

一诊：2021 年 7 月 10 日。

(1) 体位：患者取俯卧位，左上肢外展 90°，充分暴露施术部位（左侧肩胛区），定点肩胛外侧缘及内上角，术者立于患者左侧。

(2) 针刀定点：左侧大小圆肌、肩胛提肌压痛高敏点。

(3) 针刀手术操作：常规消毒铺巾，采用汉章Ⅳ号 0.8mm 针刀。①左侧大小圆肌：针刀刀口线与肩胛外侧缘成 90°，左手拇指触按肩胛外侧缘，右手握住针柄，快速刺入皮肤缓慢深入，针尖到达骨面后，每点切割松解 3～6 刀，出针后局部按压 5～10 分钟。②左侧肩胛内上角：刀口线与人体纵轴线成 45°，针体与刺入部位皮肤成 45°，快速刺入皮肤缓慢深入，针尖到达骨面后，局部小范围每点切割松解 3～6 刀，出针后局部按压 5～10 分钟。

注意：针尖到达骨面后，与其垂直，小范围切割，动作轻柔，不可深刺；在治疗肩胛内上角时，针尖不可垂直及向上，以免刺入胸腔，引发气胸。

二诊：2021 年 7 月 24 日。

症状：患者颈项部后伸、左侧屈时，左侧肩胛区疼痛较前缓解，诉左侧屈肘成 90°、前臂置于胫骨前上方时（屈髋、屈膝位），感肘关节内侧、食中指指尖麻木。

治疗方法：针刀松解术。

(1) 体位：患者取仰卧位，枕下垫薄枕，左上肢上举置于头旁，右上肢置于躯体右侧，充分暴露肘关节内侧，定点左侧肱骨内上髁，术者立于患者左侧。

(2) 针刀定点：左侧尺神经沟（图 7-6）。

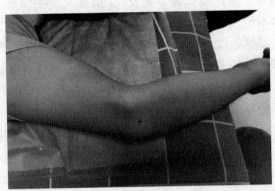

图 7-6　左侧尺神经沟定点图

(3) 针刀手术操作：常规消毒铺巾，采用汉章Ⅳ号 0.8mm 针刀。左手食指尖拨开神经、血管，右手持针刀，使刀口线与尺神经走行方向平行，快速刺入皮肤，沿着尺骨鹰嘴外侧缘骨面缓慢深入，触到粘连挛缩的肌腱进行切割松解 3～6 刀。

注意：患者如有轻微触电感立即停止松解，调整方向，以患者麻木缓解为度。局部勿注射麻药，防止针刀损伤尺神经，导致尺神经麻痹；动作轻柔，不可过度提插，小范围松解。

术后回访：患者颈项部后伸、左侧屈时，左侧肩胛区疼痛明显缓解，诉左侧屈肘成 90° 及前臂置于胫骨前上方时（屈髋、屈膝位）未感肘关节内侧及食 / 中指指尖麻木，余无特殊不适。

【按语】

臂丛神经穿行过程中，肩胛提肌的挛缩可间接导致臂丛神经受到卡压，从而诱发上肢疼痛。尺神经从臂丛神经分支分出后沿着上肢内侧，途经肱骨内侧髁，在尺神经沟下穿行，此处肌群的卡压可引起前臂内侧疼痛。但需注意的是尺神经是弱神经，损伤后无代偿，在针刀针刺尺神经沟时，需缓慢行针，如有串麻感应立即稍退针刀并向旁侧调整进针。

（谢小林医案）

病例 3

银某某，女，48 岁，重庆市铜梁区农民。

就诊时间：2021 年 7 月 26 日。

就诊地点：重庆市铜梁区中医院骨伤科。

主诉：反复颈项部酸痛 6 个月，复发加重 1 周。

现病史：6 个月前患者因埋头工作后出现颈项强痛，转动不灵，以左侧为重，经休息缓解。常因埋头做事复发。1 周前又复发加重，症见颈项左侧酸痛沉重、强直不舒，双上肢无明显疼痛、麻木。纳眠可，二便调。

体格检查：C$_{3/4、4/5、5/6}$ 棘突间压痛，左侧项筋膜紧张，C$_{4/5、5/6}$ 棘突间及 C$_{3\sim5}$ 左侧棘突旁、C$_4$ 右侧棘突旁压痛。舌质淡红，苔薄黄微腻，脉细弱。

辅助检查：MRI 示：1.C$_{3/4、4/5、5/6}$ 椎间盘突出；2. 颈椎退行性变。

主要诊断：颈型颈椎病。

治疗方法：针刀松解术，加中药九味羌活汤合桂枝加葛根汤。

(1) 体位：患者取俯卧位，术者立于治疗床的右侧，选用汉章Ⅳ号 0.8mm 针刀。

(2) 针刀定点：标记 C$_{4/5、5/6}$ 棘突间、C$_{3\sim5}$ 左侧关节突、C$_4$ 右侧关节突压痛点（图 7-7）。

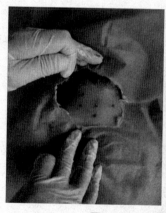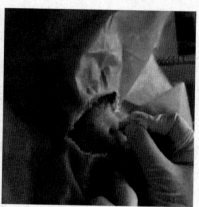

图 7-7　棘突间、关节突关节定点图

(3) 针刀手术操作：常规消毒铺巾，选用汉章Ⅳ号 0.8mm 针刀，于各定点处使针刀刀口线与颈部纵轴平行，针体与刺入部位皮肤垂直，绷紧皮肤，快速刺入皮下，停顿 3 秒，分层缓慢松解，纵行疏通，切割至刀下松动，每点切割松解 3～5 刀。退针至皮下，十字形切开松解项筋膜，出刀，压迫止血。

注意：应严格选择施术范围、进针角度、进针深度，不强求到达骨面。

中药治疗：羌活 9g、防风 9g、白芷 9g、苍术 9g、细辛 3g、川芎 9g、黄芩 6g、白芍 9g、葛根 15g、桂枝 9g、生姜 6g、炙甘草 6g。

5 剂，水煎服，每日 1 剂，1 日 3 次。

复诊：2021 年 8 月 2 日患者诉颈项强、酸重痛明显减轻，原方再服 7 剂。嘱坚持做颈部操锻炼，避免长时间埋头工作。

回访：服完药 2 周电话回访，患者颈项痛完全消失，活动功能正常。嘱继续坚持做颈部操锻炼，避免长时间埋头工作，以防复发。

【按语】

整体辨病辨证是论治的前提和先决条件，目的是准确辨治，确定病位，提高针刀治疗颈椎病的安全性和临床疗效。本例通过问诊、触诊，结合 MRI 片，确定病位不在椎管内，而在颈椎棘突间及椎旁，触及的筋膜紧张点及压痛点就是病位，就是治疗点，用针刀纵行疏通，切割松解 3～5 刀，待刀下变柔软，退针至皮下，十字形切开以对项筋膜减张。关于针刀进入深度的问题，就是损伤在哪一层，治疗就在哪一层，找到针感，切到病变组织时，针刀有坚韧感，阻力较大，切割数刀，刀下变软即可，不强调非到骨面，以免增加损伤。做到针刀攻其外，松解软组织的瘢痕、粘连、挛缩、堵塞，恢复颈部软组织动静力平衡失调；然后运用中药调其内，以祛风散寒、除湿止痛；颈部功能锻炼巩固疗效，防止复发。这即是真正践行了治病－康复－防复的治未病理念。

（郭云医案）

病例 4

廖某某，女，60 岁，重庆市荣昌区居民。

就诊时间：2021 年 5 月 20 日。

就诊地点：重庆市荣昌区人民医院康复医学科。

主诉：枕后部头痛伴间断头晕 1 个月。

现病史：患者于 1 个月前无明显诱因出现头痛，枕后部疼痛明显，偶有头晕症状，左侧旋转稍受限，可诱发枕后部疼痛。患者自行口服止痛药物（具体药物不详），未见明显缓解，于今日到我院康复科就诊。就诊时症见：头痛，枕后部较重，上肢无麻木感，无踩棉花感，睡眠一般，纳可，大小便正常，舌淡苔白，脉弦。既往有"腔隙性脑梗死"病史，否认高血压病史，糖尿病病史，否认凝血功能异常病史，外伤史。

体格检查：血压：130/80mmHg。颈椎各方向活动度正常，双侧枕骨下项线均有压痛，左侧压痛更明显，C_1 双侧横突、C_2 棘突处均有压痛，局部可触及筋结，双侧 $C_{2\sim3}$ 关节突关节、左侧 $C_{3\sim4}$ 关节突关节均有压痛，胸锁乳突肌无压痛，双侧斜方肌轻压痛，双侧霍夫曼征（－），肱二头肌肌腱反射、肱三头肌肌腱反射、桡骨膜反射均对称引出，臂丛神经牵拉实验（－），屈颈旋转实验（－），四肢肌力肌张力正常。舌淡，苔白，脉弦。

辅助检查：颈椎正位（张口位）、颈椎侧位 X 线片（本院）示枢椎齿状突距左右侧块距离分别为 2.5cm、3.7cm，提示寰枢关节半脱位可能。颈椎退行性改变。

主要诊断：颈型颈椎病。

治疗方法：针刀松解术 + 寰枢关节冲击法。

(1) 体位：患者取俯卧位，术者立于治疗床的左侧。采用汉章Ⅳ号 0.8mm 针刀。

(2) 针刀定点：① C_2 棘突；②双侧 $C_{2\sim3}$ 关节突关节压痛点、左侧 $C_{3\sim4}$ 关节突关节压痛点；③双侧枕骨上下项线之间枕项部即头后大直肌及下项线外侧的头上斜肌的枕骨附着点（图 7-8）。

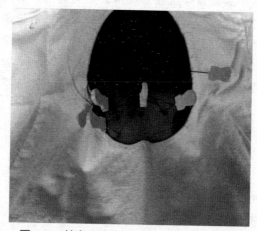

图 7-8　棘突、关节突关节、项平面定点图

(3) 针刀手术操作：常规消毒铺巾，上①中刀口线与人体背部纵轴约成 90°；上②中针体与后正中矢状面约成 45°；上③中刀口线与人体纵轴平行，针体与颈部皮肤成 30°～40°，快速刺入皮肤。针刀治疗枕部进针深度控制在 1.5cm 左右，颈部进针深度控制在 2.5～4.5cm，均到达骨面后进行松解，每点 3～6 刀。

针刀术毕，患者无不适，患者取仰卧位，术者正坐于患者头部上方，术者右手托持患者后颈部或枕后部，右手拇指按压于右侧寰枕关节的后方，左手掌从左侧托住患者颏下，两手协同用力，先纵向牵引使颈部放松，再将头部向左旋转达终末位，在保持纵向牵引的基础上，加以顿拉牵引和适当的左旋闪动冲击力使患者头部向左侧继续旋转 3°～5°，听到小关节的弹响声，完成矫正。缓慢使患者颈部回复中立位（图 7-9）。

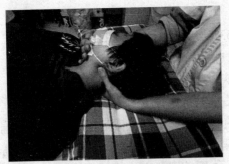

图 7-9 整脊手法示意图

注意：①应严格遵循无菌手术原则进行针刀闭合性手术操作，选择施术范围、控制进针角度、进针深度；有时Ⅳ号针刀不能到达骨面，治疗效果同样理想。②对于存在颈椎不稳定性骨折、严重骨质疏松、脊椎结核、脊椎肿瘤、出血性疾病等相关性疾病是针刀治疗和冲击手法的禁忌证；③对于关节和软组织的急性损伤、出血、肿胀、疼痛剧烈、激惹痛严重、患者不能耐受的可暂时不用冲击手法治疗；④要求操作者熟练掌握针刀操作规范、冲击手法的技巧，避免暴力整复，给患者造成二次损伤。

复诊：2021 年 5 月 27 日患者诉头痛缓解约 40%，已无头晕症状。继续上法针刀治疗、结合手法矫正一次。

复诊：2021 年 6 月 4 日患者诉头痛症状已基本缓解，颈椎活动自如，能够正常生活、娱乐，效果满意。

回访：本患者经过两次针刀结合手法矫正的治疗后，远期电话随访，患者症状已完全消失，未再复发，能够正常地生活，参与社会娱乐活动，生活质量明显提高，效果满意。

【按语】

临床上发现，许多头痛、头晕、颈痛、枕下痛、咽部异物感、吞咽困难的患者多与颈椎病有关，特别是上颈段颈椎病，也有人称为上颈椎综合征。上颈段通常指 C_1、C_2 椎体与其附属结构。由于 C_1、C_2 形态特殊，与其他颈椎不同，C_1、C_2 间无椎间盘、上颈段病变引起的临床症状和体征主要应为 C_1、C_2 位置关系改变和骨质增生所致。查体可见 C_2 棘突偏歪、压痛、局部关节突关节压痛、局部可触及筋结样改变等表现，用针刀松解上述部位及头枕部压痛点，再通过寰枢关节冲击法手法矫正寰枢关节错位，调节软组织的平衡，达到骨正筋柔的目的，往往会收到满意的效果。

（周强医案）

病例 5

孙某某，男，53 岁，重庆市丰都县人。

就诊时间：2021 年 6 月 18 日。

就诊地点：重庆市丰都县中医院针灸科。

主诉：颈部及右肩背部强痛 3 年，加重 1 周。

现病史：3 年前，患者长时间伏案后出现颈项部强痛牵涉右肩背部酸胀痛。之后，症状反复发作，每于长时间低头、劳累、受凉后加重。在家自行热敷、揉按后好转。1 周前因伏案工作后再次出现颈项部强痛及肩背部酸胀痛明显加重，无头痛、眩晕、双上肢放射性疼痛、四肢乏力、踩棉花感等症状。于今日到我院针灸康复科就诊。

体格检查：颈椎生理曲度尚存，颈、胸椎旁肌肉痉挛，斜方肌、菱形肌紧张，$C_3 \sim T_{12}$ 椎旁压痛，右侧肩胛周围压痛明显，胸小肌、胸大肌交界处触及条索硬结，肩井、天宗、天秉等穴压痛明显，叩顶试验（+），手上"4"字试验（+），臂丛神经牵拉试验（-），椎间孔挤压试验（-），椎动脉扭曲试验（-），双上肢肌力、肌张力正常，腱反射正常，双上肢远端血供、感觉正常。舌淡暗，苔白，脉沉弦。

辅助检查：颈椎 MRI 提示 $C_{3/4}$ 椎间盘突出（后正中型），$C_{5/6}$、$C_{6/7}$ 椎间盘膨出。颈椎退行性改变。

主要诊断：颈型颈椎病。

治疗方法：针刀松解术。

(1) 体位：患者取俯卧位及仰卧位，术者立于患者右侧。

(2) 针刀定点：①右侧大小圆肌条索状压痛点，②右侧颈部乳突前下方胸锁乳突肌附着点，③右侧肩胛骨喙突内下方胸小肌附着点(图 7-10 和图 7-11)。

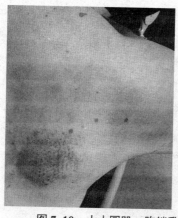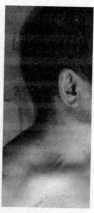

图 7-10 大小圆肌、胸锁乳突肌定点图

(3) 针刀手术操作：常规消毒铺巾，采用汉章Ⅳ号0.8mm针刀。①松解右侧大、小圆肌条索状压痛点，刀口线与大、小圆肌肌肉走行方向一致，针刀体与皮肤成80°～90°；快速刺入皮肤，进针深度在2～3cm，分层缓慢松解、剥离3～5刀；②松解颈部乳突前下方胸锁乳突肌附着点，刀口线与胸锁乳突肌肌肉走行方向一致，针刀体与皮肤成30°～40°，快速刺入皮肤，分层缓慢松解、剥离3～5刀；③松解肩胛骨喙突内下方胸小肌附着点，刀口线与胸小肌肌肉走行方向一致，针刀体与皮肤成30°～40°，快速刺入皮肤，缓慢进针至喙突，逐层层松解、剥离3～5刀。

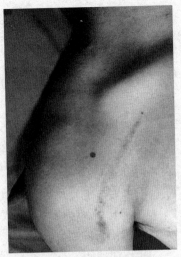

图7-11 胸小肌于喙突处
附着点体表图

注意：应严格选择施术范围、进针角度及进针深度，消毒应全面彻底。

回访：术后7天电话告知颈项部强痛牵涉右肩背部酸胀痛较前明显好转，颈椎及肩关节活动尚可，由于工作未继续巩固治疗。1月后随访诉劳累后肩背部时有胀痛，休息后缓解，嘱其注意休息、避风寒。

【按语】

中医学无"颈椎病"一词，通常将其归为"项痹""肩颈痛""痹证"的范畴，风、寒、湿邪客于经筋，导致经络阻滞，气血不通，不通则痛。《灵枢·刺节真邪》指出："一经上实下虚而不通者，此必有横络盛加于大经，令之不通，视而泻之。"认为"横络"会造成经脉不通，解除横络的卡压是疏通经络的关键。颈型颈椎病患者身上相应部位的条索、结节、压痛点所在处就是邪气聚集的场所，针刀通过松解的方式调节了颈部的生物力学平衡和局部代谢，使症状得以缓解。

（刘晓嵘医案）

病例6

黎某某，男，59岁，重庆市垫江县教师。

就诊时间：2020年10月08日。

就诊地点：重庆市江北区。

主诉：反复右侧颈肩部疼痛1年余。

现病史：患者于1年前无明显诱因出现右侧颈肩部疼痛不适，呈持续性胀痛，低头、长期伏案工作后疼痛症状可加重，休息活动后疼痛减轻，伴有右侧肩部僵硬胀痛不适。患者遂于垫江县人民医院就诊，行颈椎 MRI 提示：颈椎生理曲度平直，颈 $C_{4/5、5/6}$ 椎间盘轻度变性、突出。考虑诊断：颈型颈椎病，未行相关系统治疗。4 个月前，患者上述症状有所加重，患者为求进一步诊治，遂到我科门诊就诊，考虑诊断为"颈型颈椎病"，发病以来精神状态一般，无恶寒发热，饮食正常，夜寐不安，体重无明显变化，大便正常，小便正常。

体格检查：NRS 评分：5 分，步入病房，颈椎生理曲度变直，颈部皮肤未见异常，颈椎活动正常，颈部肌肉紧张，颈椎各棘突、间隙无明显压痛，无放射痛及麻木感，右侧颈后、颈侧及颈前肌群明显压痛，右侧菱形肌压痛，冈上肌压痛，椎间孔挤压试验（-），臂丛神经牵拉试验（-），加强试验（-），压顶试验（-），引颈试验（-），前屈旋顶试验（-），腕关节背伸、腕关节掌屈及指伸展、指屈曲、指内收外展活动无明显异常，双侧肱二头肌肌力、肱桡肌肌力、肱三头肌肌力正常，双侧肱二头肌腱反射、肱三头肌腱反射、桡骨膜反射正常，浅反射存在，双侧霍夫曼征未引出。中医望、闻、切诊：望之少神、表情正常，面色少华，体型适中，行动自如、精神一般、发育正常、营养中等，语声低微、言语清晰、呼吸如常，无咳嗽，无呕吐、太息、呻吟、腹鸣之声；无异常气味。舌质红，苔薄白，脉沉细。

辅助检查：颈椎 MRI 提示颈椎生理曲度平直，$C_{4/5、5/6}$ 椎间盘轻度变性、突出。

主要诊断：中医诊断：项痹病气滞血瘀证；西医诊断：颈型颈椎病。

治疗方法：超声引导下左侧 $C_{4/5、5/6}$ 小关节针刀松解术。

（1）医患沟通：向患者解释超声引导下小针刀技术的操作流程，并提前告知患者可能配合的动作，最大化取得患者配合和信任。治疗前签署知情同意书。

（2）物品准备：一次性麻醉包、小针刀 1 支、无菌保护 1 套、耦合剂 1 支、2% 利多卡因 1 支、维生素 B_{12} 和复方倍他米松注射液（得宝松）各 1 支、10ml 生理盐水 2 支、5ml 注射器 1 支、超声 1 台。

（3）医生准备：医生洗手、戴口罩、穿无菌手术衣、戴手套。

（4）患者步入治疗室，取侧卧位，右侧在上，充分暴露颈部，患处局部消毒 3 遍，铺洞巾，将高频探头用无菌保护套包裹，将高频探头纵向放置于患者的颈项线，将探头缓慢由内侧或者外侧前后移动，获得一个清晰可见的锯齿状关节柱的影像，其中上下关节突两个高回声区域之间的一个低回声区域就是上下关节突关节（图 7-12），将探头从头向尾侧移动计数。

找到 $C_{4/5、5/6}$ 的关节突关节，采用平面内进针，在选定的穿刺点进针，显示针尖穿至 $C_{4/5}$ 关节突关节处用 1ml 混合液（维生素 B_{12}+0.5% 利多卡因 + 复方倍他米松注射液＋生理盐水）局部麻醉，再将针后退后向 $C_{5/6}$ 关节突关节处用 1ml 混合液局部麻醉，取针后再将小针刀于超声可视下穿刺到关节突关节处进行先行纵向剥离，后行横向剥离（图 7-12），将针刀后退，再向 $C_{5/6}$ 关节突关节处穿刺，到达靶点后先行纵向剥离，后行横向剥离。后迅速出针，以无菌棉球按压针孔约 1 分钟，贴无菌贴，观察 5 分钟后，患者无不适，安返诊区。嘱注意事项：①卧床休息，减少活动；②穿刺点 3 日内避免沾水：③如有不适立即告知医生。

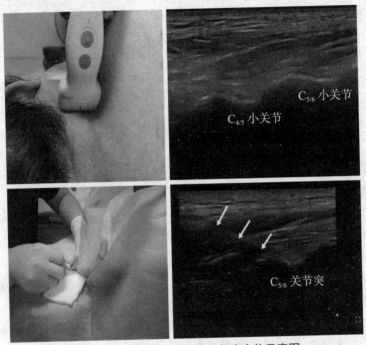

图 7-12　关节突关节操作及超声定位示意图

　　术后第二天给予隔物灸治疗（左侧颈部夹脊、颈百劳、肩中俞、肩外俞、肩井、肩髃、肩髎、巨骨每日一次隔姜灸）、中药封包治疗（大）（每日一次右肩部，12cm×15cm）、中医定向透药治疗（每日一次右肩部）等通络止痛。

　　2020 年 10 月 13 日复诊：患者诉颈部及右侧肩部疼痛较前明显改善，颈部活动时无僵硬感，肩胛骨区域胀痛感减轻，低头后仰左右旋转时颈部无明显胀痛。

　　回访：1 月后患者颈部及肩部疼痛基本消失，长期低头工作后偶发出现右侧肩胛骨内侧缘胀痛，目前不影响生活，活动后减轻，后自行用氟比洛芬巴布膏贴患处，每日 1 次后明显改善。

【按语】

"颈型颈椎病"在中医学中属"项痹"范畴，主要是由于肝肾不足，筋骨失于濡养，又因风寒邪气外侵，致经络受阻、气血运行不畅而发病。颈椎在脊柱中活动度最大，但因过度活动、外伤、不正确姿势，致其肌肉韧带处于不平衡状态，久之则导致肌肉韧带劳损、炎症、水肿，从而形成筋结、条索、结节等压痛点。《灵枢·九针十二原》："毫针者，尖如蚊虻喙，静以徐往，微以久留之而养，以取痛痹。长针者，锋利身薄，可以取远痹。"《灵枢·官针》："病痹气暴发者，取以员利针。"故"项痹"常以传统针刺治疗，但其疗程长、易复发，而针刀既有针刺作用，又能起手术松解之效，起到"以松治痛"的效果，同时，取太阳、少阳经穴，疏通项背经络气血，再起活血化瘀、通络止痛之效。

（邹德生医案）

五、颈型颈椎病伴肩胛上神经卡压症医案

魏某某，女，42岁，重庆市武隆区公务员。

就诊时间： 2021年7月13日。

就诊地点： 重庆市武隆区中医院针灸科。

主诉： 项背部胀痛10余年，加重伴左肩部软痛1月。

现病史： 患者为公务员，长期低头伏案工作，10年前始出现项背部疼痛，经常在院外按摩调理。1月前长期伏案，感项背部疼痛加重，酸胀为主、牵扯感明显，夜不能寐，伴情绪烦躁，无头晕及肢体麻木感。

体格检查： $C_4 \sim T_3$ 棘突及棘突旁压痛，$C_{4 \sim 6}$ 椎棘突旁压痛以左侧为甚，左肩胛内上角压痛，可触及条索状硬结，$T_{2、3、4}$ 棘突压痛明显；左侧压颈试验（+），右侧压颈及双侧臂丛神经牵拉试验（-）。舌暗红，苔薄白，脉弦。

辅助检查： 颈椎DR片提示颈椎生理曲度变直，$C_{5/6}$ 椎间隙狭窄。颈椎MRI示 $C_{5/6、6/7}$ 椎间盘突出右侧为甚，$C_{5/6}$ 椎板炎。

主要诊断： 颈型颈椎病、肩胛上神经卡压症。

治疗方法： 针刀松解术。

(1) 体位：患者取俯卧位，胸部垫枕，颈部前屈30°～40°；术者立于治疗床的左侧。

(2) 针刀定点：①$C_{4 \sim 6}$ 棘间旁开2cm小关节定点，$T_{2 \sim 4}$ 棘突间左旁开2.5cm椎板定点；②左肩胛内上角与 C_6 棘突连线中点，其他周围硬结反应点（图7-13）。

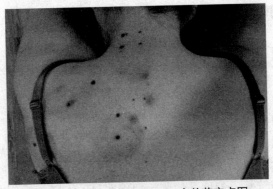

图 7-13 C$_{4\sim6}$ 棘间旁开 2cm 小关节定点图

(3) 针刀手术操作：常规消毒铺巾，用汉章 Ⅳ 号 1.0mm 针刀。①松解，针刀体垂直于皮肤，刀口线与脊柱纵轴平行；②松解，针刀体向下与皮肤成 45°，刀口线与该肌纤维方向平行，刀锋贴左大拇指尖快速进针达骨面，患者出现酸胀感时，纵向切割 3～4 刀后横向摆动针刀体，即可出针刀。针眼处拔罐留置 10 分钟，消毒后用创可贴覆盖针眼。

注意：在颈椎棘突旁开小关节点治疗时应避免刺入椎管内或损伤到椎动脉。胸椎椎板处缓慢进针到骨面后点刺 3～4 刀出针，胸椎椎板处及肩胛提肌止点治疗要避免针体刺入胸腔造成气胸可能。

理疗：颈项部中频、中药封包，针刀术后 3 天开始，每日 1 次，治疗 1 周。

中药治疗：葛根 15g、麻黄 6g、桂枝 10g、白芍 15g、甘草 3g、姜黄 15g、延胡索 15g、鸡血藤 18g、合欢皮 15g、柴胡 10 g。

7 剂，水煎，每日 1 剂，分 3 次温服。

回访：2021 年 8 月 28 日电话回访患者诉疼痛明显改善，心情较前明显好转，嘱患者加强颈项部锻炼，避免长期低头伏案工作。

【按语】

本病例临床上容易忽略，颈椎病常诱发肩胛上神经卡压引起肩背部疼痛。肩胛上神经起于臂丛上干，由 C$_{5\sim6}$ 和部分 C$_4$ 神经纤维组成，向下外方走行，与肩胛骨的上缘平行，经斜方肌及肩胛舌骨肌深层，至肩胛切迹处与肩胛上动脉并行，然后经肩胛横韧带下侧至冈上肌。其分支支配冈上肌、肩关节及肩锁关节继而伴肩胛上动脉绕过肩胛颈切迹至冈下窝，支配冈下肌，在冈下窝内分出到关节的小支。针刀治疗的作用在于剥离、松解肩胛横韧带，解除其对肩胛上神经的压迫，使疼痛缓解。

（陈润林医案）

六、项韧带劳损医案

李某某，男，58岁，重庆市武隆区教师。

就诊时间：2018年12月5日。

就诊地点：重庆市武隆区中医院针灸科。

主诉：颈项部酸胀强痛30余年，加重1个月。

现病史：患者为教师职业，长期低头伏案工作，30余年前始出现颈项部疼痛，经常在个体诊所处按摩理疗。1个月前因长期加班，感颈项部疼痛加重，低头时疼痛较甚，颈项部酸胀、僵硬明显，不能持续用电脑、低头看手机，夜间睡眠差，伴情绪烦躁，无头晕及肢体麻木。

体格检查：枕外隆突压痛，$C_{2\sim6}$棘突压痛，以$C_{3、4、5}$棘突压痛明显，可触及条索状硬结。舌紫暗，苔略厚，脉沉弦。

辅助检查：颈椎DR片提示颈椎生理活动变直，项韧带钙化。

主要诊断：项韧带损伤。

治疗方法：针刀松解术。

(1) 体位：患者取俯卧位，胸部垫枕，颈部前屈30°～40°，术者立于治疗床的左侧。

(2) 针刀定点：项韧带起点（$C_{2\sim6}$棘突），项韧带止点（枕外隆突下缘压痛点），钙化灶及周围硬结反应点（图7-14）。

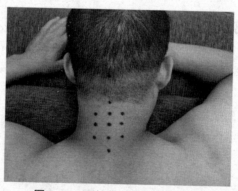

图7-14 项韧带、小关节定点图

(3) 针刀手术操作：常规消毒铺巾，用汉章Ⅳ号1.0mm针刀。①松解项韧带起点处，刀口线与人体纵轴一致，针刀体向头侧倾斜成45°，经皮肤、皮下组织到达颈椎棘突，纵疏横剥2～3刀。②松解项韧带止点处，刀口线与人体纵轴一致，针刀体向足侧倾斜成45°，针刀经皮肤、皮下组织到达枕外隆突下缘或两侧点，调转刀口线铲剥2～3刀。③松解钙化灶及周围硬结反应点，于钙化灶或硬结点上下左右紧贴其铲剥至刀下松动感。术毕刀口处以创可贴外敷。

注意：操作时以骨面为标志，注意针刀刺入的深度，最好待针刀达骨面后再行操作，避免误刺入颈椎管或枕骨大孔造成严重后果。在枕项部发际内操作时，除常规皮肤消毒外，还应将进针点周围的皮肤消毒，必要时可将头发剃除以防止感染。

手法治疗：嘱患者仰卧位，去枕使颈椎呈水平位，医者坐其头侧，用左侧托住枕项部，右手托住下颌，持续用力牵引30秒，再快速用力牵拉1次，操作2次。

理疗：①TDP照射颈项部，②颈项部中药封包＋蜡疗。针刀治疗后3天进行，每日1次，疗程1周。

回访：2019年1月12日电话回访患者诉颈项部疼痛明显改善，心情较前明显好转，嘱患者加强颈项部锻炼，避免长期低头伏案工作。

【按语】

项韧带系在项中线呈矢状位的板状韧带，为一双层弹性纤维肌间隔，起于寰椎后结节及$C_{2\sim7}$棘突，止于枕外隆突上下限。项韧带损伤是头部过度前屈、长期持续低头致项韧带慢性损伤，产生无菌性炎症、变性、硬化、钙化、骨化。针刀治疗是通过剥离、松解项韧带及附近肌肉挛缩、粘连，减轻韧带张力，改善局部微循环等，使局部力平衡失调得到改善，达到"以松制痛"。项韧带部位与督脉循行一致，针刀疗法可激发经络感传，使局部肌筋舒展、气血流通，从而达到"通则不痛"。

（熊莲娟医案）

七、上斜方肌劳损医案

曹某某，男，40岁，重庆市江津区律师。

就诊时间：2021年7月17日。

就诊地点：重庆市江津区中医院刁鹏名中医工作室。

主诉：颈肩部僵硬疼痛5年，加重伴间断性头晕、心慌1年。

现病史：患者5年前因为久坐、长期伏案工作后出现颈肩部僵硬疼痛，于保健按摩店按摩治疗后可缓解数小时。由于工作需要仍旧维持长期久坐、长期伏案工作状态，导致颈肩部僵硬疼痛进行性加重，并于1年前开始出现间断性头晕、心慌，多次到保健按摩店按摩治疗后无效，遂于今日上午前来工作室就诊。

体格检查：后项及两侧肩颈部肌肉僵硬，颈椎棘突、颈椎两侧关节突关节、颈椎两侧横突尖均无压痛，项平面、下项线、肩胛冈等上斜方肌附着处压痛明显；屈颈试验（−），压顶试验（−），臂丛牵拉试验（−）。整体力线查体：头呈后仰状态，肩背部呈拢肩、耸肩、圆背状，双肩中部上斜方肌膨隆明显，C_7棘突处膨隆呈本人拳头大富贵包。舌淡，苔白，脉沉弦。

辅助检查：颈椎正侧双斜位 DR 提示颈椎曲度变直，余无异常。

主要诊断：上斜方肌劳损。

治疗方法：针刀松解术。

(1) 体位：患者取俯卧位于治疗床上，术者立于治疗床的顶端。

(2) 针刀定点：①后项部 C_2、C_4、C_6、T_1 棘突左侧旁开 1.5cm、3cm 各定 1 点，②C_7 棘突至左肩峰连线每间隔 2cm 各定 1 点，③左肩胛冈内侧端至外侧端每间隔 2cm 定 1 点（图 7-15）。

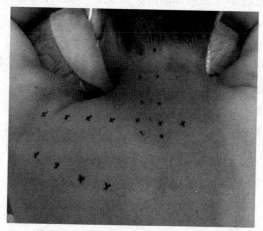

图 7-15　小关节、C_7棘突至左肩峰连线、肩胛冈定点图

(3) 针刀手术操作：常规消毒铺巾，采用汉章Ⅲ号 0.6mm 针刀，上①中所定点刀口线与人体背部纵轴约成 90°，②中所定点刀口线与人体背部纵轴平行，③中所定点刀口线与肩胛冈平行，针体均与刺入部位皮肤垂直，快速刺入皮肤，缓慢到达皮下第一层上斜方肌，分别对其垂直纤维、平行纤维和斜行纤维中的挛缩变性部分进行切割松解，每点切割松解 6～10 针刀。全程操作未使用麻醉药物。

注意：应严格选择施术范围、进针角度、进针深度，刀口必须与骨纤维呈垂直状态，切割必须保证在浅层的上斜方肌，以穿透挛缩的上斜方肌的浅层和深层筋膜为度。

复诊：2021年7月20日，患者诉左侧颈肩部僵硬疼痛明显减轻，近几日未出现头晕心慌。遂于右侧施行与左侧一样的定点针刀治疗1次。

回访：2021年7月30日，笔者电话回访，患者述经两次针刀治疗后，颈肩部僵硬疼痛减轻80%以上，且未再出现头晕心慌症状。8月26日，电话回访，患者诉已无明显疼痛，无头晕心慌症状。

【按语】

大多数慢性疾病的根本致病因素是营养失衡，而营养失衡由局部组织出现张力，或者其周围存在张力导致。内压增高，营养物质无法通过正常循环进入有张力的组织内，使得组织在做功时对能量物质彻底消耗，产生大量燃烧代谢不彻底的物质，但这些物质又很难通过机体正常的代谢途径被排出到体外，从而蓄积于体内，随着体液的循环在机体内运转。不管它们在体内何处，都可能会对机体内各个器官的做功产生影响，最终导致疾病的发生。应用针刀来解除张力，使组织得到充分的营养，有了自我修复的条件，就不会再产生过多、过量的代谢产物，这就是整体力线调整的目的。相对于中医的针灸针来说，针刀通过对病变组织进行切割、松解和减压，达到了解除局部张力、恢复局部力平衡的目的，调整了整体力线的失衡，发挥了针灸针所不能起到的作用，这就是针刀治疗疾病的原理。

针刀调整力线的目的是给机体自我修复提供最佳条件，这完全符合中医的疏通经络、调理气血等理念。本病案根据整体力线查体分析，头后仰伴有颈椎曲度变直、扰肩、耸肩、圆背，多为上斜方肌损伤，因此，我们的治疗主要是针对上斜方肌肌腹内的挛缩变性肌纤维进行切割和松解，疗效显著。

（刁鹏医案）

八、胸锁乳突肌劳损医案

周某某，男，45岁，重庆市江津区企业管理人员。

就诊时间：2021年7月10日。

就诊地点：重庆市江津区中医院刁鹏名中医工作室。

主诉：双上肢胀痛麻木1年，加重伴右侧拇、食指尖麻木3个月。

现病史：患者1年前因为长期伏案工作、长时间浏览手机后出现双上肢胀痛麻木，时轻时重，偶于保健按摩店按摩治疗后可缓解数小时。3个月前双上肢胀痛麻木加重，并出现右侧拇、食指麻木，遂于1个月前到重庆市江津区中医院针灸科住院进行针灸、中频、推拿治疗，诸症缓解不明显，于今日上午前来工作室会诊治疗。

体格检查：后项及两侧肩颈部肌肉无明显僵硬，颈椎棘突、颈椎两侧关节突关节、颈椎两侧横突尖均无压痛，项平面、下项线、肩胛冈等上斜方肌附着处无压痛，双侧胸锁乳突肌上、中、下段均能找到明显的提捏压痛点各1处；屈颈试验（－），后仰试验（＋），压顶试验（－），右侧臂丛牵拉试验（＋）。整体力线查体：头呈后仰状态，下颌前探，颈椎整体性前移。舌淡，苔白，脉沉。

辅助检查：颈椎正侧双斜位DR摄片提示颈椎曲度变直，轻度反弓，余无异常。

主要诊断：颈椎病（神经根型）。

治疗方法：针刀松解术。

(1) 体位：患者取仰卧位于治疗床上，术者立于治疗床的顶端。

(2) 针刀定点：右侧胸锁乳突肌乳突至胸锁关节每间隔2cm定1点，避开颈外静脉（图7-16）。

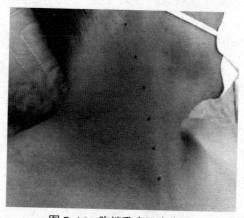

图7-16　胸锁乳突肌定点图

(3) 针刀手术操作：常规消毒铺巾，采用汉章Ⅲ号0.6mm针刀，刀口线与胸锁乳突肌肌纤维约成90°，针体与刺入部位皮肤垂直，快速刺入皮肤，缓慢到达皮下第一层胸锁乳突肌，分别对其胸骨头和锁骨头肌纤维中的挛缩变性部分进行切割松解，每点切割松解3～5刀。全程操作未使用麻醉药物。

注意：应严格选择施术范围、进针角度、进针深度，刀口必须与肌纤维呈垂直状态，切割必须保证在浅层的胸锁乳突肌，以穿透挛缩的胸锁乳突肌的浅层筋膜和肌纤维中的挛缩变性纤维为度，不可突破其深层筋膜。

复诊：2021年7月20日，患者诉右上肢胀痛麻木明显减轻，左上肢胀痛麻木未见缓解。遂于左侧施行与右侧一样的定点针刀治疗1次。

回访：2021年7月30日，笔者电话回访，患者诉经两次针刀治疗后，双上肢胀痛麻木以及右拇食指麻木减轻 90% 以上。8 月 26 日，电话回访，患者诉诸症完全消失。

【按语】

患者诊断非常明确，典型的神经根型颈椎病，近 1 个月的针灸、中频和推拿治疗几乎未取得疗效。笔者根据整体力线查体分析，头后仰、下颌前探，颈椎曲度变直，甚至反弓，颈椎整体性前移，并于双侧胸锁乳突肌上、中、下段均找到了明显的提捏疼痛点各 1 处，此种情况多为胸锁乳突肌损伤。我们治疗主要是针对胸锁乳突肌肌腹内的挛缩变性肌纤维进行切割与松解治疗，解除了痉挛和挛缩的胸锁乳突肌病变部位的高张力，一方面缓解了颈椎前方力线的拉力，另一方面也为变性的胸锁乳突肌修复创造了条件，疗效明显。

（刁鹏医案）

九、神经根型颈椎病医案

病例 1

刘某某，男，35 岁，重庆市巴南区运输服务人员。

就诊时间：2021 年 5 月 3 日。

就诊地点：重庆市中医骨科医院针灸科。

主诉：颈肩痛伴右上肢胀痛、麻木 1 周。

现病史：患者于 1 周前因受凉后出现颈项强痛，并伴右侧肩部、肩胛部胀痛，以及右上肢胀痛、麻木，尤以久坐伏案后为明显。无头晕、恶心、眼花、视物旋转等症状。患者先后到当地医院及私人诊所行静脉输液（具体药物不详）、内服药物、推拿等治疗后症状未见明显缓解，遂来我院门诊就诊。

体格检查：颈项部肌肉紧张，$C_{4\sim6}$ 椎棘间隙及其两侧旁开 2.0cm 处明显压痛，右侧肩胛冈上缘、冈下窝及肩胛骨内侧缘明显压痛，右上肢外侧明显压痛，右臂丛神经牵拉试验（＋），椎间孔挤压试验（＋），双下肢肌力、肌张力、浅感觉基本正常。舌淡，苔白，脉浮。

辅助检查：颈椎 CT 示 $C_{3/4、4/5、5/6}$ 椎间盘突出。

主要诊断：神经根型颈椎病。

治疗方法：针刀松解术。

(1) 体位：颈部备皮，剃发至上项线，患者取俯卧位，低头曲颈，胸部垫薄枕。

(2) 针刀定点：第 1 点：在病变对应颈椎棘突上下缘；第 2 点：在病变对应颈椎棘突下缘距正中线约 2 cm 处；第 3 点：在病变对应颈椎横突处；第 4

点：在颈部、肩背、背部压痛点（图7-17）。

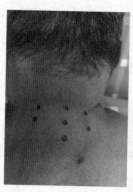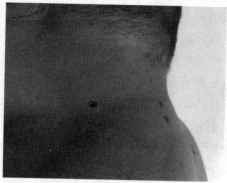

图7-17　棘突、小关节、横突等定点图

（3）针刀手术操作：常规消毒后铺无菌洞巾，采用汉章Ⅳ号0.8mm针刀。刀口线与人体纵轴平行，针体与刺入部位皮肤垂直。第1支针刀松解第1点，紧贴棘突上下缘，刀口线与脊柱纵轴平行，针体与皮肤垂直，达皮下后调转刀口线成90°切割2～3刀，达骨面后对项韧带纵疏，横行铲剥2～3刀。第2支针刀松解第2点，刀口线与脊柱纵轴平行，针体与皮肤垂直，深达骨面后，调转刀口线成90°切割关节突关节囊2～3刀。第3支针刀松解第3点，刀口线与脊柱纵轴平行，针体与皮肤垂直，深达骨面后，小幅度切割2～3刀。第4支针刀松解颈部、肩部、背部压痛点，针刀刀口线要与神经、血管走向平行，达到反应点基部即可，不需要直达骨面的就不刺达骨面，一定要掌握深度。术毕拔针按压止血3分钟，碘伏消毒，无菌纱布包扎。

针刀术后，配合仰卧手牵旋扳法：患者仰卧于治疗床上，头部探出床头，医者坐于患者头前，一手置于枕后部，一手置于颌下，双手用力牵引颈部并轻轻摇晃，使颈肌松弛，然后在牵引力作用下使患者头部左右旋转到最大限度时施以扳法，施法时切忌用力过猛。

注意：应严格选择施术范围，一定要掌握进针深度和角度；对于存在颈椎骨折、严重骨质疏松、脊椎结核、脊椎肿瘤、出血性疾病等相关疾病的禁忌使用针刀治疗和仰卧手牵旋扳法；要求操作者熟练掌握针刀操作规范，以及仰卧牵拉旋扳法的技巧，实施扳法时不强求"弹响声"，切忌暴力整复，以免加重患者损伤。

复诊：2021年5月10日患者诉第一次治疗后，颈肩痛伴右上肢胀痛、麻木症状缓解约80%，但在头部后仰时仍感右肩部及右上肢轻度胀痛，给予内服中药治疗。

中药治疗：葛根 15g、桂枝 12g、白芍 15g、羌活 12g、防风 12g、威灵仙 12g、茯苓 20g、泽泻 12g、炒白术 15g、桃仁 12g、红花 12g、川芎 12g、全蝎 9g（酒洗）、炙甘草 6g、大枣 3 枚。

7 剂，水煎服，每日 1 剂，分 3 次服。

回访：1 月后电话回访，患者诉颈肩痛伴右上肢胀痛、麻木症状基本消失，但在久坐伏案及天气变化时偶有颈部酸胀不适症状，嘱患者注意休息，避免久坐伏案，避风寒，加强颈部适宜功能锻炼。

【按语】

神经根型颈椎病属于中医学"项痹"范畴。《灵枢·刺节真邪》曰："上空下虚而不通者，此必有横络盛加于大经，令之不通，视而泻之，此所谓解结也。"所谓"解结"就是疏解加于大经的"横络"，使经脉通畅、气血自流、通则不痛。由此可见"横络"为患致使经脉不利，是出现疼痛的关键，故治疗神经根型颈椎病的关键在于解除"横络"之盛，使经络通、气血和、阴阳平。针刀将中医针灸与现代手术理论相结合，颈椎棘突上下缘在督脉循行路径上，督脉为阳脉之海，总督一身之阳气，针刀刺切疏解此处"横络"，可以疏通经络、调畅气血、振奋阳气，配合中药汤剂内服，共达活血通络、消肿止痛的功效，以缓解肢体疼痛及麻木。现代医学认为针刀治疗本病的主要机制就是松解颈部软组织本身的粘连、瘢痕、挛缩，并能改善血液循环，促进炎性物质的吸收，解除椎体小关节周围的高应力状态，再配合仰卧手牵旋扳法来纠正颈椎椎体微小的错位，解除神经刺激和卡压，从而恢复颈椎生物力学平衡，消除或缓解临床症状。

（刘渝松医案）

病例 2

患者涂某某，女，48 岁，广东省连州市大路边镇黄太村人，自由职业者。

就诊时间：2021 年 4 月 29 日。

就诊地点：重庆市酉阳土家族苗族自治县人民医院康复科。

主诉：反复右侧颈肩上肢疼痛 1 月余。

现病史：1 月余前患者因长时间低头看手机后出现右侧颈肩部疼痛，右上肢麻木、冷痛，以右拇指桡侧麻木明显，颈肩部活动无明显受限，至广东省花都区某医院查颈椎 MRI 提示：颈椎退行性变，$C_{3/4、4/5}$ 椎间盘中央型突出，$C_{5/6、6/7}$ 椎间盘膨出。上肢静脉彩超提示：双侧锁骨下静脉、腋静脉、肱静脉、尺桡静脉结构及血流未见明显异常。经口服氯唑沙宗、酮洛芬缓释胶囊等药物及当地医院理疗后无明显好转，特慕名来酉阳县人民医院康复医学科治疗。入院时患者右侧颈肩部、右上肢疼痛剧烈，影响睡眠，已连续1周每晚睡眠不到1小时，右上肢麻木、冷痛，以右拇指桡侧麻木明显，焦虑。

体格检查：头部及颈段脊柱无畸形，颈部活动无明显受限，$C_3 \sim T_1$ 棘突旁压痛，相应棘突间无明显压痛，右侧冈下肌处压痛明显，右喙突胸小肌止点、右前/中斜角肌第一肋骨止点处压痛明显，右肩关节无红肿、活动受限，右拇指桡侧触觉减退，压顶试验（－），右侧臂丛牵拉试验（＋），双上肢肌力、腱反射正常，霍夫曼征（－）。舌淡暗，苔白，脉沉弦。

主要诊断：颈椎病（神经根型）。

我科治疗经过：经针灸、中频、推拿等康复治疗后病情好转，但仍觉右颈肩疼痛、右拇指桡侧麻木，睡眠差。考虑患者长时间低头，颈前部胸小肌、胸大肌、胸锁乳突肌、前/中斜角肌等挛缩，颈后肌群被牵拉，根据针刀的脊柱力学平衡理论，对患者胸小肌、胸大肌、胸锁乳突肌予以忠州纯针刀进行松解，对右侧前/中斜角肌进行拉伸，经针刀治疗二次后痊愈。

治疗方法：针刀松解术。

(1) 体位：患者取仰卧位于治疗床上，颈部垫薄枕。术者坐于治疗床的上端。采用汉章Ⅳ号 0.8mm 针刀。

(2) 针刀定点：双侧胸锁乳突肌止点颞骨乳突处，右侧胸小肌止点喙突处，右侧胸大肌起点锁骨内侧处，用针刀专用记号笔标记（图7-18）。

(3) 针刀手术操作：局部皮肤常规消毒，铺洞巾，4个部位均不进行局部麻醉。①双侧颞骨乳突处：刀口线与耳大神经平行进针，针尖朝向头顶，快速刺入皮肤至乳突骨面后，在骨面上使刀口线与胸锁乳突肌垂直进行松解；②右侧喙突处：刀口线与臂丛平行进针，到喙突骨面后，在喙突内上角胸小肌止点处，使刀口线与胸小肌垂直，进行松解，落空即可，不能过深，以免伤及内脏；③右侧锁骨内下侧处：刀口线与锁骨平

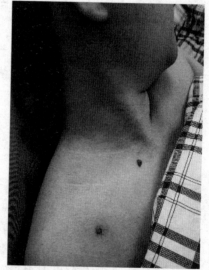

图7-18　胸锁乳突肌、胸小肌定点图

行，垂直进针，到锁骨骨面后，在锁骨体上靠稍下方，调整刀口线与胸大肌垂直，沿锁骨体稍下方平刺松解，不能过深，以免伤及内脏。

注意：应严格选择施术范围、进针角度、进针深度；出针后局部消毒，

以创可贴敷上并压迫针孔片刻。嘱患者3天内针口不要沾水，避免感染。回去后继续颈部适当康复锻炼及颈深屈肌等相应肌肉软组织的训练。

回访：3个月内每月定时回访患者，患者诉无明显颈肩疼痛，双上肢无明显麻木疼痛发冷感，以往只要稍长时间低头就会有麻木疼痛不适感，现无明显不适，睡眠可。患者现仍继续颈部适当康复锻炼及相应肌肉软组织的训练。

【按语】

颈椎病是由于颈椎退行性改变及其继发的相邻结构病理改变，累及周围组织结构（神经、血管等），而出现相应的临床表现。患者长时间低头，颈前胸锁乳突肌、胸小肌等软组织挛缩，引起肩胛提肌、棘肌、枕后肌群等软组织紧张、无力，颈椎退行性改变，从而压迫相应节段的神经而引起相应的症状，针灸、推拿等康复治疗有效，但因松解范围小及其他等原因而有可能不能彻底松解，病情反复；采用针刀治疗，能充分松解紧张肌肉，使紧张无力的肌肉得到恢复，同时嘱患者锻炼无力肌肉，脊柱力平衡恢复，病情得以恢复。笔者认为我们在治疗颈椎病时，除了传统的穴位和治疗方法外，也要注意脊柱力学平衡，颈椎病大部分患者胸锁乳突肌等前部肌肉挛缩，要注意这些肌肉的松解，同时要训练无力肌肉，以取得持久、有效的疗效。

（刘宏玲　涂林芬医案）

病例3

陈某某，男，45岁，重庆市九龙坡区人。

就诊时间：2021年5月1日。

就诊地点：重庆市九龙坡区人民医院康复科。

主诉：颈肩背痛伴左上肢放射性疼痛麻木1月。

现病史：患者诉1月前因劳累受凉后出现颈肩背部疼痛，伴左上肢放射性痛麻，放射至手指，不伴上肢乏力、踩棉花样感觉，曾在院外行针灸等物理治疗，症状略有减轻。现患者至我科门诊就诊，仍感颈肩背部疼痛，夜间疼痛明显，颈椎活动受限，咳嗽时疼痛加重，左上肢疼痛麻木感明显，疼痛可窜至拇指。

体格检查：颈椎生理弯曲变直，颈椎活动度受限，$C_{4\sim7}$棘间及左侧椎旁压痛，左侧肩胛上区压痛，压顶试验（+），左侧椎间孔挤压试验（+），左侧臂丛牵拉试验（+），双手握力V级，双侧上肢浅感觉正常，双侧肱二头肌腱反射、肱三头肌腱反射、桡骨膜反射对称正常，双侧霍夫曼征（-）。舌淡，苔白，脉沉。

辅助检查：颈椎X线片提示颈椎生理曲度变直，颈椎骨质增生，左侧

$C_{5/6}$ 椎间孔变窄。颈椎 MRI 提示 $C_{5/6}$ 椎间盘突出，相应硬膜囊受压。

主要诊断：神经根型颈椎病。

治疗方法：针刀松解术。

(1) 体位：患者取俯卧位，术者立于治疗床的左侧。

(2) 针刀定点：$C_{5/6}$ 关节突痛点、C_7/T_1 夹脊穴、肩胛骨内上角肩胛提肌止点（图 7-19）。

(3) 针刀手术操作：常规消毒铺巾，采用汉章 Ⅳ 号 0.8mm 针刀。①针对 $C_{5/6}$ 关节突关节，定位颈椎棘突中线旁开

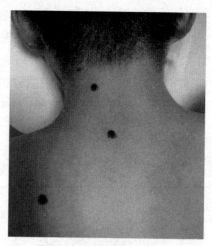

图 7-19 关节突、夹脊穴、肩胛提肌定点图

2.5cm，垂直刺入直达骨面，进行疏通剥离，然后把针刀提至肌肉层，针刀向外稍下方刺入，划过关节突关节再深入 5mm 左右，进行松解。②针对 C_7/T_1 夹脊穴，考虑松解头夹肌在颈胸结合部的附着处，针刀真达椎板骨面，进行松解剥离。③针对肩胛骨内上角痛点，考虑松解肩胛提肌止点劳损区，嘱患者双手置于额头下，暴露肩胛骨内上角，针刀斜刺入骨面，进行铲剥。

注意：应严格选择施术范围、进针角度、深度；松解 $C_{5/6}$ 关节突关节此操作方法安全，针刀向外稍下方刺入，划过关节突关节再深入 5mm 左右，可在神经根出口周围进行松解，但要注意，不可划过关节突关节太深。操作不当及粗暴操作可损伤神经根，当出现麻木、电击感时，应停止针刀在该部位的切割，提起针刀，变换方向，重新缓慢刺入，无上述反应时方可继续治疗。术后可予患者消炎脱水、营养神经及理疗，一般处理得当多不会引起严重后果。预防措施主要是术者熟悉掌握治疗部位的解剖关系，一边缓慢摸索进针，一边询问患者的感觉，防止损伤。C_7/T_1 夹脊穴，松解颈胸结合部头夹肌附着处，针刀可直达椎板骨面，但需注意勿靠脊柱中线过近，使针刀突破黄韧带刺入椎管内损伤脊髓。针对肩胛骨内上角肩胛提肌止点，松解时针刀不可脱离骨面，尤其是不可向骨面深面刺入，以防刺破胸膜及肺，引起气胸。

中药治疗：桂枝加葛根汤合蠲痹汤加减。祛风散寒，通督强骨。葛根 15g、桂枝 15g、白芍 15g、苍术 15g、泽泻 15g、羌活 15g、川芎 10g、姜黄 15g、威灵仙 10g、皂角刺 10g、土鳖虫 10g、熟地黄 15g、补骨脂 15g、狗脊 15g、怀牛膝 15g、附子 6g（先煎 1 小时）。

7剂，水煎服，每日1剂，分3次服。

复诊：2021年5月8日患者诉颈肩背部疼痛伴左上肢疼痛麻木感减轻明显，夜间无明显疼痛。效不更方。上法针刀治疗、上药原方再服7剂。

回访：两个月后电话随访，患者诉经治疗后颈肩背部疼痛及左上肢疼痛感消失，仅夜间侧卧位时偶有手指麻木，白天活动时无左上肢麻木。

【按语】

该患者神经根型颈椎病诊断明确，$C_{5/6}$ 椎间盘突出压迫左侧 C_6 神经根，引起上肢疼痛麻木，给予针刀松解治疗。神经根型颈椎病常常伴随头夹肌、肩胛提肌劳损，通过松解 C_7/T_1 夹脊、肩胛骨内上角以减轻头夹肌、肩胛提肌的张力，间接降低整个颈椎椎间隙压力，减轻椎间盘承载的压力，对突出物压迫神经有间接减压作用；通过松解 $C_{5/6}$ 关节突关节，减轻后关节柱的压力，可间接扩大椎间孔大小，使得突出物与神经根之间的挤压力降低，并给神经根逃逸扩大空间，从而减轻神经根压迫症状，改善病情。该针刀松解方法疗效确切，操作安全，对颈椎间盘突出引起的神经根压迫疗效较好。

（赵常亮医案）

病例4

患者于某某，男，50岁，重庆市渝中区人。

就诊时间：2020年6月25日。

就诊地点：重庆市江北区正刚中医骨科医院筋伤科。

主诉：左上臂酸胀疼痛两周，加重5天。

现病史：患者两周前无明显诱因出现左上臂酸胀疼痛，逐日加重，在外经推拿、针灸治疗症状无缓解，5天前症状加重到外院就诊，行头部、颈部MRI检查，诊断为颈椎椎间盘突出，建议手术治疗。

体格检查：颈椎生理曲度变直，无侧弯，颈部肌肉较紧张，$C_{5/6、6/7}$ 棘旁左侧压痛，无放射痛，颈根部压痛明显，双上肢皮肤感觉、肌力正常，左侧臂丛神经牵拉试验（＋），腱反射正常，双手霍夫曼征（－）。

辅助检查：头颅、颈椎MRI示头颅无异常；$C_{6\sim7}$ 椎间盘突出伴脱出，伴椎管轻度非骨性狭窄，左侧神经根受压；$C_{3、4、5、6}$ 椎间盘突出，伴椎管轻度非骨性狭窄；颈椎体骨质增生，生理曲度变直。舌淡红，苔白，脉弦。

主要诊断：神经根型颈椎病。

治疗方法：针刀松解术。

(1)体位：患者取右侧卧位，左侧在上，术者坐于床头。采用汉章Ⅳ号0.8mm针刀。

(2)针刀定点：双侧颈椎横突后结节，C_2 棘突双侧椎旁（图7-20）。

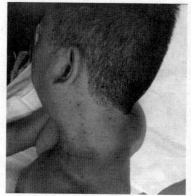
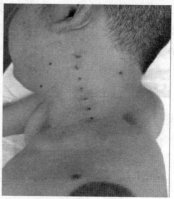

图 7-20　颈椎横突后结节、C_2 棘突双侧椎旁定点图

　　(3) 针刀手术操作：常规消毒铺巾，不进行局部麻醉，针刀刀口线与人体颈部纵轴线平行垂直进针快速刺入皮肤，缓慢进针直达颈横突后结节骨面，刀口向后结节前滑刺，落空即止。

　　注意：把握进针深度，押手分离组织及血管，针尖如未抵至骨面不要强求，手一定要稳，要做到落空即止。

　　复诊：2020 年 7 月 2 日患者诉左上臂酸胀疼痛感觉明显缓解，颈部还有紧束感，予以第二次针刀松解。松解枕部斜方肌、头棘肌、头半棘肌、头夹肌的附着点，右侧肩胛内上角肩胛提肌的附着点，斜方肌肌腹上的阳性反应点（图 7-21）。

　　复诊：2020 年 7 月 9 日患者诉左上臂酸胀疼痛的症状消失，颈肩部偶有不适感，给予推拿、中药颈部熏蒸 1 周巩固疗效，并嘱患者适当锻炼颈部。

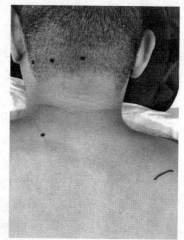

　　回访：2020 年 7 月 30 日电话随访，患者颈部及上肢都无明显症状，伏案时间过长颈部稍有不适，建议劳逸结合，坚持做颈部操。

图 7-21　第二次针刀治疗定点图

【按语】

　　本例诊断神经根型颈椎病，发病原因与患者久坐含肩状态造成颈部软组织紧张挛缩，颈椎力平衡失调致颈椎椎间盘突出刺激神经根有关。根据针刀医学动态平衡原理，对相应肌肉筋膜进行松解，达到力的平衡，从而改善症状。第一诊首先选择了颈部受累最多的斜角肌和肩胛提肌的起点 $C_{1\sim7}$ 颈椎横突结节，为了达到新的力平衡选择了两侧横突进针（因颈部为封套筋膜，临床实践也证明同时选择两侧横突松解疗效比选择针刺一侧效果好），其次受累的还有头后大小直肌、头上下斜肌，故同时选择了 C_2 棘突及椎旁作为治疗点。

第二诊选点是上项线斜方肌、头棘肌、头夹肌的起点，松解枕部筋膜。另一点选择了右侧的肩胛内上角，是因为右侧肩胛提肌与左侧斜角肌对角牵拉维护颈肌平衡而受累，另在斜方肌肌腹上寻找阳性反应点针刺松解，达到整体平衡的目的。第三诊配合推拿手法、中药熏蒸 1 周巩固疗效，并教会患者颈部操适当锻炼，帮助患者自我调节修复。

（邵勇医案）

病例 5

张某某，男，52 岁，重庆市九龙坡区人。

就诊时间：2021 年 4 月 27 日。

就诊地点：重庆市九龙坡区人民医院康复科。

主诉：颈痛伴右上肢疼痛两个月。

现病史：患者诉两个月前出现颈痛伴右上肢放射性疼痛，夜间疼痛，颈椎活动受限，咳嗽、打喷嚏时疼痛加重，头颈右侧偏时疼痛加重，曾在当地医院静滴地塞米松、甘露醇消炎脱水治疗，局部予针刀治疗 2 次后病情减轻约 60%，但仍感右上肢酸胀不适，后继续行针灸、物理治疗 10 天病情改善不明显，今日就诊于我院门诊，诉现感右上肢酸胀疼痛不适，颈椎右侧偏时右上肢酸胀不适加重。

体格检查：$C_{4\sim7}$ 棘间及右侧椎旁压痛，左侧肩胛上区压痛，压顶试验（＋），右侧椎间孔挤压试验（＋），臂丛牵拉试验（＋），双手握力 V 级，双侧上肢浅感觉正常，双侧肱二头肌腱反射、肱三头肌腱反射、桡骨膜反射对称正常，双侧霍夫曼征（－）。舌淡，苔白，脉弦。

辅助检查：自带颈椎 X 线片提示颈椎骨质增生，右侧 $C_{5/6}$ 椎间孔变窄。颈椎 MRI 提示 $C_{4/5、5/6}$ 椎间盘突出，相应硬膜囊受压。

主要诊断：神经根型颈椎病。

治疗方法：针刀松解术（松解 $C_{5/6}$ 关节突关节侧缘）。

(1) 体位：患者取仰卧位于治疗床上，头向左侧偏，术者立于治疗床右侧。

(2) 针刀定点：$C_{5/6}$ 关节突关节侧缘痛点（图 7-22）。

(3) 针刀手术操作：常规消毒铺巾，采用汉章Ⅳ号 0.8mm 针刀，使刀口线与人体纵轴平行，针体与刺入部位皮肤垂直，快速刺入皮肤分层缓慢切割、剥离，慢慢至右侧 $C_{5/6}$ 关节突关节侧缘骨面，进行松解剥离。

注意：应严格选择施术范围，进针角度、深度，仰卧位针刀松解颈椎关节突关节侧缘，要注意定位勿太靠前，针刺不可过深，否则容易刺伤臂丛神经以及横突前结节周围的椎动脉，引起神经及血管损伤。当出现麻木、电击感时，应停止针刀在该部位的切割，提起针刀，变换方向，重新缓慢刺入，无上述反应时方可继续治疗。刀口线要注意与血管平行一致，治疗动作忌粗暴。一旦刺破血管，引起渗血增加，局部迅速出现血肿和包块，要马上进行加压止血。

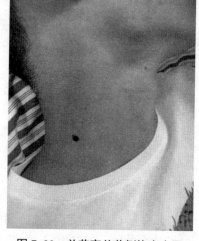

图 7-22　关节突关节侧缘定点图

手法治疗：针刀术后行仰卧位颈椎小关节手法复位治疗。

中药治疗：桂枝加葛根汤合蠲痹汤加减。祛风散寒，通督强骨。葛根 30g、桂枝 15g、白芍 15g、苍术 15g、泽泻 15g、羌活 15g、川芎 10g、姜黄 15g、威灵仙 10g、皂角刺 10g、土鳖虫 10g、熟地黄 15g、补骨脂 15g、狗脊 15g、怀牛膝 15g、附子 6g（先煎 1 小时）。

7 剂，水煎服，每日 1 剂，分 3 次服。

复诊：2021 年 5 月 4 日患者诉 4 月 27 日针刀治疗当天即觉右上肢酸胀疼痛感减轻明显，今日复诊，右上肢酸胀疼痛感几乎完全消失。为巩固疗效，继续给予颈椎手法复位及中医汤药原方治疗。

回访：2 个月后电话随访，患者诉经治疗后右上肢酸胀疼痛减轻明显，已完全无疼痛不适感，现已正常工作。

【按语】

神经根型颈椎病一般经常规针刀治疗效果较好，针对一些神经根性疼痛残余症状，可考虑行仰卧侧屈关节突关节侧缘骨面松解法，可进一步提高疗效。该针刀松解路径，可松解胸锁乳突肌、斜角肌等肌腹，使得缩短的颈椎侧方肌群减张减压，松解关节突关节侧缘与后缘相结合，可以使得关节突关节松解得更彻底，对降低关节突关节压力及改善椎间孔大小起到很好的治疗作用。胸锁乳突肌位于颈部的侧前方，起点有两个头，胸骨头起于胸骨柄的前表面接近胸骨切迹处，锁骨头起于锁骨内 1/3 段的前上表面。两部分向上行共同止于颞骨乳突的外表面和枕骨上项线外段。斜角肌属于颈部侧面的深层肌群，前斜角肌起于 $C_{3\sim6}$ 横突的前结节，止于第 1 肋骨表面锁骨下动脉沟稍前方之斜角肌结节。中斜角肌起于 $C_{2\sim7}$ 横突的后结节，止于第 1 肋骨上表面锁骨下动脉沟之稍后方。后斜角肌起于 $C_{5\sim7}$ 横突的后结节，止于第 2 肋后的上表面。针刀术后，配合手法整脊治疗，使得错位关节突关节复位成功，使疗效稳定持久。

（杨以平医案）

病例 6

冉某某，男，58 岁，重庆市武隆区白马镇三溪村道角社村民。

就诊时间：2021 年 6 月 11 日。

就诊地点：重庆市武隆区中医院针灸科。

主诉：颈项部疼痛 6 年余，加重伴双上肢麻木疼痛 1 个月。

现病史：患者诉 6 年前常因低头劳动后感颈项部疼痛不适，无头昏头痛及上肢麻木等，经某卫生院治疗后缓解，期间病情反反复复、时轻时重。1 个月前再次因长时间低头劳动后复发加重，颈项部强痛，颈部旋转活动受限，双侧肩背部酸胀痛，伴双上肢麻木疼痛，以左上臂前外侧、拇食指为甚，无头晕、呕吐等症状。于今日来我院风湿疼痛科门诊就诊。

体格检查：$C_{3\sim6}$ 棘突间明显压痛，$C_{3\sim6}$ 左侧椎旁 1.5cm 压痛明显，冈上肌、肩胛提肌明显压痛。舌质淡红，苔薄白，脉弦。

主要诊断：神经根型颈椎病。

治疗方法：针刀松解术。

(1) 体位：患者取俯卧位，胸部垫枕，使颈部前屈 30°～40°，术者立于治疗床的左侧。

(2) 针刀定点：① $C_{3\sim6}$ 棘间韧带；② $C_{3\sim6}$ 左侧椎旁小关节囊；③冈上肌起点、肩胛提肌止点（图 7-23）。

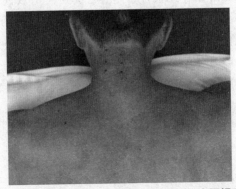

图 7-23　棘间韧带、椎旁小关节囊、冈上肌、肩胛提肌定点图

(3) 针刀手术操作：常规消毒铺巾，用汉章Ⅳ号 1.0mm 针刀。①、②松解，刀口线与脊柱纵轴平行；③松解，刀口线与该肌纤维方向一致，针刀体向下与皮肤成 45°。刀锋贴左大拇指尖快速进针达骨面，患者出现酸胀感时，纵向切割 3～4 刀后横向摆动针刀体，即可出针刀，无菌纱块压迫止血，针眼消毒后用创可贴外贴。

注意：在进行椎旁小关节针刀治疗时，刀口勿向内侧或外侧倾斜，避免刺入椎管内或向外损伤到椎动脉。肩胛提肌止点在肩胛骨内上角，到达骨面后应呈扇状点刺，再平行肩胛骨内面在肩胛骨内上角深面刺切 3～5 下，要避免针体刺入胸腔造成气胸可能。

颈椎牵引：仰卧位，颈椎呈前屈 15° 位，3～6kg 牵引砝码重量，每日 1 次，每次 30 分钟，每周 1 个疗程，牵引 2 个疗程。

颈项部蜡疗、中药封包，针刀术后 3 天开始，每日 1 次，每周 1 个疗程，共 2 个疗程。

中药治疗：柴胡 10g、法半夏 10g、黄芩 10g、葛根 15g、羌活 10g、姜黄 15g、延胡索 15g、香附 10g、桑枝 15g、鸡血藤 15g、全蝎 5g。

7 剂，水煎，每日 1 剂，分 3 次温服。

复诊：2021 年 6 月 18 日患者诉左上肢麻木胀痛明显缓解，但颈项部仍强痛不适，此次给予颈项部 T 型整体松解（选取横线 5 点：枕外隆突及旁开 2.5cm、5cm 各取两点，竖线六点：$C_{2～7}$ 棘突顶点），再行 $C_{4～6}$ 双侧小关节松解治疗。上中药方剂减鸡血藤、香附，加芍药、甘草服 7 剂。

回访：2021 年 8 月电话回访，患者诉近两月来感前所未有的轻松，颈项部无疼痛，活动可，双上肢麻木胀痛基本消失。

【按语】

颈椎间盘突出压迫颈神经根可引起神经干路上的放散痛和上肢麻木，但导致颈椎间盘突出必然有颈椎动静态力学长久失衡的表现。长期积累性和张力性损伤致椎周肌肉韧带紧张、粘连，甚至钙化，在神经纤维通过的地方更容易发生，从而引起神经干路上的再卡压。对于神经根型颈椎病，临床上对其导致神经干路卡压的肌肉、韧带、小关节进行松解，辅以颈椎牵引理疗减轻神经根部的压迫刺激，配合中药祛风散寒、活血通络治疗，可取得较满意的疗效，且安全。

（陈润林医案）

病例 7

罗某某，男，50 岁，重庆市垫江县农民。

就诊时间：2021 年 7 月 6 日。

就诊地点：重庆市垫江县中医院风湿疼痛科。

主诉：颈痛伴右上肢麻木两周。

现病史：患者两周前无明显诱因出现颈项部酸胀疼痛伴右上肢麻木不适，无头痛、眩晕、头昏、恶心、呕吐，无潮热、盗汗，无胸部紧缩感、无腹痛、腹泻，无双下肢浮肿，无双脚踩棉花感，劳累后加重。自行在家休息症状未有缓解且感症状渐行加重而就诊。

专科查体：颈椎生理弧度变直，颈部肌肉紧张，颈椎椎旁压痛，扪及条索状硬结，以右侧 C_4、C_5、C_6 椎旁为明显，压顶试验（＋），右上肢臂丛牵拉试验（＋），双手各关节功能正常，双手肱三头肌、肱二头肌、桡骨远端腱反射正常，双手霍夫曼征（－），四肢感觉、血供正常。舌淡紫，苔白，脉弦。

辅助检查：颈椎、头颅 MRI 示 $C_{3\sim4}$、$C_{4\sim5}$、$C_{6\sim7}$ 椎间盘突出；颈椎骨质增生。

主要诊断：颈椎病（神经根型）。

治疗方法：针刀松解术。

(1) 体位：患者取坐位，充分暴露颈肩部，前额伏于治疗椅背。

(2) 针刀定点：双侧 $C_{4\sim6}$ 棘突旁开 2.0cm（图 7-24）。

(3) 针刀手术操作：常规消毒铺巾，术者以左手拇、食指绷紧进针点皮肤，右手持汉章Ⅳ号 0.8mm 针刀在标记处垂直皮肤快速刺入皮下，刀口线和血管、神经及肌肉纤维走向一致。先以 30° 角向中线倾斜刺入刺激颈夹脊穴，以胀感为度，不必抵骨，然后将针刀退至皮下，再匀速垂直进针，针刀触及条索状硬结处切 3～5 刀并纵行疏通，继续进针抵及骨面，行纵疏横剥、提插、铲剥 3～5 刀后出针，指压止血 3 分钟，敷无菌纱布。针刀术后行颈椎旋提手法，后用颈托护颈，术中术后患者未述不适。

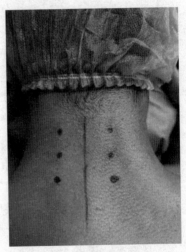

图 7-24　棘突旁定点图

注意：应严格按照无菌操作规范，选择施术范围、进针角度、进针深度。

中药治疗：桃仁 12g，红花 12g，川芎 12g，当归 12g，牡丹皮 12g，赤芍 15g，川牛膝 15g，葛根 15g，桂枝 12g，木瓜 15g，鸡血藤 15g，路路通 10g，荆芥 12g，防风 12g，全蝎 6g，甘草片 6g。

7剂，水煎服，每日1剂，分3次服。

复诊：2021年7月13日患者诉颈项部疼痛明显缓解，自觉颈部轻松许多，右上肢仍稍感麻木。效不更方。上法针刀治疗，上药原方再服7剂。

回访：2021年8月4日电话回访，患者诉颈项部强痛及右上肢麻木基本痊愈，仅低头劳作后感颈项部酸胀不适，休息一夜后症状缓解，未再出现右上肢麻木。

【按语】

针刀医学理论认为颈椎病的根本原因是维护关节稳定的椎周软组织（肌肉、韧带等）受到急慢性损伤后引起动态平衡失调，由此而造成颈椎部位生物力学平衡失调。软组织的急慢性损伤引起组织间的瘢痕、粘连以及挛缩，可刺激、卡压穿行其间的血管、神经而引起症状；另一方面，粘连、挛缩的椎周组织可牵拉所附着的椎骨，导致力平衡失调，引起颈椎椎体的整体或局部发生位移而产生骨关节的微小移位，这种微小移位会使颈椎的生理力线发生偏移，椎体各部位承受的应力会发生改变。该例运用针刀的刀对病变部位粘连、瘢痕、挛缩进行闭合性松解分离，通过松解组织粘连、消除硬结条索、减轻组织压力，重新恢复椎周软组织的动态平衡，也改善血液循环、促进炎症消退、加快水肿吸收、解除血管神经卡压，同时运用针刀的针刺激 C_4、C_5、C_6 夹脊穴，以激发经气，疏通经络，术后根据颈椎 X 线片行颈椎旋提手法矫正，恢复颈椎的生理力学平衡，再辅以活血化瘀通络中药汤剂内服，从而中西结合、内外合治而获良效。

（冷文飞医案）

病例8

杨某，男，46岁，重庆市秀山县教师。

就诊时间：2020年6月17日。

就诊地点：重庆市秀山县中医院康复理疗科。

主诉：颈项肩背部及右上肢疼痛 15$^+$ 天。

现病史：患者于15天前，无明显诱因出现颈项肩背部及右上肢痛，同时伴有右上肢麻木感。头颈后仰右旋时肩背部紧绷牵拉感明显及右上肢麻木感加重，低头时右上肢症状稍减轻，需稍卧高枕才能入睡。患者因疼痛曾行针灸、推拿、中频等治疗，夜间疼痛稍有好转，仍影响日常生活和工作。

体格检查：颈部活动后仰受限，颈肩部肌肉稍僵硬，两侧乳突、颈椎横突处压痛，右侧为甚，右侧喙突处压痛，右臂丛神经牵拉试验弱阳性，椎间孔压缩试验阳性。舌淡，苔白，脉弦。

辅助检查：颈椎 MRI 示椎间盘变性，$C_{4\sim5}/_{5\sim6}$ 椎间盘右后突出，$C_{6\sim7}$ 椎

间盘左后突出。

主要诊断：神经根型颈椎病。

治疗方法：针刀松解术。

(1) 体位：患者仰卧位，头转向健侧，术者立于床头。

(2) 针刀定点：左手从颈侧点按颈椎横突末端，在触压酸胀明显处定点（图7-25）。

(3) 针刀手术操作：常规消毒铺巾，采用汉章Ⅳ号0.8mm针刀，刀口线与颈椎纵轴平行，针体垂直于皮肤，刺达横突骨面，刀刃勿离骨面，针刀边缘移动到前结节，在骨表面切2～3刀，后垂直于前斜角肌纤维方向切2～3刀，出针，针孔按压1分钟。

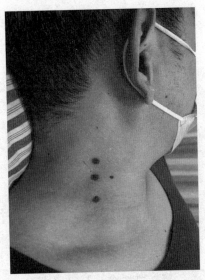

图7-25 颈椎横突定点图

注意：操作时，左手拇指加压分剥横突前的血管、神经，针刀进针快速，剥离手法稳准轻快，每达到一个层次后稍停，要仔细感受刀下的硬度，不大幅度摆动，不在骨面上强刺激。

复诊：2021年6月25日患者诉颈项部后仰右旋幅度增大，右上肢疼痛麻木症状明显减轻，夜间睡眠可。重复上法治疗点，增加右胸锁乳突肌（患侧乳突和上项线下缘之间）、胸小肌（喙突内侧缘）进行针刀治疗。1周后复诊，诸症明显减轻，稍有不适，给予针刺运动疗法及颈椎旋转复位治疗，两日后，诸症消失而愈。

回访：1年后回访，患者无颈椎活动受限、上肢疼痛麻木感等；诉时有颈项肩背部不适感，劳累后症状加重，休息或者适当锻炼可缓解。因患者系教师，长时间低头伏案工作，嘱患者注意劳逸结合，保持良好的生活习惯，适当对颈项肩背部肌肉进行牵拉活动。

【按语】

针刀医学，为"针"与"刀"合一，是针灸学与骨伤科手术相结合而来，又从生物力学角度提出的人体动态平衡失调以及通过针刀治疗而恢复平衡的理论。人体关节的保护必须借助运动肌肉的作用，而运动肌肉需在特定的量和度以内活动，其生物力学的出现及表现的时间是有严格限制的。例如，要使头颈部向同侧屈，此时，同侧胸锁乳突肌收缩，斜角肌、头夹肌、斜方肌上部等协同收缩，对侧的对应的肌肉此时间必须是松弛的，如果同时收缩，颈部无法同侧屈。故运动肌肉是相对衡定于某一运行轨迹中的，如果偏离了运动轨迹，可致颈椎动态平衡失衡。结合该例患者症状体征考虑为右前斜角肌、右侧胸锁乳突肌较长时间处于粘连、挛缩状态，该侧颈椎体之间长时间受压、椎间隙变窄，椎间盘受力不均，当受力处压力超出人体代偿能力范围的时候，致椎间盘突出，刺激同侧神经根而产生症状。综合上述分析，基于动态平衡失调理论，对该患者进行右侧前斜角肌、胸锁乳突肌针刀松解术后取得了满意的疗效。

（张舒医案）

十、臂丛神经卡压综合征医案

何某某，男，48 岁，重庆市梁平区农民。

就诊时间：2021 年 7 月 2 日。

就诊地点：重庆市梁平区中医院康复科。

主诉：左肩臂胀痛 2$^+$ 月，加重 7 天。

现病史：2$^+$ 月前患者无明显诱因感肩背部酸胀不适，劳累后疼痛加重，偶有头晕，至某卫生院行针灸理疗 1 周后症状稍有改善。7 天前患者自觉左肩臂部胀痛加重，左臂下垂一段时间后肩臂及腋下胀痛难忍，上抬肢体或平卧后症状减轻，经人介绍来到我处，要求小针刀治疗。

体格检查：步态正常，颈椎活动不受限，左侧肩前肱二头肌紧张压痛，C$_{4\sim5}$、C$_{5\sim6}$ 横突左侧压痛，左侧臂丛牵拉试验（+），叩顶试验（-），椎间孔挤压试验（-）。舌淡，苔白，脉弦。

辅助检查：颈椎 CT 示颈椎生理曲度变直，序列正常，C$_{4/5}$、C$_{5/6}$ 椎间盘向后轻度突出，相应节段硬膜囊无明显受压。余椎间盘未见明显异常征象。

主要诊断：臂丛神经卡压综合征。

治疗方法：针刀松解术。

(1) 体位：患者取平卧位，左上臂外展，术者位于患者左侧。

(2) 针刀定点：左侧喙突（肱二头肌短头起点、胸小肌止点），肱二头肌肌腹高应力点（选取 2 点）、双侧乳突（胸锁乳突肌止点）（图 7-26）。

(3) 针刀手术操作：常规消毒铺巾，采用汉章Ⅳ号 0.8mm 针刀，全程不使用麻药。喙突处刀口线与肌纤维走行方向一致；肱二头肌肌腹高应力点处刀口线与该肌走行一致；双侧乳突处刀口线与胸锁乳突肌走行垂直，针体均与刺入部位皮肤垂直，快速刺入皮肤后稍作停顿，再缓慢到达治疗点，调整刀口线进行松解剥离 2～3 刀。术后压迫止血，创可贴贴敷创面。嘱患者下床活动上肢，觉左肩部及腋下胀感明显减轻。嘱创面三天不沾水，并自行作如下练习：①双手上举，肩关节外旋，屈肘颈前下拉；②颈部前后左右各方向抗阻练习。（每个动作30次/组×3组）

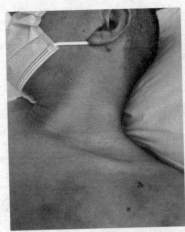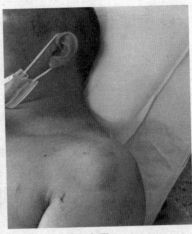

图 7-26 喙突、肱二头肌、乳突定点图

复诊：2021年7月5日患者诉左上臂三角肌中后束附近酸胀不适，左手中、食指略有麻木。查体：左侧斜角肌、大小圆肌处压痛。处理：针刀松解术。定点：C_5、C_6横突后结节、大小圆肌高应力点，具体操作同上。完毕嘱患者下床活动上肢，肩臂部酸痛明显好转，手指麻木感减轻（图7-27）。

回访：8月10日电话回访，患者诉1月来肩臂疼痛无复发，偶有左手中指麻木，已到广东打工10^+天，并特别兴奋地告诉笔者，做完教的几个动作后颈肩部非常轻松，一直坚持至今，还推广给了工友们。

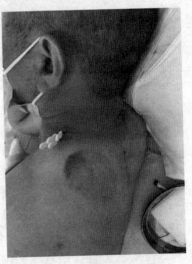

图 7-27 斜角肌针刀图

【按语】

臂丛神经卡压在临床中并不鲜见，该病例以左肩臂及手指麻木为主要症状，与姿势变化有明显关系，在左上肢下垂后症状加重。由于上肢下垂、外旋时牵拉了斜角肌、肱二头肌使臂丛神经受卡压，疼痛加重。首诊处理胸锁乳突肌，达到间接松解斜角肌目的；松解胸小肌可缓解肩前方组织的挤压，同时松解紧张的肱二头肌时患者症状明显改善。二诊，松解斜角肌、大小圆

肌，两次治愈。术后指导运动康复，改善生活方式等提高远期疗效。该病例在未使用任何药物的情况下，应用纯针刀，疗效显著。

（陈大翠医案）

十一、胸廓出口综合征医案

张某某，女，50岁，重庆市某单位职员。

首次就诊时间：2021年5月6日。

就诊地点：重庆市江北区中医院针灸科。

主诉：左上肢酸胀麻木半个月。

现病史：患者半月前无明显诱因开始出现左上肢酸胀，痛处固定，夜间左侧卧位症状加重，无法入睡。白天稍久坐伏案，左上肢酸胀麻木难忍，导致无法正常工作。纳可，睡眠差，二便调。舌淡紫，苔薄白，脉弦细。

体格检查：T：36.6℃，P：77次/分，R：20次/分，BP：128/70mmHg。颈椎各向活动基本正常，颈椎双侧各关节突不同程度压痛，无放射痛。颈椎间孔挤压试验（－），斜角肌紧张试验（－），臂丛神经牵拉试验左侧（±），右侧（－），左侧胸小肌紧张试验（＋），右侧（－）；四肢肌力肌张力未见明显异常，生理反射存在，病理征未引出。舌淡紫，苔薄白，脉弦细。

主要诊断：胸廓出口综合征。

治疗方法：针刀松解双侧喙突。

(1) 体位：患者仰卧位，双上肢伸直，掌心向上，自然置于身体两侧，暴露双侧喙突。

(2) 针刀定点：于双侧锁骨外侧凹陷下触及骨性标志，并嘱患者内外旋上肢，不随上肢内外旋移动则为喙突。

(3) 针刀手术操作：常规消毒铺巾，采用汉章Ⅳ号0.8mm针刀。用押手食指、中指向下轻推皮肤及皮下软组织（主要是为了将胸肩峰动脉肩峰支推开），分别卡住喙突内外侧边缘。刀口线与臂丛神经平行，针体与刺入部位皮肤垂直。贴近喙突内侧边缘进针。快速刺入皮下，缓慢进针，达到喙突骨面。针刀沿喙突内侧骨面松解2~3刀，或以针下松动为度。出针后按压针孔，局部消毒，无菌敷料贴敷。针眼处3天内避免沾水，防止感染。

注意：严格控制进针深度和方向，不达骨面不可贸然行针，松解方向为内上方，且需紧贴骨面行针，刀口线方向与臂丛神经走行平行。

复诊：2021年5月7日患者诉双侧喙突手术部位针眼疼痛，可忍受；左上臂酸胀麻缓解约八成，左前臂背侧酸胀感仍明显。纳可，睡眠一般，二便调。舌淡紫，苔薄白，脉弦细。

治疗方法：针刀松解左侧旋后肌嵴阳性反应点。

具体操作：患者取仰卧位，左上肢伸直，掌心向下，自然置于治疗床面。确定左侧旋后肌嵴压痛点（图7-28），常规消毒铺巾，采用汉章Ⅳ号0.6mm针刀，使刀口线与纵轴平行，针体与刺入部位皮肤垂直，快速刺入皮下，缓慢进针，达到尺骨骨面后，针柄向头侧倾斜约成60°，针刀沿尺骨骨面向下沿尺骨纵轴松解3刀。

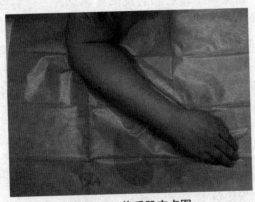

图7-28 旋后肌定点图

注意：严格控制进针深度和方向，不达骨面不可贸然行针，紧贴骨面松解，勿做大范围提插。

回访：1周后电话回访患者诉左上肢不适感基本完全消失。左前臂针刀处轻微疼痛。

【按语】

本例患者首诊以左上臂整个酸胀麻木就诊，考虑臂丛神经卡压，结合影像学、查体，定位胸小肌处卡压臂丛，首次予以针刀松解后症状明显缓解，但仍遗留前臂背侧酸胀、麻木，按神经支配区，考虑桡神经受压，临床上桡神经走行过程中容易卡压点除旋后肌外，还有出椎间孔处、斜角肌、胸小肌、三边孔、桡神经沟、外侧肌间隔、桡神经分支处等，通过查体可定位具体卡压点。胸小肌紧张导致臂丛神经卡压，通过针刀治疗效果立竿见影，但为保证长久的疗效，需重视胸小肌、胸大肌拉伸，同时加强薄弱的中下斜方肌、菱形肌的锻炼，改善上交叉体态。

（黄宗菊医案）

十二、上交叉综合征右侧胸锁乳突肌损伤医案

黄某某，男，36 岁，重庆市长寿区人。

就诊时间：2021 年 8 月 12 日。

就诊地点：重庆市长寿区中医院针灸科。

主诉：反复颈肩酸痛 4$^+$ 年，加重 2$^+$ 天。

现病史：患者自诉 4 年前因低头伏案工作后出现颈肩酸痛不适，自行予以热敷、贴膏药、休息后可以缓解。此后每遇工作时间稍长就会复发，休息后缓解。2 天前，因持续工作后感后颈部疼痛复发，伴肩胛内侧缘疼痛，后仰时疼痛加重。需双手扶持头部才能平躺至枕头上。经外院康复科热敷、刮痧、火罐以及按摩治疗后症状无明显改善。遂至我院我科就诊。

体格检查：姿势为圆肩、驼背、头前倾。颈椎后伸、右回旋、左侧屈活动受限。胸锁乳突肌胸骨部压痛，颞骨乳突压痛，喙突压痛。舌淡，苔白，脉沉弦。

辅助检查：颈椎 DR 示颈椎生理曲度变直，椎列连续，C$_{5/6}$ 椎间隙变窄，提示颈椎病。

主要诊断：右侧胸锁乳突肌损伤；上交叉综合征。

治疗方法：针刀松解术。

(1) **体位**：患者去枕仰卧位，头偏向左侧，术者立于患者右侧。

(2) **针刀定点**：胸锁乳突肌胸骨部压痛点、肌腹压痛点，颞骨乳突压痛点，喙突压痛点（图 7-29）。

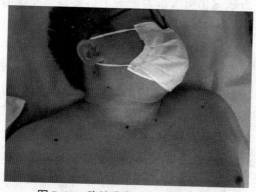

图 7-29 胸锁乳突肌、喙突定点图

(3) **针刀手术操作**：常规消毒，采用汉章Ⅳ号 0.8mm 针刀。①胸锁乳突肌胸骨部压痛点，针刀体与皮肤成 60° 刺入，达骨面后，调转刀口线成 90°，与胸锁乳突肌肌纤维方向垂直，在骨面上向内铲剥 2～3 刀，范围不超过 0.5cm。

②颞骨乳突压痛点，针体与枕骨面成 90° 刺入达乳突骨面后，在乳突骨面上铲剥 2～3 刀，范围不超过 0.5cm。③肌腹部压痛点，针刀体与皮肤成 90° 刺入，有一落空感，再刺入肌肉内纵疏横剥 2～3 刀，范围不超过 1cm。④喙突压痛点，刀体与皮面垂直，快速刺入深达喙突骨面，沿骨面调整刀锋到喙突的外上缘骨面边缘，与皮面约成 80°，进行切割松解，范围不超过 0.5cm。

注意事项：胸锁乳突肌胸骨部松解时，针刀不可偏离骨面，否则，可能引起创伤性气胸。肌腹部松解时，不可穿过肌肉。否则，易引起出血。

回访：2021 年 9 月 11 日，电话回访患者，患者诉前次治疗后颈肩酸痛感已消失，颈椎活动自如，无复发。

【按语】

《灵枢·官针》有云："输刺者，直入直出，深内之至骨，以取骨痹，此肾之应也。"本病属本虚标实之证，本虚为肝肾不足，肝主筋，肾主骨，通过针刀深刺到骨面可以治骨所生病。依据针刀医学关于慢性软组织损伤的理论，胸锁乳突肌损伤后，引起粘连、瘢痕和挛缩，造成颈部的动态平衡失调，引发颈肩部疼痛，活动受限等不适。胸锁乳突肌损伤的部位在肌肉起止点。用针刀松解瘢痕、粘连，使颈部的动态平衡得以恢复，此病就得到根治。该患者长期坐立工作，导致胸小肌被动缩短，造成圆肩，故还需松解胸小肌以调整圆肩，恢复人体生物力学平衡。

（杨俊荣医案）

十三、钩椎关节旋转移位型颈椎病医案

秦某某，男，85 岁，重庆市忠县移动公司退休人员。

就诊时间：2021 年 7 月 28 日。

就诊地点：重庆市忠县中医院针灸科。

主诉：反复颈项部疼痛伴头晕不适 10 年。

现病史：患者于 10 年前无明显诱因出现颈项部疼痛伴头晕不适，长时间低头看手机或看书时颈项部疼痛及头晕加重，无心慌、心累、恶心、呕吐，无双上肢麻木、胀痛，无行走不稳及踩棉花感等，曾多次在外诊断为"颈椎病"并予以针灸、理疗及中西药物等治疗（具体用药不详），症状稍有改善，但容易复发，现经人介绍求诊我院，并以"颈椎病"收入我科。入院时，患者神清，精神差，颈项部疼痛伴头晕不适，活动时明显，平躺时减轻。入院前 1 月无体重明显减轻等。

体格检查：脊柱及四肢未见明显侧弯畸形，颈椎前屈、后伸、左右侧屈

及旋转活动稍受限，$C_{3\sim5}$棘突间旁开1.5cm处压痛明显，无明显按压放射痛，椎间孔挤压试验（－），双侧臂丛神经牵拉试验（－），双侧霍夫曼征（－）。生理反射存在，病理征未引出。舌淡，苔白，脉弦细。

主要诊断：颈椎病（钩椎关节旋转移位型）。

治疗方法：针刀松解术。

(1) 体位：患者取俯卧位，头前屈，胸下垫枕。术者立于治疗床的头侧。选用汉章Ⅳ号0.8mm针刀。

(2) 针刀定点：$C_{3\sim5}$棘突正中双侧椎旁约1.5cm各定1点，共6点。

(3) 进针方向：刀口线与人体背部纵轴约成平行，针体与刺入部位皮肤垂直（图7-30）。

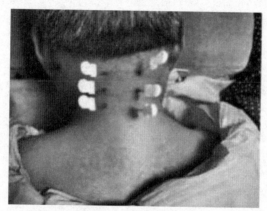

图7-30　棘突旁针刀图

(4) 针刀手术控制：常规消毒铺巾，使刀口线与身体纵轴平行，针体与颈部皮肤垂直，快速破皮，缓慢进针，当刀锋抵达骨面时，调转刀口线与颈椎矢状面成90°，针柄向足端倾斜约成10°，沿骨面向下微滑动，探及刺切关节间隙2～3刀，针刀突破韧性关节囊，刀刃落空即止。其他高应力点按照纵横剥离松解即可。

注意：①对于初学者颈项部针刀松解术不可贸然施行，在熟练针感、掌握颈项部精细解剖后方可小心施术。②定点时注意关节囊的位置在棘突正中线旁开约1.5cm，结合患者体形胖瘦应稍做调整，以免刺破黄韧带进入椎管危及生命。

复诊：2021年8月4日患者诉颈项部疼痛及头晕症状已经明显改善，不需再行针刀治疗，指导患者进行颈椎"米"字操保养，每天3次，每次5组。生活上要减少低头看手机、书等的时间，注意颈项部保暖等。

回访：1个月后回访，患者诉以前低头看手机或书不能超过10分钟，必须平躺休息，现在可以超过1小时以上且无明显不适。

【按语】

此病多发生于$C_{3\sim6}$的钩椎关节，大多数由慢性累积性劳损所导致的有关软组织的挛缩造成。在横突和棘突的附着点处可触到柔韧的小结节且压痛，这就是劳损点和结疤粘连挛缩点。由于肌肉挛缩，所以整个椎骨就被拉转向一侧，发生旋转，就产生钩椎关节旋转型颈椎病。当椎体发生旋转时，横突孔偏离正常位置而压迫椎动脉，引起大脑供血不足，出现头晕，严重者还可能出现一过性昏厥。患者喜爱看书和手机，故长期以来患有此疾患。针刀刺入后针对病变的关节囊、挛缩和粘连的肌肉进行切割、松解，建立新的动态平衡，患者症状明显改善，临床疗效可。

（魏巍医案）

十四、交感神经型颈椎病医案

病例1

高某某，女，54岁，重庆市武隆区黄莺乡人。

就诊时间：2021年7月1日。

就诊地点：重庆市武隆区中医院针灸科。

主诉：颈项部不适、头晕3年，加重伴双上肢冷痛1个月。

现病史：患者诉3年前不明原因颈项部不适，头昏，无头痛及上肢麻木等，一直在外间断治疗，期间病情反复、时轻时重。1个月前受凉后再次复发加重，出现颈项部及双上肢冷痛，颈椎屈伸活动受限，无肢体麻木、呕吐等症状。

体格检查：$C_{3\sim6}$棘突间压痛，$C_{3\sim6}$椎棘突旁2cm处压痛明显，双侧横突区，胸锁乳突肌，斜角肌压痛。双上肢皮温正常，神经病理征未引出。舌质淡，苔薄白，脉缓。

主要诊断：交感神经型颈椎病。

治疗方法：针刀松解术。

(1) 体位：颈项部治疗时取俯卧位，胸部垫枕，颈部前屈30°～40°；星状神经节点及乳突处治疗取仰卧位；术者立于治疗床的左侧。

(2) 针刀定点：①项韧带及软组织硬结；②$C_{3\sim6}$双侧椎旁小关节囊；③双侧乳突（胸锁乳突肌止点）；④双侧星状神经节点（C_6横突前结节）（图7-31）。

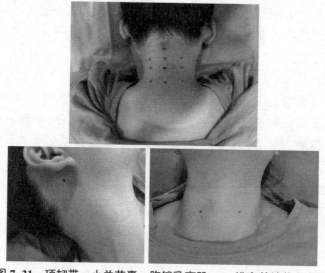

图 7-31　项韧带、小关节囊、胸锁乳突肌、C₆ 横突前结节定点图

（3）针刀手术操作：常规消毒铺巾，用汉章Ⅳ号 0.8mm 针刀、0.4mm× 40mm 刃针。①松解，纵向疏通、切割 2～3 刀即可；②松解，刀体垂直于标记点处皮肤，刀口线与脊柱纵轴平行达骨面后调转刀口线与颈椎小关节面平行切割 2～3 刀；③松解，刀口线与耳大神经平行，刀尾向上针体与乳突部皮肤成 45°，到达骨面扇形切割 3～5 刀。④点刺，刃针刀体向下与皮肤垂直，刀口线与颈部大血管方向平行，左食、中指将气管和颈部血管鞘分开，快速进针达骨面，患者出现酸胀感时，点刺 2～3 刀，即可出针，压迫 2～5 分钟无出血，创可贴针眼处外贴。

注意：乳突部治疗时不能离开乳突骨面，刀口线与耳大神经平行避免损伤；刃针刺激星状神经节时必须用左食、中指将气管和颈部血管鞘分开露出治疗区暴露 C₆ 横突前结节，刃针到达骨面点刺即可，要避免针体损伤颈部重要血管的可能。

手法治疗：仰卧位颈椎牵扳法矫正椎体移位或微小关节错位。

中药治疗：黄芪 10g、桂枝 10g、白芍 10g、葛根 15g、羌活 10g、当归 15g、细辛 3g、甘草 3g、姜黄 15g、通草 5g、大枣 10g，加生姜 3 片。

7 剂，水煎，每日 1 剂，分 3 次温服。

复诊：2021 年 7 月 8 日患者诉颈项部不适、头晕、双上肢冷痛均较初诊减轻，予前法针刀治疗 1 次，续配合中医药治疗 1 周。

回访：2021 年 8 月中旬电话回访，患者诉近 1 个月来颈项部不适、头昏明显减轻，双上肢冷痛基本消失。

【按语】

交感神经型颈椎病侧重于交感神经兴奋或者抑制而引起椎动脉痉挛，导致头晕、肢体冷痛等系列症状，约有超过一半的患者无颈项部症状，且一般与情绪、生理周期相关。相当于中医"肢厥"范畴，表现为头颈手足三阳走行交会之处的手足三阳厥，出现头项痛、头昏、耳鸣、汗出、手足温度变化、血压改变等交感神经失调的病症。对于此类颈椎病，临床上对其导致神经刺激的肌肉特别是胸锁乳突肌、斜角肌等颈前部肌肉进行松解，颈交感神经节刺激及牵扳手法矫正椎体移位或微小关节错位，中药解肌散寒、益气活血、祛风除湿、通络止痛等治疗，可取得满意疗效。

（陈润林医案）

病例2

孙某某，女，40岁，重庆市公务员。

首次就诊时间：2021年4月11日。

就诊地点：重庆市江北区中医院针灸科。

主诉：阵发性心悸、心慌3年。

现病史：3年前无明显诱因开始出现心慌、心悸，夜间睡前发作频繁。严重时伴胸闷，长期不适导致睡眠差、情绪焦虑。于重庆某三甲医院心内科完善心电图、心脏彩超、动态心电图等检查，未见心脏器质性病变。曾口服琥珀酸美托洛尔缓释片（倍他乐克）、稳心颗粒等药物，但效果不佳。声低、乏力，睡眠差，多梦，饮食一般，二便调。舌淡，苔薄白，脉沉细。

体格检查：T：36.7℃，P：62次/分，R：20次/分，BP：126/70mmHg。颈椎各向活动基本正常，颈椎双侧各关节突不同程度压痛，无放射痛；双侧胸锁乳突肌紧张、压痛。四肢肌力肌张力未见明显异常，生理反射存在，病理反射未引出。舌淡，苔薄白，脉沉弦。

辅助检查：颈椎正侧位：颈椎生理曲度消失；骨质增生。

主要诊断：交感型颈椎病。

治疗方法：针刀松解颈中神经节。

(1) 体位：患者去枕平卧，在上背部垫薄枕，使头略上仰。双上肢自然置于身体两侧。术者立于患者一侧。

(2) 针刀定点：患者去枕平卧，在上背部垫薄枕，略微仰头抬下巴，此体位下患者颈椎椎体前移。在颈椎前方，气管旁可扪及颈椎椎体前方。为安全起见，可选择在 C_4 或 C_5 椎体前方通过针刀松解颈中神经节，保证安全的前提下也可松解 C_6 椎体前方（图 7-32）。

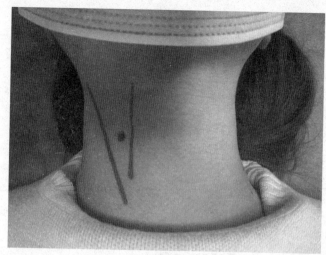

图 7-32　颈椎椎体前方定点图

（3）针刀手术操作：常规消毒，铺无菌洞巾。采用汉章Ⅳ号 0.6mm 针刀。押手食指、中指、无名指指腹紧贴甲状软骨下缘（平 C_5 水平）外侧缓慢轻柔下压，指腹下感受到动脉搏动后，向内推开周围软组织，再向外将动脉拨到指腹下，再加压下压触及颈椎椎体前缘，刀口线与纵轴平行，针体与刺入部位皮肤垂直。快速刺入皮下，缓慢进针，感受到筋膜切割感或达到椎体骨面，轻轻切割 1～2 刀即出针。出针后按压针孔 5 分钟左右，未见出血方可消毒后无菌敷料贴敷。针孔处 3 天内禁止沾水，避免感染。观察 30 分钟以上，无不适症状，再操作另一侧。

注意：严格控制进针深度和方向，不追求达骨面的效果，有筋膜切割感也可行针后出针。

回访：患者自觉心悸、心慌发作次数减少一半左右，说话有力，睡眠改善，胃口更好。建议继续针刀松解茎突、喙突、胸椎小关节等部位，但患者因惧怕疼痛，暂拒绝配合。1 月后再次回访，症状较治疗后无反复。

【按语】

本例患者以心慌、心悸就诊，外院已完善心脏相关检查，排除心脏器质性病变。颈中神经节分出心中神经（最粗大的心神经），参与心丛，故通过松解颈深屈肌及椎前筋膜，解除颈中神经节的压迫或牵拉，可缓解相应的心脏不适症状。

（晏飞医案）

178

十五、椎动脉型颈椎病医案

病例 1

王某某，男，50 岁，重庆市九龙坡区人。

就诊时间：2021 年 5 月 10 日。

就诊地点：重庆市九龙坡区人民医院康复科。

主诉：颈痛伴头晕 1 周。

现病史：患者诉 1 周前出现颈部疼痛，晨起感头晕明显，伴恶心、呕吐，头晕严重时有恶心呕吐感，经院外行颈部物理治疗后病情有所减轻，但仍感头晕沉明显，持续时间较长，颈部僵硬伴活动受限，就诊时已无恶心、呕吐感，无耳鸣、耳聋、心悸、视物模糊、头痛症状，转颈频繁时头晕加重，无明显上肢麻木及疼痛。

体格检查：颈椎旁肌肉压痛，以上颈段棘间及椎旁压痛为重，旋颈试验（+），压顶试验（+）。双侧椎间孔挤压试验（−），臂丛神经牵拉试验（−）。舌淡，苔白，脉弱。

辅助检查：颈椎 MRI 提示颈椎生理曲度变直，颈椎骨质增生，$C_{4/5}$、$C_{5/6}$ 椎间盘膨突。头颅 MRI 示腔隙性脑缺血改变。

主要诊断：椎动脉型颈椎病。

治疗方法：针刀松解术（松解枕后肌起止点）。

(1) 体位：患者取俯卧位，术者立于治疗床左侧。

(2) 针刀定点：下项线骨面的附着处痛点，C_2 棘突，C_1 横突压痛点（图 7-33）。

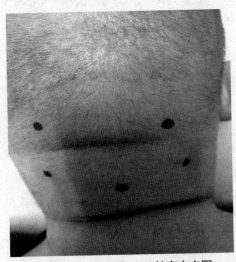

图 7-33 上下项线、C_2 棘突定点图

（3）针刀手术操作：常规消毒铺巾，采用汉章Ⅳ号 0.8mm 针刀，①针对下项线骨面的附着区点，针刀针体与项下部皮肤约成 30°，垂直于枕骨下项线骨面的切线，刺达骨面，患者觉针下酸胀感明显，纵行疏通剥离，小幅度横行铲剥。②针对 C_2 棘突，针刀刺达 C_2 棘突左右叉外上缘骨面，在骨面寻找硬紧的软组织，切开剥离，横拨骨面几下，出针。③针对 C_1 横突压痛点，针刺至深筋膜浅层及痛点结节即可，进行疏通剥离。

注意：应严格选择施术范围、进针角度、进针深度；松解下项线痛点时，动作要轻柔，要注意勿损伤到枕大神经，如果针刀刺到枕大神经，提起针刀，调整针刀方向，或者重新在周围选点。松解 C_2 棘突时，针刀一定不能脱离骨面，如果针刺过深，仍未触及 C_2 棘突，要特别注意勿刺破黄韧带，使针刀进入颈椎椎管内，刺伤脊髓。因 C_1 横突骨面周围有椎动脉经过，怕刺伤椎动脉，一般不建议针刀直达横突骨面操作。

手法治疗：针刀术后，给予上颈段颈椎小关节错位手法复位治疗，手法治疗后嘱患者平卧休息 2 分钟，勿转动头颈。

中药治疗：桂枝加葛根汤合玉屏风散加减：葛根 30g，桂枝 15g，白芍 15g，炙甘草 6g，生姜 3 片，大枣 2 枚，黄芪 20g，白术 15g，防风 10g，川芎 10g，蔓荆子 15g。

7 剂，水煎服，每日 1 剂，分 3 次服。

复诊：2021 年 5 月 17 日患者诉经针刀、手法及中药治疗后，头晕减轻明显，头晕几乎完全消失，颈痛减轻明显，其他无明显不适。

回访：两个月后电话随访，患者诉经治疗后至今未在出现头晕，只偶尔劳累后出现颈部酸胀不适感，卧床休息第二天症状可减少消失。嘱患者勿劳累受凉，勿长时间伏案工作、玩手机、电脑旁工作等不良生活习惯，注意颈部保暖。

【按语】

颈源性头晕与椎动脉供血不足相关，往往由于颈椎关节错位及枕后肌群紧张而引起椎动脉迂曲变细，与老年性动脉硬化不同。一般经针刀松解枕后肌群及颈椎手法复位治疗后效果明显，并可给予中药辨证论治以巩固疗效。枕后肌，为项部与针刀医学关系密切重要的短肌，是枕后部头后小直肌、头后大直肌、头上斜肌、头下斜肌的统称。枕下肌的深面，紧邻寰枕后膜，其浅面为头半棘肌、头夹肌、斜方肌及筋膜等结构。由枕下神经所支配。此四对小肌肉对寰枕关节、寰枢关节的活动具有重要作用。头后小直肌起于寰椎的后结节，止于下项线的内段。其内侧紧贴项韧带，外侧紧邻头后大直肌。头后大直肌位于头后小直肌的外侧，起于枢椎棘突的根部，止于下项线的外段。头上斜肌起 C_1 的横突，其肌纤维稍向内上行走，止于上项线与下项线之间的枕骨面，正处于头半棘肌附着处的深面。头下斜肌：起于枢椎棘突根部的侧面，止于寰椎的横突。针刀松解枕后肌起止点，可改善紧张挛缩的枕后肌，改善椎动脉供血，从而颈痛、头晕症状减轻。

（杨以平医案）

病例 2

吴某某，男，53 岁，四川省遂宁市自由职业人员。

就诊时间：2021 年 7 月 17 日。

就诊地点：重庆市渝中区中医骨科医院针灸科。

主诉：颈痛伴阵发性头晕 1 个月余。

现病史：患者 1^+ 月前因劳累出现颈项强痛，并伴阵发性头晕，时有恶心欲吐、耳鸣，颈项旋转活动时加重，遂到我院门诊就诊行颈椎 DR 片检查示：颈椎生理曲度稍显变直，序列关系规则，各椎体前缘均有不同程度的骨质增生改变，$C_{4\sim5}$ 椎上关节突变尖，相应椎间孔受压，$C_{6\sim7}$ 椎间隙稍显变窄。给予针灸、推拿及内服中药治疗后症状未见明显缓解。遂来我院门诊就诊。

体格检查：颈项部肌肉较紧张，两乳突连线有不同程度压痛，$C_{2\sim5}$ 椎棘突及其棘间隙两侧旁开 1.0cm 处压痛，双侧肩胛冈上缘、肩胛骨内侧缘压痛，体位眩晕试验（−），旋颈试验（＋），叩顶试验（−），臂丛神经牵拉试验（−），椎间孔挤压试验（−）；四下肢肌力、肌张力、浅感觉基本正常。其余未见明显异常。舌淡，苔薄白，脉弦。

辅助检查：颈椎 DR 片示颈椎生理曲度稍显变直，序列关系规则，各椎体前缘均有不同程度的骨质增生改变，$C_{4\sim5}$ 椎上关节突变尖，相应椎间孔受压，$C_{6\sim7}$ 椎间隙稍显变窄。

主要诊断：椎动脉型颈椎病。

治疗方法：针刀松解术。

(1) 体位：颈部备皮，剃发至上项线，患者取俯卧位，低头曲颈，胸部垫薄枕。

(2) 针刀定点：第 1 点：枕外隆突与 C_2 棘突顶点连线中点；第 2 点：在第 1 点右侧旁开 2.5cm 处；第 3 点：在第 2 点右侧旁开 2.5cm 处；第 4 点：在第 1 点左侧旁开 2.5cm 处；第 5 点：在第 4 点左侧旁开 2.5cm 处；第 6 点：在 C_2 棘突压痛点；第 7 点：在颈部、肩部、背部压痛点。以上各点均用记号笔标记（图 7-34）。

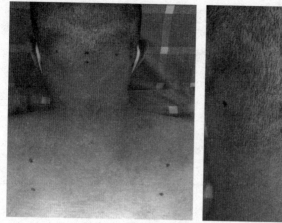

图 7-34　椎动脉型颈椎病针刀操作定点图

(3)针刀手术操作：常规消毒后铺无菌洞巾。采用汉章Ⅳ号 0.8mm 针刀，右手持针刀，左手食指按压皮肤。针刀体与局部皮肤成 45°，刀口线与人体纵轴平行，快速进针后分层缓慢松解、剥离，每个点切割松解 2～3 刀。术毕拔针按压止血 3 分钟，碘伏消毒，无菌纱布包扎。

针刀术后，配合仰卧手牵旋扳法：患者仰卧于治疗床上，头部探出床头，医者坐于患者头前，一手置于枕后部，一手置于颌下，双手用力牵引颈部并轻轻摇晃，使颈肌松弛，然后在牵引力作用下使患者头部左右旋转到最大限度时施以扳法，施法时切忌用力过猛。

注意：应严格选择施术范围，一定要掌握进针深度和角度。对于存在颈椎骨折、严重骨质疏松、脊椎结核、脊椎肿瘤、出血性疾病等相关疾病的禁忌使用针刀治疗和仰卧手牵旋扳法。要求操作者熟练掌握针刀操作规范，以及仰卧手牵旋扳法的技巧，实施扳法时不强求"弹响声"，切忌暴力整复，以免加重患者损伤。

回访：患者做完治疗后，自诉头脑清晰、眼睛明亮，颈项强痛及头晕症状明显减轻。1 个月后电话回访，患者诉头晕、恶心、耳鸣等症状基本消失。

【按语】

椎动脉型颈椎病属于中医学"眩晕"范畴，在《灵枢·口问》中有"上气不足，脑为之不满，耳为之苦鸣，头为之苦倾，目为之眩"的记载，在《素问·至真要大论》中有"诸风掉眩，皆属于肝"的论述。椎动脉型颈椎病现代医学又名"颈性眩晕"，其发病原因与年龄、性别、生活习惯及职业因素等有关，临床主要表现为体位性眩晕以及阵发性偏头痛，西医治疗主要借助药物来扩张血管、改善微循环，从而减轻临床症状，但目前西药治疗药效具有不稳定性，导致病情反复，效果欠佳。针刀具有"针"和"刀"的双重作用，通过松解与剥离颈部紧张、粘连的肌肉、韧带和筋膜等，来解除寰椎后弓上方段被卡压的椎动脉，以此改善头部血液循环，同时也利用"针"的刺激来疏通经络、调畅气血、平衡阴阳。再配合仰卧手牵旋扳法来纠正椎体微小的移位，恢复颈部的动态平衡。以此达到缓解临床症状的目的。

（刘渝松医案）

病例 3

患者： 陈某某，男，40 岁，四川省资阳市雁江区中学教师。

就诊时间： 2021 年 6 月 20 日。

就诊地点： 四川省资阳市中医院针灸中心。

主诉： 反复头晕、头痛 2 个月余。

现病史： 患者长时间低头备课。2 个月前患者开始出现颈部僵硬感，伴头晕、头痛，于诊所经针刺、推拿等治疗后，症状稍缓解，后继续坚持工作，头晕、头痛症状反复出现。后于当地医院就诊，给予针灸、推拿、中频、颈椎牵引等治疗，症状未见明显缓解。今为求系统诊治，遂来我院就诊，门诊以"颈椎病（椎动脉型）"收入院。入院症见：神志清楚，精神差，诉颈部僵硬不适，伴头晕、头痛等症状，余无特殊。

体格检查： 颈部肌肉紧张，$C_{2\sim7}$ 棘上、棘间韧带及椎旁约 1.5cm 压痛，叩击痛（+），椎动脉扭曲试验（+），双上肢肌力 V 级，肌张力正常，肱二头肌、肱三头肌反射正常，霍夫曼征（-）。舌淡，苔白，脉弦。

辅助检查： 2021 年 6 月 20 日于我院行颈椎正侧位 X 线片提示颈椎生理曲度变直，颈椎序列稍欠连续。血常规、肝肾功、凝血四项、心电图未见明显异常。

主要诊断： 椎动脉型颈椎病。

治疗方法： 针刀整体松解术。

(1) **体位：** 常规消毒铺巾，患者俯卧低头位，术者站立于患者左侧，采用汉章Ⅳ号 0.8mm 针刀。

(2) **针刀定点：** 在①枕外隆突点②上项线距离后正中线旁开 2.5cm、5cm 处③ $C_{2\sim7}$ 棘突处定点。

(3) **针刀手术操作：** 碘伏棉球于施术部位消毒，1% 利多卡因局部浸润麻醉，刀口线与人体背部纵轴约成 90°，针体与刺入部位皮肤垂直。将针刀在标记处垂直刺入，患者无不适，纵向剥离 2～4 下，横向铲剥 2～4 下，用消毒棉球吸取渗出血液，拔出全部针刀，局部按压止血 5 分钟，创可贴覆盖针刀口，术后颈托固定。

注意： 应严格选择施术范围、进针角度、进针深度。注意操作安全，避开定点位置重要的神经、血管进针。手法操作目的应明确，用力适当，不可过度。

复诊：2021 年 6 月 24 日患者诉颈部僵硬感进一步缓解，头痛、头晕症状进一步减轻。予以第二次针刀治疗：患者俯卧低头位，在双侧 $C_{2\sim7}$ 棘突顶点旁开 2cm，双侧肩胛骨内上角处定点。碘伏棉球于施术部位消毒，术者在上述定点处进针刀实施松解，术毕，拔出全部针刀，局部按压止血 5 分钟，创可贴覆盖针刀口，术后继续予以颈托固定。

三诊：2021 年 6 月 27 日患者诉颈部僵硬感基本消失，未再出现反复，头晕、头痛明显改善。予以第三次针刀治疗：对颈椎横突部进行松解。患者右侧卧位松左侧横突；左侧卧位，松右侧横突。在颞骨乳突与锁骨中点的连线上。从乳突斜下 2cm 为寰椎横突，然后每隔 1.5cm 为下一颈椎的横突处定点。用碘伏棉球于施术部位消毒，术者在上述定点处进针刀实施针刀松解，术毕，拔出全部针刀，局部按压止血 5 分钟，创可贴覆盖针刀口。

回访：2021 年 8 月 30 日电话随访患者诉症状未再出现。

【按语】

针刀外形似针灸的针，但其尖端有一狭窄的刀刃，可发挥针刺及刀切割的双重功能，是在现代外科手术疗法与中医传统针刺疗法的基础上，形成的新型中医医疗器械。本医案中患者考虑诊断椎动脉型颈椎病，正好是针刀松解术的适应证之一。通过针刀激发经气、疏通气血，达到止痛作用；同时直接松解病灶周围组织的粘连、挛缩，降低周围组织压力，从而缓解神经、血管的压迫；通过解除肌肉痉挛，恢复正常生理结构，为周围组织重建创造条件；此外针刀操作过程中的机械刺激，可产生内源性阿片肽物质，从而发挥止痛作用。因此临床针刀治疗相关病症可以起到事半功倍的效果。

（范纬泉医案）

十六、混合型颈椎病医案

病例 1

患者：谢某某，男，48 岁，住忠县黄金镇小河村 6 组。

就诊时间：2021 年 7 月 6 日。

就诊地点：重庆市忠县中医医院疼痛科。

主诉：颈项部、右肩胛及上肢胀痛 5 天。

现病史：5 天前，患者因受寒，自感颈项部疼痛不适伴活动受限，在家热敷后未见缓解，来我院门诊予针刺治疗后活动稍好转，颈项部、右肩胛区、右上肢胀痛无明显缓解。为系统康复治疗，门诊以"颈椎病"收入我科。

入院症见：神清，精神差，颈项部、右肩胛区、右上肢胀痛不适，颈项部活动稍受限，自感右前臂及右手食指、中指、食指掌侧麻木不适，右上肢下垂可诱发上述症状加重，头左偏及环抱右上肢上述症状稍好转，无法平卧，VAS：7分。无右肩关节活动受限、间歇性跛行、脚踩棉花样感，无头晕头痛、恶心、呕吐、胸闷气短。饮食可，睡眠差，二便调。

体格检查：颈椎前屈、后伸、左右侧屈、左右旋转均中度受限，项枕部、$C_{2\sim7}$ 棘突及椎旁 1.5cm、右侧 $T_{4\sim6}$ 椎旁 1.5cm、右侧冈下窝及右侧肩峰均重度压痛。叩顶试验（+），椎间孔挤压试验（+），双侧臂丛神经牵拉试验（+），右侧为甚，双侧桡动脉外展试验（-）。四肢肌力及肌张力、四肢腱反射未见异常。舌质紫暗，苔薄白，脉弦。

主要诊断：中医诊断：项痹病（气滞血瘀）。

西医诊断：混合型颈椎病。

治疗方法：针刀松解术，辅助热疗、理疗等对症治疗。

一诊：2021年7月10日。

(1) 针刀松解体位：患者取左侧卧位，勿垫枕，充分暴露右侧颈椎侧面。术者立于患者右侧。

(2) 针刀定点：右侧 $C_{2\sim4}$ 横突尖、右侧肩胛提肌压痛高敏点（图 7-35）。

(3) 针刀手术操作：常规消毒铺巾，采用汉章Ⅳ号 0.8mm 针刀。①右侧 $C_{2\sim4}$ 横突尖：针刀刀口线与脊柱纵轴平行，针体与刺入部位皮肤垂直，快速刺入皮肤，缓慢探索到达横突尖骨面，贴横突尖前、后缘的骨面铲切 3～4 刀，术者手下有松动感即止，出针后局部按压 5～10 分钟。

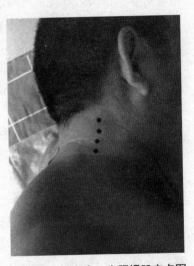

图 7-35　横突尖、肩胛提肌定点图

②右侧肩胛内上角：刀口线与人体纵轴线成 45°，针体与刺入部位皮肤成 45°，快速刺入皮肤，缓慢深入，针尖到达骨面后，局部小范围每点切割松解 3～6 刀，出针后局部按压 5～10 分钟。

注意：治疗颈椎横突时，针刀刀口线必须与颈椎纵向平行，不可成角，针尖到达骨面后，小范围切割，动作轻柔，针尖垂直骨面，不可朝向喉结方向，以防刺伤神经及颈椎动静脉。在治疗肩胛内上角时，针尖不可垂直及向上，以防刺伤背部进入胸腔，引发气胸。

二诊：2021 年 7 月 13 日。

症状：患者诉颈项部疼痛较前稍缓解，右上肢下垂诱发疼痛时间较前延长，VAS：5 分。无法平卧，右前臂及右手食指、中指、食指掌侧麻木不适，未见明显缓解。舌质紫暗，苔薄白，脉弦。

治疗：常规消毒铺巾，患者取俯卧位，胸下垫枕，充分暴露颈项部，定点双侧 $C_{3\sim7}$ 棘突旁开 1.5cm，术者立于患者左侧。采用汉章Ⅳ号 0.8mm 针刀，刀口线与颈椎纵向平行，针体与刺入部位皮肤垂直，快速刺入皮肤缓慢深入，针尖到达骨面后，每点切割松解 3～6 刀，再针尖斜向上方，位于上下关节突之间，针尖方向与纵轴成 45°，缓慢刺入，有突破感即止，每点松解 3～6 刀。

注意：治疗上下关节突时不可深刺，以防刺伤神经。

三诊：2021 年 7 月 18 日。

症状：患者诉颈项部疼痛缓解，右上肢下垂可，未诱发颈项部、右肩胛区、右上肢胀痛。VAS：0 分。颈椎活动可。右前臂及右手食指、中指、食指掌侧麻木较前稍好转。舌质紫暗，苔薄白，脉弦。

治疗：常规消毒铺巾，患者取俯卧位，右上肢外展 90°，术者立于患者右侧。定点右侧四边孔，采用汉章Ⅳ号 0.8mm 针刀，刀口线与肱骨成 90°，针体与刺入部位皮肤垂直，快速刺入皮肤缓慢深入，针尖逐一触碰肱骨、肩胛外侧缘，到达骨面后，每点切割松解 3～6 刀，有松动感即可，出针后局部按压 5～10 分钟。

注意：治疗四边孔时不可深入，以防刺破血管。

四诊：2021 年 7 月 24 日。

症状：患者现可平卧休息，右上肢下垂时未诱发颈项部、肩胛区疼痛不适，右手食指、中指、食指掌侧麻木不适较前缓解。VAS：0 分。现自感右侧颈肩结合部酸胀感，右前臂背侧稍感麻木不适。舌质紫暗，苔薄白，脉弦。

治疗：常规消毒铺巾，患者取俯卧位，术者立于患者右侧。定点①右侧髂后上棘（竖脊肌）（图 7-36），②双侧颈胸结合部（$C_6\sim T_2$ 椎旁 1.5cm）。采用汉章Ⅳ号 0.8mm 针刀，①中针刀刀口线与人体纵轴成 45°，针尖朝向右侧髂后上棘，快速刺入皮肤缓慢深入，调转刀口线与人体纵轴成 45°，针尖到达骨面后，局部切割松解 3～6 刀，调转刀口，刀口与髂后上棘内侧缘骨面平行，沿着骨面切割松解 3～6 刀。出针后局部按压 5～10 分钟。②中针刀刀口线与脊柱纵向平行，针体与刺入部位皮肤垂直，快速刺入皮肤缓慢深入，针尖到达骨面后，局部切割松解 3～6 刀。出针后局部按压 5～10 分钟。

注意：治疗椎板时，针刀刀口线必须与脊柱纵向平行，不可成角，针尖到达骨面后，小范围切割，动作轻柔，以防刺伤背部进入胸腔，引发气胸。

术后回访：患者现可平卧休息，右上肢下垂时未诱发颈项部、肩胛区疼痛及颈肩结合部酸胀感，右前臂背侧未见明显麻木感，右手食指、中指、食指掌侧未见麻木。VAS：0 分。其余无特殊不适。

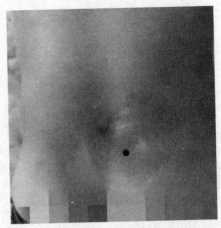

图 7-36　上病下取定点图

【按语】

《灵枢》指出，"经脉者，所以决死生，处百病，调虚实，不可不通"，说明经络系统在生理、病理和防治疾病方面的重要性。神经从脊髓穿出沿着管腔、肌肉之间穿行后支配肌群。从椎间盘突出卡压神经，到上下关节突出口附着肌肉对神经干的卡压，再到臂丛神经分布区域肌肉的卡压，均可引起疼痛。只有详细查体，明确诊断，才能取得较好的疗效。

（谢小林　陈永亮医案）

病例 2

帅某某，男，71 岁，重庆市大渡口区人。

就诊时间：2021 年 5 月 15 日。

就诊地点：重庆市大渡口区重钢总医院康复医学科。

主诉：颈痛伴左上肢放射痛 5 天。

现病史：5 天前患者无明显诱因出现颈部僵痛，伴左上肢放射痛，疼痛剧烈，头部昏蒙不适，严重影响生活；无视物旋转，无心慌心累，无恶心呕吐，于我院骨科门诊就诊，予以"颈痛颗粒、右酮洛芬、外贴奇正消痛贴"，患者症状亦无明显缓解；遂求治于我科。

体格检查：急性疼痛面容。颈椎无畸形，颈椎左偏受限，颈椎棘间、棘上及椎旁压痛，双侧颈项肌及斜方肌紧张，压痛明显，左肩背压痛明显，左上肢压痛明显，旋颈试验（+），叩顶试验（-），双臂丛牵拉试验（+）。双上肢肌张力正常，肌力 5 级，痛觉正常，双肱二头肌腱反射及肱三头肌腱反射正常，霍夫曼征（-）。VAS 疼痛视觉模拟评分 8 分。舌淡，苔白，脉弦。

辅助检查：颈椎 MRI 提示①颈椎及椎间盘退行性改变，$C_{5\sim6}$ 椎板炎。② $C_{4\sim5、5\sim6、6\sim7}$ 椎间盘向后突出。

主要诊断：混合型颈椎病。

治疗方法：针刀松解术。

(1) 体位：患者取反坐位低头双手抱胸，额头抵于椅背上，术者立于椅子的左侧。

(2) 针刀定点：左侧头夹肌压痛点、左侧 $C_{2\sim3}$、$C_{5\sim6}$ 棘突旁开 1.5～2cm 进针刀。左侧肩胛骨内上角压痛点进针刀（图 7-37）。

(3) 针刀手术操作：常规消毒铺巾，采用汉章Ⅳ号 0.8mm 针刀，使刀口线与人体背部纵轴约成 90°，针体与刺入部

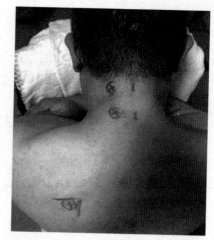

图 7-37　棘突旁定点图

位皮肤垂直，快速刺入皮肤分层缓慢松解、剥离。进针深度在 2.5～4cm，每治疗点松解 2～3 针刀。

复诊：2021 年 5 月 24 日患者诉颈及左上肢疼痛近两日又逐渐加重，目前疼痛剧烈难忍，查体与 5 月 15 日同，再次上述部位针刀治疗。

三诊：2021 年 6 月 2 日患者诉颈部疼痛减轻，左肩背及左上肢疼痛难忍，在冈上肌止点、小圆肌止点及肘内侧筋膜行针刀治疗。

四诊：2021 年 6 月 9 日患者颈及左上肢疼痛缓解大半，仍影响日常生活。查体后在上述针刀部位选择痛点再次行针刀松解术。

回访：其后两次电话随访，患者诉未再出现颈肩部剧烈疼痛，偶在劳累后感颈部稍有不适，自我按摩后可缓解。指导患者继续颈部功能锻炼，避免长时间低头伏案，注意颈肩部保暖。

【按语】

《黄帝内经》中以"颈项痛""颈项强"等症状来命名神经根型颈椎病，《伤寒论》也有"项背强几几""头项强痛"等记载，结合诸多古代医家总结经验，神经根型颈椎病符合"项痹"范畴，《素问·痹论》："风、寒、湿三气杂至，合而为痹也。"神经根型颈椎病是颈椎病中最常见的一种分型，约占颈椎病的 60%。详细了解疼痛和感觉异常的部位，对于颈段脊神经根的定位诊断非常重要。长期姿势不当导致颈部的肌肉、韧带及关节出现劳损，加上颈椎间盘的退变，导致椎间关节的失稳移位，使椎间孔变小，挤压神经根，使局部缺血、缺氧，产生症状。除了机械性的压迫产生症状外，化学性炎症刺激神经根和窦椎神经也会引起神经支配区域的疼痛。本例患者主要以颈痛伴左上肢放射痛为主要症状，通过神经定位诊断、查体结合影像学诊断，选择局部压

痛点、病变椎体关节突关节点以及肩胛骨周围软组织进行针刀松解，经过多次治疗，使局部压迫症状减轻，无菌性炎症消退而缓解症状。

（李鹏程 朱晓委医案）

病例 3

郑某某，女，70 岁，重庆市某银行退休职工。

就诊时间：2021 年 4 月 8 日。

就诊地点：重庆市巴南区人民医院康复医学科。

主诉：颈肩僵痛伴头昏 1 个月。

现病史：入院前 1 个月患者无明显诱因出现头昏、乏力，头部发紧，感左手冷，未诉明显视物旋转、爆裂样头痛，无意识不清、肢体抽搐发作，未诉胸闷、胸痛、腹胀、腹泻，无咳嗽、喘累、呼吸困难，患者为进一步诊治来我院就诊，门诊以"混合型颈椎病、高血压病 3 级（极高危）"收住入院。

体格检查：头皮疏松，后枕部无压痛。颈椎僵直，各方位活动无受限，双侧颈枕部压痛，$C_{3\sim7}$ 椎及双侧椎旁稍压痛。双侧肩胛部稍压痛，双上肢无压痛。双侧臂丛牵拉试验（－），叩顶试验（＋），旋颈试验（＋），闭目难立征（－），双侧霍夫曼征（－）。双侧肱二头肌腱反射、肱三头肌腱反射、桡骨膜反射（＋＋）。疼痛视觉模拟评分（VAS）8 分。舌淡，苔厚腻，脉弦。

辅助检查：颈椎六位片示颈椎骨质改变符合颈椎病表现。颈动脉彩超可见双侧颈总动脉窦部管壁斑块形成。心脏彩超可见三尖瓣轻度反流。左室舒张功能减退。腹部彩超可见双侧肾主动脉、叶间动脉阻力指数增高。头胸部 CT 示脑萎缩。心电图示窦性心律，提示左心室肥大，ST-T 改变。

主要诊断：混合型颈椎病。

治疗方法：入院后予以改善循环、针灸理疗等综合治疗，患者颈肩部僵痛改善，但阵发性前额部发紧，眼前发黑，左手冷，效果不明显，于 2021 年 4 月 18 日行针刀松解术。

(1) 体位：患者取反坐位低头双手抱胸，额头抵于椅背上，术者立于椅子的左侧。

(2) 针刀定点：双侧头夹肌压痛点、双侧 $C_{2\sim3}$ 棘突旁开 1.5～2cm 进针刀（图 7-38）。

(3) 针刀手术操作：常规消毒铺巾，采

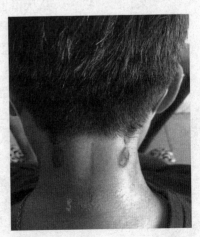

图 7-38 头夹肌、棘突旁定位点

用汉章Ⅳ号 0.8mm 针刀，使刀口线与人体背部纵轴约成 90°，针体与刺入部位皮肤垂直，快速刺入皮肤，分层缓慢松解、剥离。进针深度在 2.5～4cm，每治疗点松解 2～3 刀。

回访： 针刀治疗后次日患者诉阵发性前额部发紧、眼前发黑完全缓解，颈肩部僵痛较入院时明显改善，办理出院。随后电话随访，诉未再出现上述病情，失眠情况较前改善。

【按语】

《证治准绳》提到："颈项强之证，多由邪客三阳经也……颈项强急，发热恶寒，脉浮而紧，此风寒客于阳经也。"《类证治裁·痹证》："诸痹……由营卫先虚，腠理不密，风寒湿乘虚内袭，正气为邪所阻，不能宣行，因而留滞，气血凝涩，久而成痹。"两段均详尽描述了痹证形成与风寒湿邪气外扰、正气内虚有关。本例患者以头昏及颈部僵硬不适为主要症状。颈椎退变后，髓核及纤维环脱水变性，导致弹性减低、椎间隙变窄，引起椎体间节段松动、不稳。椎间失稳可使脊柱的内外平衡失调，小关节错缝，小关节产生嵌顿或间盘纤维环受到不正常压力，刺激窦椎神经末梢，反射至脊神经根后支，引起肌肉痉挛的症状。加上机械性或者动力性因素刺激和压迫椎动脉，导致头晕等症状的发生，特别是枕下三角与头半棘肌损伤常直接压迫椎动脉而出现供血不足的表现。针刀松解 C_2 棘突周围局部压痛点，松解寰枕关节、枕下三角周围软组织，通过运用调整和代偿机制，在颈部重建内外平衡，症状得以缓解。

（李鹏程 朱晓委医案）

病例 4

李某，男，47 岁，重庆市忠县公务员。

就诊时间：2018 年 6 月 2 日。

就诊地点：重庆市忠县中医医院疼痛科。

主诉： 颈项部胀痛伴头晕 5 天。

现病史： 5 天前患者久坐后出现颈项部胀痛伴头昏，颈椎左右旋转诱发症状加重，无视物旋转、恶心、呕吐及足下踩棉花感，无双上肢放射痛、麻木、无力。自服苯磺酸左旋氨氯地平片后头昏无明显缓解，严重影响日常生活。现患者为诊治来我院就诊，门诊以"颈椎病"收住入院。入院时患者颈项部胀痛，时有头昏，无双眼黑矇、晕倒。饮食可，睡眠一般，大小便正常。自诉本次欲出差，发现血压高，服药后降压效果差，准备取消行程，慕名前来诊疗。

体格检查： T：37.2℃，P：98 次／分，R：20 次／分，BP：162/102mmHg。

脊椎及四肢未见明显侧弯畸形。颈椎前屈、后伸、左右侧屈尚可，左右旋转诱发头昏。双侧项枕部及 $C_{2\sim4}$ 双侧椎旁压痛明显，无按压放射痛。叩顶试验（-），双侧椎间孔挤压及臂丛神经牵拉试验（-）。四肢肌力及肌张力未见明显异常。四肢肌腱反射未见异常，余生理反射存在，病理征未引出。舌质紫暗，苔薄白，脉弦。

辅助检查：颈椎 CT 三维重建（2018 年 5 月 31 日 忠县人民医院）示 $C_{5\sim6}$ 椎体反弓，$C_{5\sim6}$ 椎间盘突出，颈椎退行性改变。（2）心电图示窦性心律，正常心电图。血液生化检验结果未见明显异常。

主要诊断：混合型颈椎病。

治疗经过：完善检查后当日定点双侧项平面、下项线、$C_{2\sim4}$ 关节突关节压痛高敏点针刀治疗。后续配合针灸、推拿、牵引、理疗后，6 月 6 日测得血压 142/85mmHg，6 月 9 日测得血压 140/80mmHg，6 月 12 日测得血压 145/75mmHg，6 月 13 日测得血压 130/78mmHg，颈项部胀痛及头昏较前明显减轻，好转出院。

治疗方法：针刀松解术。

(1) 体位：患者取俯卧位，术者立于治疗床的左侧，采用汉章Ⅳ号 0.8mm 针刀。

(2) 针刀定点：第一次治疗项平面、下项线结合肌肉起止点布点第二次治疗 $C_{2\sim4}$ 关节突关节：$C_{2\sim4}$ 棘突沿后正中线旁开 3cm（图7-39）。

(3) 进针方向：刀口线与人体背部纵轴平行，垂直骨面进针，抵至骨面。

(4) 针刀手术控制：快速刺入皮肤分层，缓慢松解、剥离。项平面及下项线每点切割松解 2～3 针。$C_{2\sim4}$ 关节突关节，与骨面成

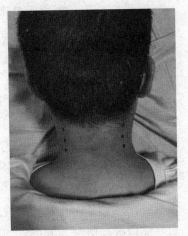

图 7-39 横突定点图

45° 角向后斜刺，抵至关节突骨面，沿关节、关节囊及其周组织进行松解。颈项部常不配合麻醉药。

注意：详细询问病史、查体，明确诊断，确定治疗部位，摆正治疗体位并做好标记。项平面与下项线刀口在阳性治疗点上，均平行于肌肉腱膜走行，垂直于骨面进针，抵至骨质。在治疗点及其周行纵行疏通治疗，2～3刀。针下多松动感出针。$C_{2\sim4}$ 关节突关节治疗点，左手辅助按压进针点，右手持针垂直于皮肤进针，与骨面成 45° 角向后斜刺，先松解肌筋膜，再抵至关节突骨面，松解关节囊，沿关节突的骨面向内外铲剥，注意进针方向，避

免过度向外损伤血管、神经，向内损伤脊髓等。

回访：治疗后1月患者未再服用高血压药物，血压控制平稳，无相关症状。治疗后半年：患者半年内未再服用高血压药物，血压控制稳定，劳累后偶感颈项部酸胀，余无相关症状。随访至今未见复发。

【按语】

经络理论认为：经络内属脏腑，外络肢节，布散全身，具有行气血、通阴阳，濡养脏腑、筋骨，保卫机体，抵御病邪，有"决生死，处百病，调虚实"之功。病损刺激，局部筋脉阻塞，气血瘀滞，不能上荣于脑，故而颈项胀痛伴头晕。项平面、下项线取筋结点，切开粘连、挛缩、瘢痕与结节等，肌肉松解，筋脉疏通，气血循环重新恢复。$C_{2~4}$关节突关节治疗点，改善椎间、关节突关节等相应病理变化，松解粘连，调节组织，恢复关节、血管、神经的关系，改善血管与神经状态，促使血压恢复正常。

（陈永亮　刘琼医案）

病例5

何某某，女，57岁，退休职员。

首次就诊时间：2021年6月11日。

就诊地点：重庆市江北区中医院针灸科。

主诉：反复头昏、头痛1^+年，加重伴走路踩棉花感1个月。

现病史：1^+年前无明显诱因开始出现头昏、头痛，多方治疗症状有改善，但经常反复，时轻时重。1个月前症状加重，整日头昏沉感，双侧颞部、前额胀痛、紧绷，伴走路踩棉花感，阵发性眩晕，发作时视物旋转、恶心呕吐，持续数分钟至半小时不等。发病以来无听力下降，无耳鸣。纳眠一般，二便调。

体格检查：T：36.8℃，P：87次/分，R：20次/分，BP：130/72mmHg。颈椎各向活动基本正常。后枕部下项线、项平面、上项线广泛压痛。左侧耳后茎突以及左侧颞骨乳突表面软组织较右侧肿胀，且明显压痛。闭目难立征（−），指鼻试验稳准，位置性试验（−）。四肢肌力肌张力未见明显异常，生理反射存在，病理征未引出。舌淡，苔薄白，脉细弱。

辅助检查：颈椎张口位片示双侧寰枢关节欠对称。颈椎MRI示颈椎曲度变直；$C_{2/3、3/4、4/5、5/6}$椎间盘突出（未见明显脊髓受压）。

主要诊断：混合型颈椎病。

治疗方法：针刀松解术。

(1) 体位：患者取俯卧位，略收下颌，双上肢自然置于身体两侧或悬于治疗床两侧。

(2) 针刀定点：于下项线、项平面选择敏感压痛点或筋节点（图7-40）。

（3）针刀手术操作：常规消毒铺巾，采用汉章Ⅳ号0.8mm针刀，使刀口线与纵轴平行，针体与刺入部位皮肤垂直。快速刺入皮下，缓慢进针，达到枕骨骨面。针刀垂直于枕骨松解，可沿骨面向外铲切，松解2～3刀或针下松动即可出针。出针后按压针孔，无菌敷料贴敷。针眼处3天内避免沾水，防止感染。

注意：严格控制进针深度和方向，不达骨面不可贸然行针，避免向枕骨大孔方向松解。头后小直肌、头后大直肌、头上斜肌在枕骨附着区域需重点检查，如有敏感点，需优先重点松解。

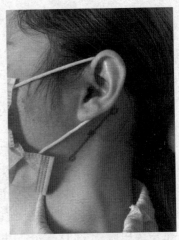

图7-40　茎突定点图

复诊：2021年6月18日患者诉踩棉花感明显减轻，眩晕未发作，双侧颞部、前额胀痛、紧绷感明显缓解，头昏沉感缓解一半。继续进行针刀松解。患者去枕平卧，于左侧颞骨乳突与下颌角连线中点稍向上移0.5cm左右定点左侧茎突。常规消毒铺巾，采用汉章Ⅳ号0.8mm针刀，使刀口线与纵轴平行，针体与刺入部位皮肤垂直，与床面约成45°角。快速刺入皮下，缓慢进针，达到茎突骨面，沿茎突骨面后缘、下缘松解2～3刀，落空即止，不可深刺。出针后按压针孔15分钟防止局部血肿，无菌敷料贴敷。针眼处3天内避免沾水，防止感染。

注意：严格控制进针深度和方向，不可做大范围提插，不达骨面不行松解，根据胖瘦体形差异，进针深度在2～4cm后，若仍未达骨面，出针即可，不可切割。

回访：1周后电话回访患者诉踩棉花感明显缓解，双侧颞部、前额胀痛、紧绷感明显缓解，头昏沉明显缓解，眩晕偶有发作，持续数秒自行缓解，眩晕程度较轻。

【按语】

大脑血液供应来源于颈内动脉、椎动脉，所以不论是椎动脉供血不足，还是颈内动脉卡压导致供血不足，均可引起大脑昏沉、精神差等症状。其中椎动脉除供应大脑后部血供，还负责脊髓血供，所以椎动脉卡压严重时，除头昏、眩晕等外往往伴有脊髓型颈椎病的特征，如"走路踩棉花感"。颈内动脉走行过程中易在茎突处受血管神经鞘、茎突过长、茎突下颌韧带钙化等原因导致的卡压。椎动脉走行过程中易在枕后三角处卡压。本例患者在松解枕后椎动脉卡压处后症状仍较明显，故继续松解颈内动脉卡压点，同时调节迷走神经功能。

（黄宗菊医案）

病例 6

谢某某，男，50 岁，重庆市九龙坡区厨师。

就诊时间：2021 年 8 月 20 日。

就诊地点：重庆市九龙坡区人民医院康复科。

主诉：反复颈肩疼痛伴头晕 3$^+$ 月。

现病史：3$^+$ 月前患者无明显诱因头晕、颈肩疼痛不适，低头劳累加重，反复发作，呈阵发性，影响工作和睡眠。先后在多家三甲医院检查，重庆市某三级医院行 TCD 提示：基底、双侧椎动脉血流速度缓慢；颈椎 CT 提示：右侧椎动脉纤细，左侧椎动脉颅内段稍增宽。西南医院颈椎 X 线片提示 C$_{4\sim6}$ 椎体边缘轻度骨质增生，C$_{5/6}$ 椎间隙狭窄。西南医院头颅 MRI + 弥散提示：脑实质未见明显异常。既往有高血压病，长期口服厄倍沙坦片，每日 1 次，入院查血压 125/85mmHg。

体格检查：双侧颈椎枕后肌群、枕大小神经处、颈椎椎旁压痛，颈椎旋转试验（＋），双侧臂丛试验（－），双侧霍夫曼征（－）。舌淡，苔白，脉弦。

辅助检查：颈部血管超声示右侧内径 3.1mm，RI 0.61；左侧内径 3.6mm，RI0.50。心脏彩超提示左室舒张功能减退，左室收缩功能测值正常。心脏冠脉 CTA 示左冠状动脉前降支中段钙化斑，管腔略狭窄。血脂 3.89mmol/L（0～1.7），总胆固醇 5.27mmol/L（0～5.18）

主要诊断：混合型颈椎病（椎动脉型 + 颈型）。

治疗方法：针刀松解术。

(1) 体位：患者取俯卧位，胸前垫平枕。术者立于床头。

(2) 针刀定点：C$_2$ 棘突下双侧旁开 2.5cm（图 7-41）。

(3) 针刀手术操作：在 C 臂机下颈部表面定位，碘伏消毒，铺无菌巾，选汉章Ⅳ号 1.0mm 针刀垂直皮肤快速进针，刀口平行颈椎，缓慢进针至骨面，分别向上、下、外方向小幅度点刺松解，然后退针至皮下，与颅骨垂直向上进针至颅骨面，再分别向上、下、左、右方向小幅度松解，左、右方向时调转针刀刀口 90° 做摆动松解。快速退针。松解完毕。

回访：（2021 年 9 月 20 日）电话回访患者诉颈肩疼痛缓解，头晕缓解，偶尔有睡觉时双手腕麻木。

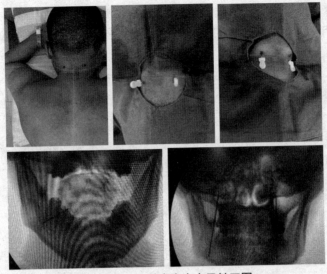

图7-41　C$_2$棘突旁定点及针刀图

【按语】

　　患者颈枕部长期劳累引起颈椎椎体间压力增大，导致椎间盘膨出，并形成颈肩肌群、寰枕筋膜、枕后肌群慢性劳损，最终压迫椎动脉，牵拉卡压神经，从而引起颈肩痛、头痛、眩晕、视力下降等系列混合型颈椎病的临床症状。通过针刀于C$_2$椎棘突下双侧旁开2.5cm处进行松解减张减压，取点虽少，但位置精当，上可以承载枕后肌群和寰枕筋膜，下可联系颈肩肌群，针刀松解运用得当，可缓解较大范围内的肌肉和筋膜痉挛，解除椎动脉和神经卡压，从而起到良好的治疗作用。

（黄建洪医案）

病例7

谭某某，女，58岁，重庆市北碚区居民。

就诊时间：2021年7月28日。

就诊地点：重庆市北碚区中医院北泉社区医院。

主诉：反复颈肩部酸痛伴头晕10余年，加重3个月。

现病史：10余年前，患者无明显诱因出现颈肩部疼痛，以酸痛为主，伴头晕，无恶心、呕吐，反复发作。4月前再次出现头晕、头痛，视物模糊，至北碚某医院就诊，查头颅及颈椎MRI示：右侧额叶软化灶，伴周围胶质增生，双侧筛窦炎，颈椎退行性变，C$_{4/5}$椎间盘突出。诊断为"眩晕"，经针灸理疗后略好转。3个月前再次出现颈肩部酸痛伴头晕，症状逐渐加重，视物模糊，伴左手食指、中指、无名指麻木；遂至西南医院就诊，查经颅多普勒，临床听力

195

检查均正常，门诊诊断"梅尼埃病？"，药物对症治疗后略好转。为进一步治疗于 2021 年 7 月 28 日至我科门诊就诊，症见：前额昏胀，视物模糊，左耳耳鸣似洪水隆隆声，左手食指、中指、无名指指尖麻木，颈部酸痛，无视物旋转，无恶心、呕吐，无胸闷、心慌等；纳欠佳、睡眠尚可，二便正常。

体格检查：T：36.4℃，P：76 次 / 分，R：18 次 / 分，BP：115/75mmHg。叩顶试验（－），双侧臂丛牵拉试验（－）；下项线及双侧颈 2 椎旁压痛，$C_{6/7}$ 处见皮下包块（俗称富贵包）。四肢肌力及肌张力未见明显异常。余生理反射存在，病理征未引出。舌淡，苔腻，脉弦。

主要诊断：中医诊断：项痹（气滞血瘀）。

西医诊断：混合型颈椎病。

治疗方法：针刀松解术。

(1) 体位：患者取俯卧位，术者立于患者左侧。采用汉章Ⅳ号 0.8mm 针刀。

(2) 针刀定点：①点 1、2：头后大直肌与头上斜肌止点，枕外隆突旁开 2cm，再向下约 2.5cm 定点，左右各一。②点 3：寰枕筋膜点，枕骨大孔边缘正中。③点 4、5：C_2 横突，C_2 棘突旁开约 3.5cm，左右各一。④点 6、7：C_6 棘突旁开 2cm 小关节处（图 7-42）。

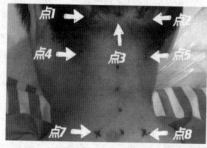
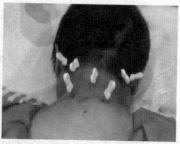

图 7-42　头后大直肌与头上斜肌、棘突旁定点及针刀图

(3) 进针方向：①点 1、2：刀口线与颈椎纵轴平行，刀体与项下部皮肤约成 30°，与枕骨下项线骨面垂直；②点 3：在枕骨大孔后侧边缘中点，刀口线与颈椎纵轴平行，刀体与项下部皮肤约成 30°，与枕骨下项线骨面垂直；③点 4、5：C_2 棘突旁开约 3.5cm 定治疗点，左右各一，左手按压横突骨性突起，右手持针进针，刀口线与颈椎纵轴平行；④点 6、7：C_6 棘突双侧旁开 2cm 小关节处定治疗点，刀口线与颈椎纵轴平。

(4) 针刀手术操作：常规消毒铺巾，采用汉章Ⅳ号 0.8mm 针刀。①点 1、2：快速刺入皮肤直达骨面，纵行疏通剥离，再将刀口线掉转 90°，切 2～3

刀，刀下有松动感出刀，按压止血。②点 3：加压分离，快速刺入皮肤，直达骨面，自此向下滑行，可将刀口线掉转 90°，横行切开寰枕筋膜 2～3 刀，在此处进针刀，刀锋始终在骨面活动，严防伤及脊髓。③点 4、5：快速刺入皮肤，直达骨面，纵向或向后切割松解，避免刀口向前损伤神经、血管。④点 6、7：左手加压，右手持针垂直刺入，快速刺破皮肤，直达小关节骨面，沿小关节周切割行松解治疗，针下有松动感出针，避免刀口过度向内，严防伤及颈髓，刀口方向向外，避免损伤神经。

　　注意：①操作前做好医患沟通，向患者介绍针刀操作的原因、操作方法及目的，缓解患者紧张情绪；②操作时严格遵守无菌操作原则，避免污染区与清洁区交叉导致术中感染；③操作点 1、点 2 时注意避开椎动脉，以免引发椎动脉出血等不良事件发生；④操作点 3 时注意沿着颅骨骨面进行操作，切不可针刺过深，以免伤及延髓；⑤脑部供血丰富，操作结束后需按压针刺点 5～10 分钟止血，防止皮下血肿形成；⑥操作后保持术区干燥，防止感染，操作当天操作部位不能接触水，必要时可予以抗感染预防用药。

　　复诊：2021 年 8 月 16 日至我科复诊，患者自诉头晕明显好转，耳鸣减轻，颈部酸痛消失，左手指麻木消失，因患者症状好转较明显，未再做针刀治疗，给予针灸调理后痊愈。随访较好，未反复。

　　回访：2021 年 9 月 20 日电话回访患者前额昏胀，视物模糊，左耳耳鸣，左手食指、中指、无名指指尖麻木，未再次出现，现偶有劳累后颈部不适，告知功能锻炼，必要时到医院针灸调理。

　　【按语】

　　在日常生活和工作中，慢性劳累长期积累会导致颈部肌肉僵硬、反复劳损，颈椎增生、退变，韧带钙化，小关节紊乱，椎间盘膨出、突出，直接或间接对其走行的血管、神经产生刺激或压迫，出现微循环障碍、神经功能紊乱、动态平衡失调。患者临床出现颈肩部酸痛、前额昏胀、视物模糊、耳鸣、左手指麻木一系列症状。"富贵包"在中医大椎穴、C_7 与 T_1 周围突起的硬包块，为阳经交汇处，牵一发而动全身，此处经脉阻塞，阳气不能上荣，出现头晕、头痛，颈肩部疼痛等症状。针刀治疗点 1、2、3、4、5 位于上段颈椎，阳性反应点＋筋结点＋横突，松解局部肌肉、筋膜高反应点及 C_2 横突后结节，改善局部微循环，解除神经末梢的刺激与卡压，改善血液循环状态，消除上颈段肌肉、血管、神经病变所致的头晕、耳鸣、视物模糊等症。点 6、7 局部治疗点病理产物堆积，气滞血瘀，不通则痛，行双侧小关节松解治疗，祛除卡压，松解粘连，改善循环，促进代谢，恢复动态平衡，达到"以松至痛，通则不痛"目的。

（潘传慧医案）

病例 8

陆某，男，45 岁，重庆市忠县行政管理人员。

就诊时间：2018 年 3 月 21 日。

就诊地点：重庆市忠县中医医院疼痛科。

主诉：头晕伴颈项部胀痛 3 年余，加重 3 天。

现病史：3 年多前患者久坐劳累后头晕伴颈项部胀痛，颈椎左右侧屈、旋转诱发症状加重，前屈、后伸时症状减轻，时感恶心、欲吐，无双上肢放射痛、麻木、无力。经休息、口服降压药（苯磺酸左旋氨氯地平片 2.5mg/ 次，1 次/日）后症状缓解。此后每因劳累后头晕及疼痛症状间断发作，时轻时重，血压随之波动，间歇期无不适。3 天前患者觉头晕加重，颈椎功能活动轻度疼痛性受限。口服药物及休息后症状无明显缓解，严重影响日常生活。为进一步诊治来我院就诊，门诊以"颈椎病"收住入院。入院时神志清楚，精神一般。无肢体麻木、放射痛及足下踩棉花感。饮食可，睡眠欠佳，二便调。

既往史：既往体质良好，既往有"高血压"病史，最高值达 180/130mmHg，未规律服用降压药。

体格检查：T：36.5℃，P：104 次 / 分，R：20 次 / 分，BP：150/100mmHg。脊椎及四肢未见明显侧弯畸形。颈椎前屈受限诱发头昏、颈项部胀痛加重，颈椎后伸、左右侧屈、旋转尚可。项枕部及双侧颈椎椎旁轻度压痛。叩顶试验（-），双侧椎间孔挤压及臂丛神经牵拉试验（-）。四肢肌力及肌张力未见明显异常。四肢肌腱反射未见异常。余生理反射存在，病理征未引出。舌质淡红，苔薄白，脉弦。

辅助检查：颈椎及腰椎 DR 片示颈椎退行性变，腰椎骨质未见明显异常。心电图示窦性心律，心电轴左偏。经颅多普勒示双侧大脑前动脉血流速度偏快，左侧椎动脉血流速度减低，旋颈试验（-）。

主要诊断：混合型颈椎病。

诊疗经过：治疗以"行气活血、舒筋通络"为原则，前 10 天通过针刺、中频电疗、直流疼痛贴、超声波治疗及中西药物等对症治疗，患者颈项部胀痛有所减轻，头晕及血压无明显改善。此后每隔 1 周行 1 次针刀治疗，共行 3 次针刀治疗，部位包括项平面、下项线、双侧茎突。血压最高达 180/130mmHg，出院时血压 128/72mmHg，治疗期间及出院后未再服降压药。

治疗方法：针刀松解术。

(1) 体位：患者取俯卧位，术者立于治疗床的左侧，采用汉章Ⅳ号 0.8mm 针刀。

(2) 针刀定点：项平面、下项线：颅底上下项线之间，枕骨隆突与双侧乳突连线为上项线，平行向下约 2cm 为下项线，两者间为项平面。茎突：下颌角与乳突连线的中点（图 7-43）。

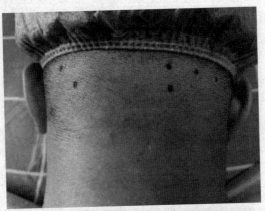

图 7-43　项平面、下项线定点图

（3）进针方向：刀口线与人体背部纵轴平行，垂直于骨面进针。

（4）针刀手术操作：快速刺入皮肤分层，缓慢松解、剥离。项平面及下项线每点切割松解 3 刀。茎突抵至骨质切割 2 刀出针。颈项部常不配合麻醉药。

注意：根据患者的症状，详细查体，确定治疗点，摆好治疗体位并做好标记。项平面与下项线刀口均平行于肌肉腱膜走行，垂直于骨面进针，抵至骨质。在治疗点及其周行纵行疏通治疗，多 3 刀左右。针下多松动感出针。茎突部操作难度较高，左手辅助按压进针点，减少进针距离；右手持针垂直于皮肤进针，刀口与纵轴平行，进针约 1.5cm，抵至骨质，轻切 2 刀出针，不追求针下松动感等。

回访：治疗后 1 月患者未再服用高血压药物，血压稳定在 130/80～90mmHg，平素颈项部头痛及头晕基本好转，无头晕、头痛等症状。治疗后半年内患者未再服用降压药，血压在 130/80～90mmHg，劳累后感颈项部酸胀不适，休息后可缓解，无头晕、头痛等不适。

【按语】

《素问·经脉别论》："故春夏秋冬，四时阴阳，生病起于过用，此为常也。"说明人的生理功能不可用之过度，劳用过度则易发生病变。持续劳累、刺激，颈部软组织损伤、肌肉挛缩、椎间及周围组织改变，会出现钙化、粘连、炎性、水肿、神经或血管受压等，进而出现颈项部疼痛、头晕等临床表现。项平面、下项线为肌肉附着点及阳性病理反应点；双侧茎突改善局部痉挛、卡压及神经刺激，调节动态平衡，减轻对椎动脉及交感神经的刺激，进而调气血、通经脉。

（陈永亮　刘琼医案）

十七、头后大小直肌劳损医案

张某，女，48岁，重庆市合川区人。

就诊时间：2021年5月14日。

就诊地点：重庆市合川区中西医结合医院疼痛科。

主诉：左侧枕项部疼痛伴头昏4年余，加重10天。

现病史：患者4年前不明原因出现左侧枕项部疼痛、头昏。10天前因伏案工作至凌晨3点后症状加重，并时有恶心、眼花等症状，不能做稍快的点头动作。在当地医院诊断为颈椎病。曾口服"颈复康"，行针灸、理疗、按摩等治疗效果不佳。于今日到我科门诊就诊。

体格检查：患者坐位，放松，运用平滑式触诊双侧枕下部，头后大、小直肌有深压痛，起止点也有明显压痛，左侧为重；颈过度后伸试验（＋）。舌淡，苔白，脉沉弦。

辅助检查：颈椎正、侧、斜及张口位DR摄片提示颈椎曲度变直，余未见异常。

主要诊断：头后大、小直肌劳损（以左侧为主）。

治疗方法：针刀松解术。

(1) 体位：患者取俯卧位，术者立于床头。

(2) 针刀定点：①左侧头后大、小直肌在下项线骨面附着处的压痛点，②寰椎后结节处压痛点，③枢椎棘突（图7-44）。

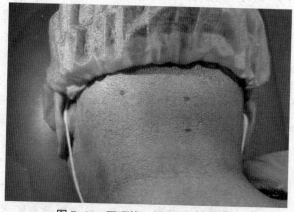

图7-44　下项线、枢椎棘突定点图

(3) 针刀手术操作：常规消毒铺巾，采用汉章Ⅳ号 0.8mm 针刀。①第一支针刀松解左侧头后大、小直肌在下项线骨面附着处的压痛点，刀口线与颈椎纵轴平行，针刀体与枕骨下项线骨面垂直，直达骨面，纵疏横剥 3 刀。②第二支针刀松解寰椎后结节处压痛点，刀口线与颈椎纵轴平行，针刀体垂直于皮肤缓慢进针刀，切开结节、条索状物，针刀下有松动感后出针刀。③第三支针刀松解 C_2 棘突顶点，刀口线与颈椎纵轴平行，达棘突顶点骨面后，纵疏横剥 3 刀，然后贴棘突左侧外上骨面铲剥 3 刀。术毕，局部压迫止血 3 分钟，创可贴覆盖针眼。

针刀术后手法治疗：嘱患者俯卧位，一助手牵拉肩部，术者正对患者头顶，左肘关节屈曲并托住患者下颌，右手前臂尺侧对颈枕施按揉法 1 分钟。

注意：进针刀时应避开枕下正中三角区域，避免损伤其同行的椎动脉和脊髓硬膜；手法用力不能过大，以免造成新的损伤。

复诊：2021 年 5 月 27 日患者诉其头昏明显减轻，左侧枕项部疼痛感消失。按第一次方法再行 1 次针刀及手法治疗后头昏症状消失。

回访：2021 年 6 月 27 日，电话回访患者述其枕项痛及头昏症状消失。

【按语】

长期低头工作使头后大、小直肌处于持续的紧张状态，导致慢性劳损，肌肉及其起止点产生粘连、瘢痕、挛缩，可致寰枕、寰枢之间的间隙变窄，导致出现点头、抬头晕痛加重，尤其是不能做快速点头动作；压迫该处的椎动脉和枕下神经，引起后循环缺血和枕后疼痛。因头后大、小直肌属枕下神经支配，故而还会反射性加重头后大、小直肌的痉挛，形成恶性循环，加重病情。针刀对头后大、小直肌在下项线骨面附着处压痛点、寰椎后结节压痛点、枢椎棘突侧上方压痛点行疏通切割松解，能有效解除局部的张力，恢复局部力学平衡，从而解除紧张挛缩的肌肉对枕下神经、椎动脉的刺激或压迫，诸症消除。

（潘先明医案）

十八、头上下斜肌劳损医案

李某平，男，50 岁，重庆市合川区教师。

就诊时间：2021 年 6 月 1 日。

就诊地点：重庆市合川区中西医结合医院疼痛科。

主诉：右侧头枕部疼痛伴头昏 12 天。

现病史：患者 12 天前午休时吹风扇受凉后感右侧头枕部疼痛和头昏症

状，疼痛呈搏动性疼痛。起床、左右转头、乘车颠簸时明显加重。患者于药店自购"散利痛、眩晕停（地芬尼多）"等中西药物口服，到附近医院行针灸、推拿、理疗治疗无明显好转。遂于今日前来我科门诊就诊。

体格检查：患者坐位，运用平滑式触诊双侧枕下部，右侧头上下斜肌肌肉张力增高、起止点明显压痛；左右转头活动受限，头右转头昏、头痛加重。舌淡红，苔白，脉弦。

辅助检查：颈椎正、侧、斜及张口位 DR 摄片提示颈椎曲度稍变直，可见少许骨质增生，余未见异常。

主要诊断：头上下斜肌劳损（右侧）。

治疗方法：针刀松解术。

(1) 体位：患者取俯卧位，术者立于床头。

(2) 针刀定点：① C_1 横突，② C_2 棘突，③头上斜肌止点（下项线外侧部稍上方，距后正中线约 5.0cm 处）（图 7-45）。

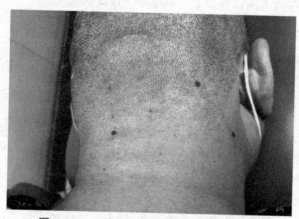

图 7-45　C_1 横突、C_2 棘突、下项线定点图

(3) 针刀手术操作：常规消毒铺巾，采用汉章Ⅳ号 0.8mm 针刀。①第一支针刀松解右侧寰椎横突，刀口线与颈椎纵轴平行，针刀体与皮肤成 90°，从右侧寰椎横突体表定位处进针刀，针刀达骨面后调转刀口线 90°，沿寰椎横突上、下缘贴骨面铲剥 3 刀，范围不超过 0.5cm。②第二支针刀松解 C_2 棘突顶点，刀口线与颈椎纵轴平行，达棘突顶点骨面后，纵疏横剥 3 刀，然后贴棘突右侧外下骨面铲剥 3 刀，范围不超过 0.5cm。③第三支针刀松解头上斜肌止点，刀口线与颈椎纵轴平行，针刀体与皮肤约成 30°、与枕骨下项线骨面垂直，快速进针，直达骨面，纵疏横剥 3 刀，范围不超过 0.5cm。术毕，局部压迫止血 3 分钟，创可贴覆盖针眼。

针刀术后手法治疗：嘱患者俯卧位，一助手牵拉肩部，术者正对头顶，左肘关节屈曲并托住患者下颌，右手前臂尺侧对颈枕施按揉法1分钟。

注意：针刀操作需贴骨面进行，避免损伤其同行的椎动脉和脊髓硬膜；手法用力不能过大，以免造成新的损伤。

复诊：2021年6月14日患者诉自觉颈枕部稍有不适。查：寰椎后结节压痛，左侧头后大直肌止点压痛，按上述方法针刀达骨面松解和手法治疗后，诸症消除。

回访：2021年7月14日，笔者电话回访患者未出现上述症状。

【按语】

患者受凉风直吹项部或卧枕姿势不良导致枕后肌群相应肌肉痉挛。起床、左右转头、乘车颠簸时症状加重多为头上下斜肌劳损痉挛所致。头上斜肌痉挛会把头转向对侧，头下斜肌痉挛会把头向同侧旋转，通过触诊及X线片张口位枢椎齿状突居中和寰齿间隙等宽；头右侧转致头昏、头痛加重可判断为右侧的头上下斜肌痉挛。针刀针对头上下斜肌起止点准确切割松解，以及术后手法的进一步牵拉松解治疗，能有效解除局部的张力，恢复局部力学平衡，从而解除痉挛肌肉对枕下神经、枕大神经、椎动脉的刺激或压迫，症状自消。

（潘先明医案）

十九、颈源性头痛/高血压医案

病例1

李某某，男，69岁，重庆市万州区人。

就诊时间：2015年5月9日。

就诊地点：重庆市万州区三峡中心医院百安分院。

主诉：头晕头痛伴颈肩部疼痛3年，加重3个月。

现病史：3年前患者无明显原因出现头晕头痛，以头顶、双侧太阳穴为主，至当地医院测血压最高时为190/110mmHg，诊断为"原发性高血压"，予硝苯地平缓释片10mg、依那普利5mg口服，血压基本控制在140/90mmHg左右，但头晕头痛症状改善不明显，诉平素还伴有轻微颈肩部疼痛。近3个月来，患者血压控制可，但头晕头痛、颈肩部疼痛加重，遂来我院门诊就诊。

体格检查：神清语晰，查体合作，伸舌居中，余颅神经检查未见明显异常，颈肩部肌肉明显僵硬，斜方肌、胸锁乳突肌挛缩明显，广泛压痛，上、下项线压痛明显。舌淡，苔白，脉沉弦。

辅助检查：头颅 MRI 未见明显异常，颈椎 MRI 示颈椎退行性变，$C_{3/4}$、$C_{4/5}$、$C_{5/6}$ 椎间盘突出。

主要诊断：颈源性头痛；颈源性高血压。

治疗方法：针刀松解术。

(1) 体位：患者去枕侧卧位于治疗床上，去枕侧卧位时，患者颈椎后面及侧面的肌肉及筋膜绷紧拉长，更易触及病变条索、硬结，使扎针更安全，同时利于观察患者的一般情况，了解有无晕针的发生。术者坐于患者的头侧。

(2) 针刀定点：①以 C_2 棘突为中心向外约 2.5cm 内，仔细寻找最大最硬的条索及硬结为治疗点，一般选择 2～3 个点；②在上项线（枕外隆突与颞骨乳突之间弧形向上的骨嵴）及下项线（上项线下方一横指左右，弧形近似的骨嵴）附件处寻找硬结、条索，选择 2～3 个点；③在颈椎侧面选择 2～3 个最紧最硬的条索和硬结为治疗点。

(3) 针刀手术操作：常规消毒铺巾，采用Ⅰ型Ⅳ号 1.0mm 汉章针刀，不进行局部麻醉。上①中针刀口方向与人体背部纵轴约成 90°，针体与刺入部位皮肤垂直进针；上②中由于有枕大、耳大及枕小神经，所以口刀线先平行于神经进针，至颅骨骨面后再调转 90° 进行松解；上③中在颈椎侧面将条索和硬结推动后，左手固定，横着切割。各点分层缓慢松解、剥离，每次治疗选择 3～5 个点即可，每周治疗 1 次，连续治疗 5 次。

注意：应严格选择施术范围、进针角度、进针深度，有时Ⅳ号针刀不能到达骨面，但治疗效果同样理想。

复诊：治疗 1 次后，患者自诉头脑更清醒，眼睛更亮，头晕、头痛明显缓解。

回访：此患者连续治疗 5 次后，头晕头痛、颈肩部疼痛症状基本消失，自诉好多年都无如此清晰之脑袋，感觉年轻了十几岁。去年再次看到该患者时得知，在针刀治疗后他的血压恢复正常，已经多年没吃降压药了，感激之情溢于言表。

【按语】

高血压为本病的西医命名，我们中医认为其乃肝阳上亢，表现为面红耳赤、头晕目眩、耳鸣眩晕等。此患者最初只想治疗头痛、头晕症状，却将高血压的问题一起解决了。我本不相信针刀可以治疗高血压，但通过后来深入的理论知识学习及临床实践，证明此法是完全可行的。我们知道，在人体运动时，心跳加快，大量血液流向四肢，导致大脑血容量下降，但人体是一个高度精密的可以自我调整的仪器，此时会自动升高血压来保证大脑正常血供，避免在剧烈运动时晕倒。而当我们颈部软组织损伤出现瘢痕、粘连、挛缩、堵塞时，病变的软组织会卡压通过颈椎供应大脑的血管，使大脑供血不足，此时人体亦会自动升高血压来尽可能改善脑缺血状态，所以，血压升高是身体自我调节的一种良性结果。现在的中老年人颈椎多数都有问题，且颈椎病年轻化趋势日益明显，随着智能手机的普及、年龄增加，颈椎疾病逐渐突出，高血压随之增多。有的老年患者80多岁，收缩压140mmHg多一点，却一直使用降压药物，力求将血压控制在所谓的理想状态下，殊不知过度降压会使大脑有效血容量不足，增加缺血性中风（脑梗死）的风险。所以，当血压稍微偏高时，不必立马使用降压药物，应当考虑颈椎因素。但如果收缩压达到180、190甚至200mmHg时，必须对症使用降压药物，待血压下降后再针对病因（颈椎）进行治疗。

（尚青龙医案）

病例2

黄某某，男，54岁，重庆市忠县人。

就诊时间：2021年5月26日。

就诊地点：重庆市忠县中医医院疼痛科。

主诉：头痛3年。

现病史：患者诉3年前因凌晨扛物时不慎扭伤颈部，感颈部疼痛，活动受限，自行贴膏药、热敷后颈项部疼痛缓解，继而出现头痛伴双眼紧促感。无头昏，无双上肢放射痛、麻木，无眼球震颤，无视物旋转，无恶心、呕吐，无耳鸣，无脚踩棉花感。

既往史：既往长期从事伏案工作。

体格检查：左侧头后大直肌、小直肌、头上斜肌、头下斜肌压痛，C_2棘突向左侧偏移，左侧$C_{2、3}$关节突关节压痛，L_2棘突向右偏移，右侧$L_{4、5}$关节突关节压痛。舌淡，苔白，脉沉弦。

辅助检查：颈椎DR片示颈椎生理曲度变直，C_2棘突向左侧偏移。腰椎DR片示L_2棘突向右侧偏移。

主要诊断：颈源性头痛。

治疗方法：针刀松解术。

(1) 体位：患者取俯卧位，双上肢垂直于床面，术者站立于治疗床的左侧，选用Ⅳ号0.8mm针刀。

(2) 针刀定点：左侧头后大直肌、小直肌、头上斜肌、头下斜肌，左侧$C_{2、3}$关节突关节，右侧$L_{4、5}$关节突关节压痛（图7-46）。

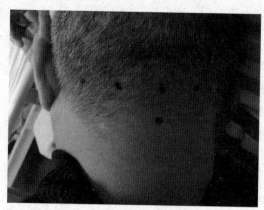

图 7-46　项平面、棘突定点图

(3) 针刀手术操作：常规消毒铺巾，不进行局部麻醉，选用Ⅳ号 0.8mm 针刀，使刀口线与人体纵轴平行，针体与后正中矢状面成 45°，快速刺入皮肤分层缓慢松解、剥离，每点切割松解 2～3 刀。

回访：1 周后患者头部疼痛基本缓解。1 月后回访，症状完全消失。

【按语】

《医宗金鉴·正骨心法要旨》云："背骨，自后身大椎骨以下，腰以上之通称也。先受风寒，后被跌打损伤者，瘀聚凝结，若脊筋隆起，骨缝必错，则成佝偻之形""或因跌仆闪失，以至骨缝开错，气血瘀滞，为肿为痛"。并指出脊柱部位"筋出槽、骨错缝"。颈源性头痛病理改变在颈椎，症状表现为头痛，依据治病求本、兼顾症状原则，故治疗以颈部为主，结合该患者症状、体征情况，选取左侧头后大直肌、小直肌、头上斜肌、头下斜肌，左侧 $C_{2、3}$ 关节突关节，右侧 $L_{4、5}$ 关节突关节压痛点，以达到调整颈椎后侧肌肉肌张力、调整颈椎小关节，同时兼顾远端经筋病理改变，调整 $L_{4、5}$ 关节突关节，最终通过标本兼顾之思路，取得了良好的疗效，头痛症状完全消失。

（刘杰　陈永亮医案）

病例 3

李某某，男，72 岁，重庆合川人。

就诊时间：2017 年 3 月 10 日。

就诊地点：重庆市江北区正刚中医骨科医院筋伤科。

主诉：头痛反复发作 10 余年。

现病史：患者 10 年前出现左侧偏头痛，反复发作，近两年明显加重，发作次数增多，每年住院至少两次，以静脉输液为主，用药不详，平时发作时口服头痛粉缓解症状，今日到我院诊所就诊，自诉左侧头痛至从枕后到前额，以胀痛为主，时有针刺样感觉，左眼沉重不想睁眼，头向左侧歪斜。

　　体格检查：颈椎生理弧度变直，无明显侧弯，左侧头枕部有紧束感并有压痛，双上肢无麻木疼痛等症状。舌淡红，苔白，脉沉弦。

　　辅助检查：颈椎正侧斜位 X 线片示：颈椎生理弧度变直，稍向左侧偏斜，多个椎体骨质增生。脑血流图示：脑供血不足。

　　主要诊断：颈源性偏头痛（枕大枕小神经卡压综合征）。

　　治疗方法：针刀松解术。

　　(1) 体位：患者取俯卧位，术者坐于床头。采用汉章Ⅳ号 0.8mm 针刀。

　　(2) 针刀定点：左侧头枕部枕大、枕小神经出口处（枕大神经体表投影在枕外隆突与乳突连线的中点，枕小神经体表投影在枕大神经体表投影点与乳突连线的中点），C_1 椎体左侧横突周围，C_2 椎体棘突左侧椎旁 0.1cm（图 7-47）。

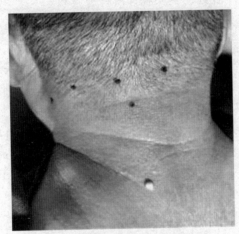

图 7-47　第一次针刀治疗定点图

　　(3) 进针方向：刀口线与神经及颈部纵轴线平行垂直进针。

　　(4) 针刀手术操作：常规消毒铺巾，针刀刀口线与神经、血管及颈部纵轴线平行垂直进针。采用针刀操作四步规程进针法，进入皮肤后头部没有放电感，再缓慢刺入枕骨面，然后稍退针后向左右分别铲剥 2～3 下，如铲剥时头部有放电感时立即停止，改变刀的方向再缓慢铲剥。

　　注意：摆好患者体位，以俯卧位和侧卧位为主，注意进针的角度和方向，达到骨面后稍向上提，再进行铲剥，铲剥时手法要慢，如有放电感觉立即改变刀的方向，避免损伤神经。

　　复诊：2017 年 3 月 16 日患者诉左侧偏头痛明显减轻，眼部症状全部消失，头颈活动度不够，头枕部仍感胀痛；予以第二次针刀松解，再次松解左

侧枕部筋膜，选增厚处 2～3 个点，枕骨隆突下缘，左侧肩胛内上角，$C_{6、7}$ 和 $T_{1、2}$ 棘突左侧椎旁（图 7-48）。

回访：2017 年 5 月 20 日随访，患者诉头部再未出现疼痛，建议做颈部锻炼操。2020 年 2 月 1 日随访：患者再未出现过偏头痛。

【按语】

患者是典型的颈源性偏头痛的症状，中医认为"头为诸阳之会"，故凡六淫之邪侵袭，上犯巅顶，阻遏清阳，或内伤诸损，气血瘀阻脑络，致经气不通，不通则痛，或经脉失养，不荣则痛。患者长期姿势不良致左侧头枕部肌群筋膜积

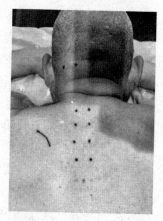

图 7-48　第二次针刀治疗定点图

累性损伤，力平衡失调，头向左侧歪斜，左侧椎动脉受压，左侧枕部肌肉筋膜明显增厚，致使从头半棘肌、斜方肌、头夹肌、头后大小直肌以及枕部筋膜下穿行的枕大、枕小神经及血管受到挤压，致使左侧头部缺血、缺氧，出现偏头痛。第一次针刀松解枕大、枕小神经的出口上方枕骨、C_1 左侧横突、C_2 棘突部位，松解了附着于枕部的肌群筋膜以及左侧头上斜肌、头下斜肌，调节颈部平衡，枕大、小神经及血管穿行的通道畅通，通则不痛，因此头痛得到缓解。第二次选点再次松解左侧头枕部上项线与下项线之间肌肉与筋膜，缓解了受累的左侧肩胛提肌和斜方肌的张力，根据针刀医学弓弦理论，调节颈部平衡。

（邵勇医案）

病例 4

陈某某，男，44 岁，忠县涂井乡人，农民。

就诊时间：2021 年 6 月 30 日。

就诊地点：重庆市忠县中医医院疼痛科。

主诉：右侧颞枕区及颈项部疼痛 1 月余，加重 1 周。

现病史：1^+ 月前患者淋雨后出现右侧颞枕区搏动样疼痛及颈项部胀痛，颈椎功能活动轻度受限。无头晕、恶心、呕吐，无双上肢放射痛、麻木、无力，无意识障碍及二便失禁。曾在我院门诊输液对症治疗后疼痛无明显缓解，具体用药不详。1 周前患者觉上述症状加重。院外自服药物（具体不详）、按摩后症状无明显缓解，严重影响日常生活。为进一步诊治来我院就诊。饮食一般，睡眠一般，二便调。舌质淡红、苔薄白、脉弦紧，舌下脉络瘀阻。

体格检查：脊椎及四肢未见明显侧弯畸形。颈椎前屈、后伸尚可，左侧

屈、旋转诱发右侧头颈部胀痛。颞枕区及 C$_{2、3}$ 右侧椎旁压痛明显，无明显按压放射痛。右侧颞枕部皮肤触痛觉较左侧敏感，头皮无红肿包块、渗液。叩顶试验（－），双侧椎间孔挤压及臂丛神经牵拉试验（－）。四肢肌力及肌张力未见明显异常。四肢肌腱反射未见异常。余生理反射存在，病理征未引出。NRS：7分。舌质淡红，苔薄白，脉弦紧，舌下脉络瘀阻。

　　辅助检查：颈椎 MRI 片示颈椎间盘中央型突出，颈椎退行性变。经颅多普勒示右侧大脑中动脉，双侧大脑前动脉血流速度偏快，旋颈试验（－）。心电图示窦性心律，正常心电图。尿常规未见异常。血液生化检查未见明显异常。

　　初步诊断：中医诊断：头痛（气滞血瘀）。

　　　　　　　西医诊断：颈源性头痛。

　　治疗方法：针刀松解治疗。

　　(1) 体位：患者先俯卧于铺有一次性中单的治疗床上，胸下垫薄枕，双手背重叠置于额前，颈椎保持前屈位，术者戴好一次性口罩、帽子、手套和穿好一次性手术衣，站于治疗床右侧，左手拿无菌纱布，右手持针刀，选用汉章Ⅳ号 0.8mm 针刀。

　　(2) 针刀定点：右侧枕后肌附着处压痛点、C$_{2、3}$ 棘突及棘突旁开约 1.5cm 关节突（图 7-49）。

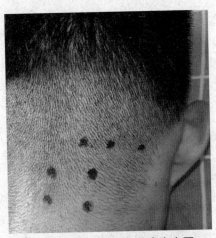

图 7-49　枕后肌、关节突定点图

　　(3) 进针方向：C$_2$ 棘突松解刀口线与人体背部纵轴线平行，椎旁压痛点松解刀口线与人体背部纵轴线平行、针体与后正中矢状面约成 45°，枕后肌松解治疗刀口线与人体背部纵轴线平行，针刀柄向尾侧倾斜 30°～45° 斜刺。

　　(4) 针刀手术操作：快速刺入皮肤分层松解、剥离，进针深度 1.5～2.5cm，治疗时每点松解3～5针刀。

注意：应严格选择施术范围、进针角度、进针深度；下项线治疗时针刀不得进入枕骨大孔，颈项部治疗时尽量不用麻药。

7月1日在患者右侧椎枕肌附着处压痛点行针刀松解、剥离治疗，术后配合颈椎折顶、整复手法及颈椎间断持续性牵引。

7月6日复诊：患者颈项部及颞枕区胀痛减轻，颈椎活动可。NRS：4分。再针对其$C_{2、3}$棘突及棘突旁开约1.5cm关节突压痛点行针刀松解、剥离治疗。

7月11日复诊：患者颈项部及颞枕区胀痛明显好转，劳累后稍有疼痛，活动后症状缓解，颈椎活动可。疼痛发作时NRS：2分。

回访：8月11日电话回访，患者诉劳累后颈项部轻度胀痛，颈椎活动可，颞枕区无明显疼痛，余无不适。嘱其注意劳逸结合，睡卧低枕，适当锻炼。8月30日电话回访患者未诉明显不适。

【按语】

临床可见许多患者顽固性头痛的发病颈椎病密切相关，查体可见项枕部及$C_{2、3}$右侧椎旁压痛，用针刀松解以上部位可以解除因肌肉痉挛引起的神经卡压，恢复新的力平衡，达到改善循环、解除症状的效果。

（陶银利医案）

病例5

李某某，男，72岁，农民。

就诊时间：2020年12月1日。

就诊地址：重庆市忠县中医医院疼痛科。

主诉：头痛伴颈项部胀痛3年，加重1个月。

现病史：3年前患者无明显诱因出现头痛伴颈项部胀痛，颈椎活动可，无头昏、恶心、呕吐、视物旋转及肢体麻木。期间反反复复，时轻时重，未诊疗。患者曾到某二级医院住院治疗（具体不详），好转后出院。1^+月前，患者觉头痛及颈项部胀痛逐渐加重，休息后无明显好转。为进一步治疗，今日来我科就诊。饮食一般，睡眠欠佳，二便调。舌质淡红、苔薄白、脉细涩，舌下脉络不显。

体格检查：脊柱及四肢无明显侧弯畸形。颈椎前屈、后伸尚可，左右侧屈、旋转头痛及颈项部胀痛。颈肌紧张，$C_{2～5}$椎体棘突、椎旁约2.0cm中度压痛，以右侧为甚，无按压放射痛。疼痛区域皮肤无红肿，皮温正常，无皮肤破溃、皮疹。叩顶试验（－），双侧臂丛神经牵拉试验阴性（－），霍夫曼征（－）。四肢肌力、肌张力正常。生理反射存在，病理反射未引出。NRS：8分。舌质淡红，苔薄白，脉细涩，舌下脉络不显。

辅助检查：颈椎 DR 片示颈椎退行性变。心电图为窦性心律，正常心电图。血液生化检查未见明显异常。

初步诊断：中医诊断：头痛病（气虚血瘀）。

西医诊断：颈椎源性头痛。

治疗方法：针刀松解治疗。

(1) 体位：患者先俯卧于铺有一次性中单的治疗床上，胸下垫薄枕，双手背重叠置于额前，颈椎保持前屈位，术者戴好一次性口罩、帽子、手套和穿好一次性手术衣，站于治疗床右侧，左手拿无菌纱布，右手持针刀，选用汉章Ⅳ号 0.8mm 针刀。

(2) 针刀定点：双侧上项线及 $C_2 \sim T_1$ 棘突、椎旁约 2cm 压痛高敏点（图 7-50）。

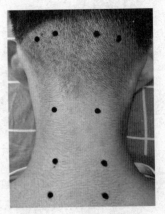

图 7-50　上项线、棘突、椎旁定点图

(3) 进针方向：上项线松解治疗刀口线与人体背部纵轴线平行，针刀柄向尾侧倾斜 20°～30° 斜刺。$C_2 \sim T_1$ 棘突松解刀口线与人体背部纵轴线平行，椎旁压痛点松解刀口线与人体背部纵轴线平行、针体与后正中矢状面约成 45°角。

(4) 针刀手术操作：快速刺入皮肤分层松解、剥离，进针深度 1.5～2.5cm，治疗时每点松解 3～5 针刀。

注意：应严格选择施术范围、进针角度、进针深度；颈椎椎旁针刀治疗时定点不超过棘突旁开 1.5cm 区域，垂直刺入后针尖缓慢向后下方推进，颈项部治疗时尽量不用麻药。

12 月 3 日在患者双侧上项线压痛敏感点行针刀松解、剥离治疗。术后 NRS：6 分。

12 月 8 日患者头痛较前减轻，颈椎活动仍受限。在其 $C_{2\sim4}$ 棘突及椎旁约 2cm 压痛敏感点行针刀松解、剥离治疗。术后 NRS：4 分。配合颈椎整复、折顶手法治疗。

12 月 13 日患者头痛及颈项部胀痛明显缓解，颈椎旋转活动仍轻度受限，在其 $C_6 \sim T_1$ 棘突及椎旁约 2cm 区域行针刀松解、剥离治疗。术后 NRS：3 分。

回访：12 月 18 日电话回访：患者诉头痛基本消失，劳累后颈项部轻度胀痛，活动后症状缓解，颈椎活动可。症状发作时 NRS：1 分。2021 年 1 月 18 日电话随访，其诉长期低头劳作后颈项部轻度胀痛，休息后症状缓解，无头痛、头晕，颈椎活动可。2021年3月18日电话回访，其诉受凉后觉头痛伴颈项部肌肉僵硬，局部热敷、贴敷膏药后症状缓解，未进一步治疗，嘱其注意休息、做好保暖。6月18日电话回访，患者未诉不适，嘱其劳逸结合，适当锻炼，保持心情舒畅，如有不适我科门诊随访。

【按语】

临床可见部分患者顽固性头痛的发病与颈椎病密切相关，加之患者年老，病程较长，查体见双侧上项线及$C_2 \sim T_1$棘突、椎旁约2cm压痛，用针刀松解以上部位可以建立新的力平衡、增加关节活动度，达到改善循环、濡养筋脉、祛除疼痛的疗效。

（陶银利医案）

病例6

李某某，女，29岁，重庆市垫江县自由职业者。

就诊时间：2020年11月1日。

就诊地点：重庆市江北区。

主诉：头痛伴颈部不适5个月余。

现病史：患者于5个月前无明显诱因出现头痛伴颈部不适，以左侧后枕部和颈部疼痛为甚，呈间断性、牵扯样疼痛，时有眼部胀痛不适，久坐、低头伏案工作后疼痛症状可加重，伴有头晕、偶发视物旋转，无肢体麻木、脚踩棉花感。患者遂于某三级医院就诊，行颈椎＋头颅MRI提示：颈椎生理曲度平直，$C_{4/5}$、$C_{5/6}$椎间盘轻度变性、突出；左侧额叶少许缺血灶。考虑诊断：颈椎间盘突出症，未行相关系统治疗。4个月前，患者上述症状有所加重，为求进一步诊治，先后于我院治未病中心、针灸科以及我科门诊就诊，我科考虑诊断为"颈源性头痛"，行一次颈部针刀以及针灸、热敷等治疗后疼痛症状有所缓解。现患者上述症状加重，并出现右侧肩胛区疼痛不适，疼痛影响生活与工作，今日再次来我科就诊。发病以来精神状态一般，无恶寒发热，饮食正常，夜寐不安，体重无明显变化，大小便正常。

体格检查：NRS评分：静息时4分、发作时6分，步入病房，颈椎生理曲度变直，头颈部皮肤未见明显异常，颈椎活动度未见明显受限，双侧$C_{2\sim6}$椎旁肌肉紧张、压痛明显、以右侧为甚，双侧斜方肌压痛（＋），无双上肢放射痛或麻木感，枕部压痛，椎间孔挤压试验（－），双侧臂丛神经牵拉试验（－），压顶试验（－），双上肢肌力、肌张力正常，生理反射存在，病理反射未引出，感觉未见明显异常。中医望、闻、切诊：望之少神、表情正常，面色少华，体形适中，行动自如，精神一般，发育正常，营养中等，语声低微，言语清晰，呼吸如常，无咳嗽，无呕吐、太息、呻吟、腹鸣之声；无异常气味。舌质红，苦薄白，脉沉细。

主要诊断：颈源性头痛。

治疗方法：超声引导下右侧枕大神经针刀松解术＋右侧头下斜肌及头半棘肌针刀松解治疗。

（1）医患沟通：向患者解释"超声引导下小针刀"技术的操作流程，并提前告知患者需要配合的动作，取得患者配合和信任。治疗前签署知情同意书。

（2）物品准备：一次性麻醉包、小针刀 1 支、无菌保护 1 套、耦合剂 1 支、2% 利多卡因 1 支、维生素 B_{12} 和复方倍他米松注射液（得宝松）各 1 支、10ml 生理盐水 2 支、5ml 注射器 1 支、超声 1 台。

（3）医生准备：医生洗手、戴口罩、穿无菌手术衣、戴手套。

（4）患者步入治疗室，患者取坐位，穿病员服，充分暴露颈肩部，并将前额置于前方操作台的垫子上固定，患处局部消毒 3 遍，铺洞巾，将低频探头用无菌保护套包裹，横向放置于患者的颈项线，探头缓慢向下滑行同时倾斜探头，探及头下斜肌长轴方向，屏幕图像见头下斜肌附着于 C_1 横突与 C_2 棘突，头下斜肌表面为头半棘肌，枕大神经穿行在两者之间的筋膜层，可见枕大神经肿胀（图 7-51 和图 7-52），采用平面内技术，显示针尖穿至右侧枕大神经用 10ml 混合液（维生素 B_{12} ＋ 0.5% 利多卡因 ＋ 得宝松 ＋ 生理盐水）局部麻醉，可见枕大神经与周围筋膜层分离，再将小针刀于超声可视下穿刺到枕大神经周围的筋膜层进行先行纵向剥离，后行横向剥离（图 7-53），将探头上下移动见到头下斜肌纤维化，超声下平面内进针刀对退行性变的头下斜肌进行纵向剥离，后行横向剥离，再将探头上下移动，找到退行性变的头半棘肌，平面内进针刀对退行性变的头半棘肌进行纵向剥离，后行横向剥离，后迅速出针，以无菌棉球按压针孔约 1 分钟。

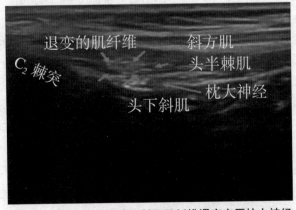

图 7-51　头半棘肌及头下斜肌肌纤维退变卡压枕大神经

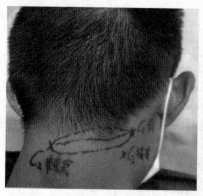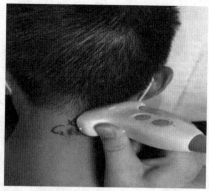

图 7-52　超声探头摆放位置

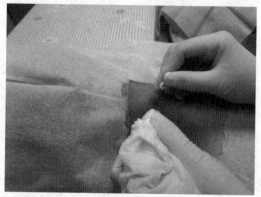

图 7-53　超声引导下针刀松解枕大神经、头半棘肌及头下斜肌

　　术后在颈部两旁给予中药超声药透，具体药物如下：红花 30g，醋没药 30g，当归 15g，忍冬藤 30g，醋乳香 30g，牛膝 15g，伸筋草 30g，舒筋草 30g，白芍 30g，独活 20g，桂枝 15g，秦艽 15g，海桐皮 30g，甘草 10g。

　　用法：每日 1 剂，每日 3 次，外用。

　　方解：方中乳香、没药、红花、牛膝活血化瘀止痛；伸筋草、舒筋草、海桐皮、秦艽、忍冬藤祛风除湿，舒筋通络，兼清郁热，桂枝、白芍、甘草达营卫，解肌腠。

　　复诊：2020 年 11 月 12 日患者诉后枕部疼痛和颈部不适较前明显改善，眼部胀痛及头晕感较前减轻，低头及天气变阴后偶发后枕部不适，行后枕部肌肉超声检查提示头下斜肌及头半棘肌肌肉纤维化较前改善。

　　回访：患者颈部及后枕部疼痛基本消失，偶发头顶部及眼眶不适，目前不影响生活，长期低头工作后偶发出现头颈部胀痛，活动后减轻，后自行口服颈痛颗粒 1 袋 / 次，每日 3 次，后明显改善。

【按语】

中医学文献中未曾出现关于颈源性头痛病名的记载。根据其临床特征，结合十二经脉走行，手少阳三焦经、足少阳胆经等均与之密切相关。《灵枢·经脉》："三焦手少阳之脉，起于小指次指之端……循臑外上肩……其支者，从膻中……上项，系耳后，直上出耳上角……""胆足少阳之脉……是主骨所生病者，头痛，颔痛，目锐眦痛……"等，根据发病部位及病因，为其命名"项痹病"。针刀治疗颈源性头痛原理是：松解颈项、枕后肌软组织，对肌肉动、静态平衡进行适度调节，改善对椎动脉等血管、枕大小神经的压迫，改善颅内供血。同时，针刀针刺手少阳经、足少阳经等经络系统，起疏通经络、调和气血、醒脑开窍之效，二者共同对机体发挥整体性作用，改善人体自我修复机制的运转，以达治疗之效。

（杨以平　邹德生医案）

病例7

甘某某，男，76岁，农民。

就诊时间：2021年7月15日。

就诊地点：重庆市酉阳县人民医院康复医学科

主诉：反复颈项部疼痛伴头痛10年，加重1个月。

现病史：患者10年前无明显诱因出现颈项部疼痛，后出现枕部疼痛，右侧颞部、额部疼痛，呈胀痛、刺痛，夜间头痛明显，无明显搏动性疼痛，长时间低头后头痛加重，休息有所好转，病情逐渐加重，在酉阳县及重庆市多家医院查头颅MRI、头颅多普勒无明显异常，查颈椎DR提示"颈椎曲度变直，C$_{3\sim7}$椎体缘不同程度骨质增生，相应椎间隙不同程度变窄"。服用布洛芬等止痛药后颈痛、头痛明显好转，但停用药物后疼痛复发，因长时间服用止痛药，现胃部反复疼痛，服用雷贝拉唑等药物。舌淡暗，苔白，脉弦。

体格检查：颈部C$_{3\sim7}$多处棘突旁压痛，项平面多处压痛，颈部活动无明显异常，四肢肌力Ⅴ级，肌张力未见明显异常，病理征未引出。

辅助检查：颈椎DR提示颈椎曲度变直，C$_{3\sim7}$椎体缘不同程度骨质增生，相应椎间隙不同程度变窄。

主要诊断：颈源性头痛。

治疗方法：针刀松解术。

(1) 体位：患者俯卧位于治疗床，术者位于患者头侧，采用汉章Ⅳ号0.8mm针刀。

(2) 针刀定点：项平面上下项线处寻找明显压痛点，以及双侧胸锁乳突肌止点颞骨乳突处。用针刀专用记号笔标记（图7-54）。

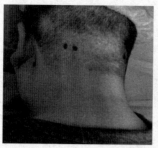 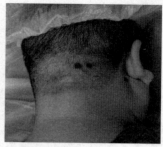

图 7-54　项平面、胸锁乳突肌定点图

(3) 针刀手术操作：上下项线处刀口垂直于人体纵轴，与刺入处皮肤垂直，针尖刺向骨面。双侧颞骨乳突处：刀口线与耳大神经平行进针，针尖朝向上，进针后在骨面上刀口线与胸锁乳突肌垂直进行松解 3 刀，后调转刀方向向下，在乳突下端落空即止，松解 2 刀。

注意：破皮要快以减少疼痛，后缓慢进针，如有放电感要调整方向，以免伤到局部神经。出针后要多按压以免出血过多。术后嘱患者注意生活习惯，适当进行颈部锻炼。

治疗效果：患者治疗后诉当日无明显头痛。

回访：后 3 月内多次电话回访，患者诉无明显头痛。嘱患者继续避免长时间低头，适当进行颈部锻炼。

【按语】

颈源性头痛是指由颈椎或颈部软组织的功能性或器质性病损引起的以慢性、单侧头痛为主要表现的综合征，目前发病原因尚不完全清楚，上颈椎病变引起的牵涉痛导致颈源性头痛是主要学说之一，是常见的临床难题之一。常用治疗方法包括药物治疗、物理治疗、神经阻滞、中医中药等治疗方法，但存在病情反复、时间长等弊端。本方法通过针刀松解枕后肌群及双侧胸锁乳突肌，在松解颈部相应软组织的同时，放松了枕大神经、枕小神经、耳大神经，某种程度上恢复了颈椎小关节的错位，恢复了颈部力学平衡，同时嘱患者注意生活习惯，适当进行颈深屈肌的锻炼，放松颈后肌肉，保持了颈部软组织的力学平衡，从而取得了比较满意的疗效。

（曾团平　何或砚医案）

二十、颈源性头晕医案

病例 1

向某某，男，45 岁，重庆市忠县人。

就诊时间：2021 年 4 月 8 日。

就诊地点：重庆市忠县中医医院疼痛科。

主诉：头晕 2 个月，加重 1 周。

现病史：患者诉 2 个月前，因长期从事伏案工作后出现头晕，平卧休息后头晕症状减轻，继而出现视力减退、耳鸣。无双上肢放射痛、麻木，无眼球震颤，无视物旋转，无头痛、恶心、呕吐。眠差，记忆力减退。

既往史：既往长期从事伏案工作。

体格检查：下项线、C_2 棘突压痛明显。舌淡，苔略厚，脉濡。

辅助检查：颈椎 DR 片示颈椎生理曲度轻微反弓，C_2 棘突向右偏移。

主要诊断：颈源性头晕。

治疗方法：针刀松解术。

(1) 体位：患者取屈颈坐位，充分暴露颈项部，双手垂直于身体侧方，术者站立于患者后方。

(2) 针刀定点：头后大直肌、小直肌、头上斜肌在下项线压痛点，头下斜肌在 C_2 棘突压痛点。

(3) 针刀手术操作：常规消毒铺巾，不进行局部麻醉，选用汉章Ⅳ号 0.8mm 针刀，使刀口线与人体纵轴平行，针体朝枕骨骨面，快速刺入皮肤分层缓慢松解、剥离，每点切割松解 2～3 刀。

回访：1 周后电话回访患者诉头晕、眠差、记忆力减退基本缓解。1 个月后回访，症状完全消失。

【按语】

《灵枢·海论》："脑为髓之海，其腧上在于其盖，下在风府……髓海有余，则轻劲多力，自过其度；髓海不足，则脑转耳鸣，胫酸眩冒，目无所见，懈怠安卧。"故眩晕多为髓海不足。颈源性头晕病理改变在颈椎，症状表现为头晕，依据治病求本、兼顾症状原则，故治疗以颈部为主，结合该患者症状、体征情况，选取头后大直肌、小直肌、头上斜肌在下项线压痛点，头下斜肌在 C_2 棘突压痛点，以达到调整颈椎后侧肌肉肌张力、调整颈椎小关节的目的，使头晕症状完全消失。

（刘杰　周康艳医案）

病例 2

梅某某，女，51 岁，重庆市忠县善广乡人。

就诊时间：2021 年 6 月 21 日。

就诊地点：重庆市忠县中医医院疼痛科。

主诉：头晕伴双眼胀痛不适 2 年。

现病史：2年前患者无明显诱因出现头晕不适，伴双眼胀痛，眼压正常，颈项部无明显疼痛不适，无双上肢放射痛、麻木，无眼球震颤，无视物旋转，无恶心、呕吐，无耳鸣，无脚踩棉花感。

既往史：既往有高血压、双膝骨关节炎病史。

体格检查：项平面、C_2棘突压痛明显。舌淡，苔微腻，脉弦滑。

辅助检查：颈椎 DR 片提示颈椎退行性改变。头颅 CT 检查提示头颅未见明显异常。

主要诊断：颈源性头晕。

治疗方法：针刀松解术。

(1) 体位：患者取俯卧位，充分暴露颈项部，术者立于治疗床左侧。

(2) 针刀定点：头夹肌、头后大小直肌、头上斜肌在项平面压痛点，头下斜肌在 C_2 棘突压痛点（图 7-55）。

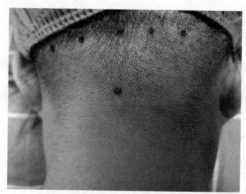

图 7-55 项平面、C_2 棘突定点图

(3) 针刀手术操作：常规消毒铺巾，不进行局部麻醉，采用汉章 IV 号 0.8mm 针刀，使刀口线与人体纵轴平行，针体朝枕骨骨面刺入。快速刺入皮肤分层缓慢松解、剥离，每点切割松解 3 刀。

回访：1 周后电话回访患者诉头晕、双眼胀痛不适基本缓解。1 月后回访：症状完全消失。

【按语】

中医认为眩晕的病因不外乎虚实两大类：虚者为髓海不足，或气血亏虚，清窍失养；实者为风、火、痰、瘀扰乱清空。《素问·缪刺论》："刺之从项始数脊椎夹脊，疾按之应手如痛。"急慢性损伤导致肌肉、韧带的紧张挛缩，项韧带、头后小直肌、颈下斜肌等韧带肌肉的紧张挛缩，可直接牵拉、压迫刺激颈丛神经的后支而产生头晕。针刀通过对枕后筋膜和肌肉的松解，从而使颈部原本异常的生物力学关系得以纠正的同时可以缓解肌肉对神经的卡压，从而使交感神经释放的儿茶酚胺减少，局部血管扩张，血液循环得以改善，进而促进局部代谢产物等致疼痛物质的吸收，使颈部疼痛症状有所缓解，脑部供血得以改善，故而头晕、头痛等症状得以减轻或消失。

（陶静　周康艳医案）

病例 3

王某某，男，46 岁，出租车司机。

就诊时间：2020 年 8 月 20 日。

就诊地点：重庆市酉阳县铜鼓镇卫生院中医科。

主诉：颈项部胀痛伴头昏反复发作 2 年，加重 2 周。

现病史：患者 2 年前因长时间驾车出现颈项部疼痛，以胀痛为主，伴头昏，偶见头痛；病情反复发作，加重时可伴呕吐，转头、低头时，头晕症状可明显加重，卧床休息可缓解；病情发作时，无大小便失禁，无口吐白沫、抽搐等不良反应；患者多次于某二级医院就诊，诊断为脑供血不足，经静脉输液症状可缓解，具体药物不详（患者自诉为活血、改善微循环类药物），但劳累后，病情可反复发作。2 周前，患者长时间驾车后自觉颈项部疼痛、僵硬不适加重，自行将车停在马路旁，开车门下车时，突然晕倒，被送往某二级医院急诊科，后转入神经内科，经两周治疗后症状缓解，但颈项部胀痛、僵硬、头昏不适未见明显缓解，今日经人介绍就诊于我处。

体格检查：颈项部、双肩胛区可触及高张力带、硬结及条索，转头实验（＋），四肢肌力肌张力未见明显异常，病理体征未引出。舌淡，苔白，脉弦。

辅助检查：颈椎 DR 五位片可见颈椎多关节出现增生退变，寰枕间隙变窄，寰枢间隙不对等，右侧较窄，$C_{3、5、6}$ 棘突歪向左侧，$C_{4、5}$ 可见钩椎关节增生。

主要诊断：颈源性眩晕。

治疗方法：小针刀治疗。

(1) 体位：患者俯卧治疗床，术者位于患者头侧，采用汉章Ⅳ号 0.8mm 针刀，每次选取 8～10 个治疗点，每周治疗 1 次，3 次为一疗效程。

(2) 针刀定点

第一次在项平面（包括风池、风府等穴）、C_2 棘突（天柱穴等）及 C_2 关节突关节、双肩胛骨内侧缘（天髎穴）寻找明显硬结及条索状治疗点共计 8 个（图 7-56）。

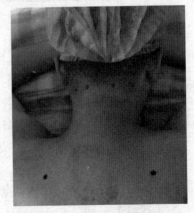

图 7-56　项平面、C_2 棘突、关节突关节、双肩胛骨内侧缘定点图

第二次在 C$_{3\sim7}$ 关节突关节处寻找明显硬结及条索状治疗点共计 10 个（图 7-57）。

第三次在双侧 C$_1$ 横突，以及 C$_{3\sim6}$ 横突尖处寻找明显硬结及条索状治疗点 10 个（图 7-58）。

(3) 进针方向：刀口垂直于人体纵轴，与刺入处皮肤垂直，针尖刺向硬结或条索状物。

(4) 针刀手术操作："两快一慢"，即快进针，迅速破皮，可缓解疼痛；缓慢进针，到达骨面或硬结、条索状物后，通透松解周围高张力软组织，降低局部张力，每治疗点切割 3~6 针。

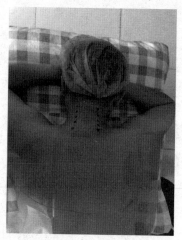

图 7-57　关节突关节定点图

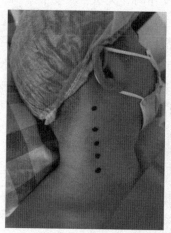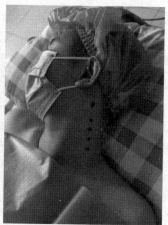

图 7-58　C$_1$ 横突、C$_{3\sim6}$ 横突定点图

注意：患者颈胸结合处，即下降段软组织层次多，肌肉深度大，必要时可予汉章Ⅲ号 0.8mm 针刀进行松解，方可松解到骨面。

治疗效果：患者第一次治疗结束后下床，自觉头昏当即缓解，眼睛看东西明亮，头脑清晰；第二次治疗前，自诉头昏明显改善，睡眠较前改善，后枕部、上颈段胀痛明显改善；患者第三次治疗后，自觉症状基本消失，正常上班。

回访：2020 年 10 月 9 日电话随访，病情稳定，未见不适。

【按语】

颈源性眩晕这一概念最早由 Ryan 与 Cope 提出，归属于颈椎病范畴，尤其在当下，颈椎病作为一种常见病与多发病，使得颈源性眩晕患病率也越来越高。颈源性眩晕的致病因素涵盖血管神经因素，关节增生退变，横突孔异常，寰枢关节错、脱位，颈椎周围软组织损伤等方面。而中医学将其归类于"眩晕"范畴，因认识角度的差异，两种医学治疗方向自然也不尽相同。西医治疗通过扩血管、止呕类药物为主进行治疗可取得一定疗效，通常很难从根源上治疗该病；严重者可通过手术治疗，但手术治疗门槛较高。中医类治疗手段涵盖中药、针灸、推拿等特色中医疗法。而针刀疗法作为中西医结合的代表，将中西医治疗该病的原理融会贯通，其通过切割局部粘连、瘢痕等病灶组织，减张减压，消除或缓解病变组织对神经血管的压迫，从而改善对病变交感神经及椎动脉的不良刺激，进而改善椎动脉血流动力学，恢复或改善肌肉、韧带等软组织的弹性，最终取得改善动力平衡失调的效果。

（魏云鹏医案）

二十一、颈源性心律失常医案

张某某，女，56 岁，重庆市渝北区人。

就诊时间：2018 年 1 月 15 日。

就诊地点：重庆市江北区正刚中医医院筋伤科。

主诉：自觉心慌，胸闷，心动过速反复发作 3 年，加重 1 个月。

现病史：患者心慌，胸闷，心动过速 3 年，反复发作，每次发作几秒或几十秒不等。曾到多家医院检查，自诉诊断心肌缺血，口服药物无效（药名不详）。近日发作频繁，来我院就诊。诉每日不定时发作 2～3 次，每次 1 分钟左右，脉搏 87 次 / 分，血压正常，时有颈强头晕现象。

体格检查：胸廓正常，气管居中，心前区无隆起，叩击心脏边界清晰正常。背侧颈胸结合部有一小拳头大隆起物，质地偏硬，头枕结合部肌肉板结，无压痛，颈椎活动正常。舌淡红，苔白，脉数。

辅助检查：颈椎正侧双斜位 X 线片示生理弧度变直，骨质增生，$C_{5\sim7}$ 椎间隙变窄，颈椎失稳。颈椎 MRI 示 $C_{5\sim7}$ 椎间盘膨出。心电图示窦性心律不齐，心脏彩超未见异常。

主要诊断：颈源性心律失常。

治疗方法：针刀松解术 + 手法整复术。

(1) 体位：患者取俯卧位，术者立于床头。采用汉章Ⅳ号 0.8mm 针刀。

(2) 针刀定点：$C_6\sim T_2$ 棘突下缘及两侧关节突关节（图 7-59）。

(3)进针方向：刀口线与人体纵轴线垂直进针。

(4)针刀手术操作：常规消毒铺巾，针刀刀口线与人体纵轴线垂直进针，针刺棘突下缘，采用针刀治疗4步操作规程刺入棘突间切割2～3刀，关节突关节部位进针后达骨面刺破关节囊2～3刀，然后退针至筋膜层，再向下扇形平刺2～3刀，切割分离破坏筋膜层。

手法治疗：胸上段采用胸顶提拉法整复。针刀松解后，患者取坐位，两手十指交叉置于枕后，术者马步站于患者背后，两手分别从左右腋下，肩前穿过，握住患者前臂，胸部顶住患者胸椎上段，使患者身体稍后仰，嘱患者张口呼吸，同时将患者两上肢向后上方做快速小幅度向上提拉运动，听到清脆响声表示复位成功。

注意：患者体位，进针的深度、角度及肌肉的层次，防止发生气胸。手法复位时要先放松，不能硬扳硬提。

复诊：2018年1月12日患者诉心慌、胸闷、心动过速现象好转，1周只发作了5次。予以第二次针刀松解，选点头枕部斜方肌、头棘肌、头半棘肌、头夹肌及枕骨隆突下缘脊上韧带的附着点，C_1横突（两侧），C_2棘突两侧（图7-60）。

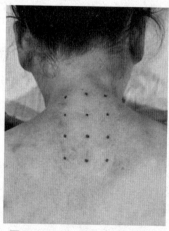

图7-59 第一次治疗定点图片

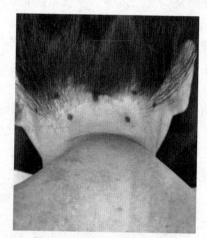

图7-60 第二次针刀定点图

三诊：2018年1月20日患者诉本周内前期症状只发作了一次，大约10秒钟，为了巩固疗效，再次行针刀松解术，在"富贵包"上左右各选3个点，用针刀松解筋膜层，并再次行手法整复术，方法同前。

回访：2018年3月2日随访：治疗后至今未复发，建议做颈肩部操锻炼。2019年10月随访，再未复发。

【按语】

本病是由颈椎引起的心律失常，我们称之为颈源性心律失常，容易误诊为心血管疾病。《医宗金鉴·正骨心法要旨》云："先受风寒，后被跌打损伤者，瘀聚凝结，若脊筋隆起，骨缝必错，则成伛偻之形，当先揉筋，令其和软，再按其骨，徐徐合缝，背脊始直"属中医"骨错缝，筋出槽"。患者颈胸结合部"富贵包"，局部以筋移位，骨错位致使附着于脊柱上的自主神经，如位于 C_7 横突基底部至第一肋星状神经节是交感神经支配心脏的重要神经链，$T_{1\sim5}$ 椎节灰质的侧角神经元等都受到牵拉、扭曲，致使影响心律和心脏交感神经节前纤维，而致使心律失常。第一次针刀选点，松解 $C_6\sim T_3$ 棘突下缘，松解棘间韧带及两侧关节突关节，再用手法整复颈胸结合部，使筋骨归位，"富贵包"变软，自主神经通道畅通，症状缓解。根据《针刀医学》的原理，脊柱是一个整体，生物力学平衡失调所致，故第二次针刀定点选 C_1 的横突，C_2 棘突，及枕部肌肉的附着点。第三次松解"富贵包"的筋膜层是为了巩固疗效。根据中医"筋出槽、骨错缝"的原理，通过针刀的松解粘连、阻塞，破坏"富贵包"脂肪层筋膜层，利用人体自我吸收修复调节的能力，手法调整达到力的平衡，使骨正筋柔，经脉通畅，症状改善。

（邵勇医案）

二十二、颈源性心绞痛医案

周某某，男，46 岁，重庆市云阳县农民。

就诊时间：2021 年 6 月 5 日。

就诊地点：重庆市云阳县中医院针灸推拿科。

主诉：阵发性心前区憋闷 1 年余，加重 1 个月。

现病史：1 年前无明显诱因出现阵发性心前区憋闷，时有头晕、头痛，自诉多方求医疗效欠佳。1 个月前无任何诱因感到胸闷、背痛并伴有头痛、心慌、气短等症状，时感呼吸困难，难以忍受而大声呻吟。多次心内科住院治疗，心脏彩超、动态心电图检查均无异常发现，予以冠心病常规治疗半月疗效欠佳，自诉舌下含服硝酸甘油上述症状改善不明显。经人介绍前来求诊。

既往史：罹患"焦虑症"3 年余，规律口服抗焦虑药物。

体格检查：心音可，心率尚规整，心率 87 次 / 分，各瓣膜听诊区未闻及病理性杂音，双肺查体未见明显异常。颈部无明显压痛，椎间孔压缩试验（+），双侧臂丛神经牵拉试验（-）。舌暗红，苔白，脉涩。

辅助检查：颈椎正位片示生理曲度尚存，棘突向左偏歪，钩椎关节不对称，左宽右窄。钩椎关节增生；侧位像 C_4 椎体前缘唇突增生约 4mm，C_5 椎体后缘增生，斜位像右前斜位片见 C_4、C_5 椎间关节增生。

主要诊断：颈性心绞痛。

治疗方法：针刀松解术。

(1) 体位：患者取俯卧位于治疗床上，术者立于治疗床的左侧。

(2) 针刀定点：① C_4、C_5 关节突关节点；②颈前部定点：拨开双侧颈前血管鞘，压于手指下横突骨面，定点于压痛点上，约在颈前正中线旁开 15mm。

(3) 针刀手术操作：常规消毒铺巾。① C_4、C_5 关节突点：采用汉章Ⅳ号 0.8mm 针刀，刀口线与人体背部纵轴约成 45°，针体与刺入部位皮肤垂直，快速刺入皮肤分层缓慢松解、剥离。②颈前部定点：首先扪清颈椎体前面骨面，以拇指或食指牢牢压住，使骨面就在皮下。采用汉章Ⅳ号 0.6mm 针刀，刀口线与人体脊柱纵轴垂直，刀体与皮面垂直。在指压处紧贴指甲处进刀，刺入皮肤，匀速推进，直达骨面。稍松开刀柄，让刀体自然浮起。在此高度上行纵、横疏通，剥离后出刀。

注意：严格遵循无菌手术原则进行针刀闭合性手术操作，应严格选择施术范围、进针角度、进针深度；有时Ⅳ号针刀不能到达骨面，治疗效果同样理想。

复诊：2021 年 6 月 11 日患者诉头痛明显减轻，心绞痛症状也有所缓解。效不更方，上法针刀治疗 1 次。

回访：1 个月后电话回访，患者自诉第一次针刀治疗后当即觉头痛心慌明显减轻，呼吸困难明显缓解，自行将抗焦虑药物改为 1 次 / 天，原为 2 次 / 天，后偶有胸闷；第二次针刀治疗后上述症状明显缓解，现未觉胸闷、心慌等不适，自觉心情愉悦，欲停用抗焦虑药物，患者因自身原因已离开云阳多日，无法前来复诊，建议患者择期前往心理门诊复诊，待专业医师评估后再行判断。

【按语】

中医学无"颈性心绞痛"之称。颈椎及或上胸椎小关节错位引起的胸闷、憋气、心前区疼痛、甚至心律失常等症状，符合中医学痉病、痹证、胸痹等范畴。又因其主要病变部位在脊髓，脊髓与脑并称脑髓，属中医学"奇恒之腑"，与督脉及两旁膀胱经有密切关系。因此颈性心绞痛在 $T_{4\sim5}$ 棘突下的厥阴俞、心俞成为针灸治疗颈性心绞痛的主穴。《正体类要·序》曰"肢体损于外，则气血伤于内，荣卫有所不贯，脏腑由之不和。"并指出"骨错缝、筋出槽"后，可致气血瘀阻，经络受损，气血运行阻滞，从而影响脏腑的正常功能。因此，当颈胸椎发生小关节错位后，可以引起相应的心血管系统的症状。现代影像学结果可协助临床医师确认病变节段，这也是针刀闭合性手术治疗颈性心绞痛的基础。其次，针刀可充分松解病变节段的椎间关节的关节囊和部分韧带，较好地解决颈性心绞痛的问题。因此，针刀闭合性手术是治疗颈性心绞痛的有效方法。

（谭黎明医案）

二十三、颈源性过敏性鼻炎医案

李某，女，32 岁，重庆市忠县中博人。

就诊时间：2020 年 11 月 10 日。

就诊地点：重庆市忠县中医医院疼痛科。

主诉：反复鼻塞、鼻痒、打喷嚏、流清涕 10 余年。

现病史：10 余年前患者无明显诱因出现鼻塞、鼻痒、打喷嚏、流清涕，晨起时、季节变化时症状加重，偶有流泪等症状，长期口服西药（具体药名及剂量不详）控制症状。

既往史：患有颈椎病病史，余无不适。舌淡，苔白，脉浮。

体格检查：无明显阳性反应点。

辅助检查：颈椎 DR 片提示颈椎未见明显异常。

主要诊断：过敏性鼻炎。

治疗方法：针刀松解术 + 蝶腭神经节刺激术。

(1) 体位：针刀松解时，患者取俯卧位，术者立于患者头侧。采用 0.35mm×60mm 号针灸针行双侧蝶腭神经节刺激术时，患者取侧卧位，术者立于患者背侧。

(2) 针刀定点：项平面、C_2 棘突及双侧椎旁。

(3) 针刀手术操作：常规消毒铺巾，不进行局部麻醉，采用汉章Ⅳ号 0.8mm 针刀，使刀口线与人体纵轴平行，针体朝枕骨骨面刺入，快速刺入皮肤分层缓慢松解、剥离，每点切割松解 3 刀。

复诊：2020 年 11 月 17 日患者诉鼻塞、流清涕加重，继续行针刀治疗 + 蝶腭神经节刺激术。常规消毒铺巾，定点 $C_{3\sim5}$ 关节突关节、鼻翼旁（迎香穴），不行局部麻醉，采用汉章Ⅳ号 0.8mm 针刀，使刀口线与人体纵轴平行，针体与后正中矢状面约成 45°，快速刺入皮肤分层缓慢松解、剥离，进针深度 1.5cm，每点切割松解 3 刀（图 7-61）。

三诊：2020 年 11 月 24 日患者诉鼻塞、鼻痒明显减轻，晨起流清涕较前明显好转。继续行针刀治疗 + 蝶腭神经节刺激术。常规消毒铺巾，定点 $T_{1\sim4}$ 关节突关节，不行局部麻醉，采用汉章Ⅳ号 0.8mm 针刀，使刀口线与人体纵轴平行，针体与后正中矢状面约成 45°，快速刺入皮肤分层缓慢松解、剥离，进针深度 1.5cm（图 7-62）。

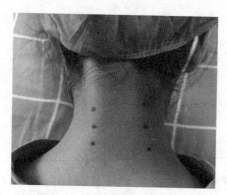

图 7-61　双侧椎旁定点图

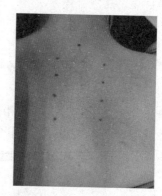

图 7-62　$T_{1\sim4}$ 关节突关节定点图

四诊：2020 年 12 月 1 日患者诉鼻塞、打喷嚏、流清涕等症状较前明显缓解，继续行针刀治疗 + 蝶腭神经节刺激术。常规消毒铺巾，定点项平面、大椎穴、定喘穴，不行局部麻醉，采用汉章Ⅳ号 0.8mm 针刀，使刀口线与人体纵轴平行，针体朝枕骨骨面刺入，快速刺入皮肤分层缓慢松解、剥离，进针深度 1.5cm，每点切割松解 3 刀。

五诊：2020 年 12 月 7 日患者诉鼻塞、打喷嚏、流清涕等症状基本消失，余无不适。嘱其避风寒，定期随访。

回访：3 个月后随访患者诉鼻塞、打喷嚏、流清涕等症状基本消失。

【按语】

《黄帝内经·灵枢》曰："卫气者，所以温分肉，充皮肤，肥腠理，司开合者也。""是主肺所生病者，咳，上气喘渴。"两句经文均说明呼吸系统疾病多与肺卫相关，而肺开窍于鼻，卫气主表，故治疗重在调理肺卫，选取大椎穴、定喘等穴位。针刀医学认为，慢性软组织损伤疾病的根本原因是动态平衡失调，而造成动态平衡失调的四大病理因素是粘连、瘢痕、挛缩、堵塞，针刀治疗的目的就是消除这四大病理因素。颈上交感神经节由深筋膜附着于 $C_{1\sim4}$（以 $C_{2\sim3}$ 为主）横突前方，颈内动脉丛起于颈上节的上端，随动脉走行而同时分布于各器官。当上位颈椎周围的肌肉筋膜、腱膜、韧带等软组织，由于急性损伤或慢性劳损而产生局部粘连、瘢痕、挛缩、堵塞，即可导致颈枕部软组织动态平衡失调。颈上交感神经节及其周围的神经受损伤后可引起远端感受器的敏感性增强，同时又可以导致所支配区域的血管挛缩，加重了局部的循环障碍。通过针刀或其他治疗方法改善了局部的血液循环，损伤的肌肉、软组织得到修复，颈部软组织恢复动态平衡，过敏性鼻炎即可随之而愈，如桴鼓相应，犹拔刺雪污。

（陶静 陈永亮医案）

二十四、颈源性面肌痉挛医案

王某某，女，65岁，重庆市万州区居民。

就诊时间：2021年6月3日。

就诊地点：重庆市三峡医药高等专科学校附属人民医院康复科。

主诉：反复右侧面部不自主阵发性抽搐1年。

现病史：1年前患者不明原因感右侧面部不自主阵发性抽搐，开始以右侧眼角抽搐为主，3月后右侧嘴角亦有抽搐感，抽搐频繁，每隔10~15分钟开始抽搐，每次持续1分钟左右，情绪紧张时加重，间歇时如常人，入睡后无发作。患者开始未予重视，后逐渐加重，遂寻求中西医药物（具体不详）等治疗，未见明显好转。经人推荐，来我处就诊。

体格检查：面部向右侧轻度歪斜，右侧眼裂较左侧偏小，右侧口角轻度下垂，面部感知觉正常，面肌活动正常。舌淡，苔白，脉沉。

辅助检查：头颅MRI提示无异常。

主要诊断：面肌痉挛。

治疗方法：针刀松解术。

(1) 体位：患者取仰卧位，术者立于治疗床的右侧。

(2) 针刀定点：分别选取右侧眼轮匝肌（鱼腰穴和丝竹空穴）、右侧口轮匝肌（地仓穴）、右侧颈阔肌（下颌骨附着点）、右侧颈阔肌（锁骨附着点）（图7-63）。

(3) 针刀手术操作：常规消毒铺巾，采用汉章Ⅳ号0.8mm针刀，使刀口线与针刀刺入部位肌纤维垂直，针刀与皮肤成5°，缓慢平刺进入，每个刺入点切割2~3刀，切断少量紧张挛缩肌纤维即可出针。

注意：面部血管神经丰富，且肌层较浅，应严格掌握针刀刺入的角度和深度。①在鱼腰穴和丝竹空穴刺入和操作时，左手应压住眼眶，防止针刀误入眼眶，造成眼球损伤。②在右侧颈阔肌（下颌骨附着点）操作时，左手应压住面动脉（咬肌前缘），防止针刀误伤面动

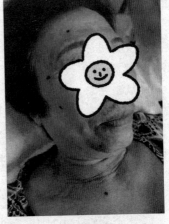

图7-63 右侧眼轮匝肌、右侧口轮匝肌、右侧颈阔肌定点图

脉。③在右侧颈阔肌（锁骨附着点）操作时，针刀方向与锁骨平行，沿锁骨上缘切割2～3刀，不可垂直于锁骨刺入，防止误入胸腔，造成创伤性气胸。术后予以创口按压3～5分钟，无菌敷料包扎。

一诊：2021年6月17日患者诉右侧面部不自主抽搐感减轻，抽搐间隔时间延长，2～3小时抽搐1次，持续时间30秒左右，且右侧眼裂恢复正常，右侧口角下垂恢复正常。自诉好转50%，继续予以原针刀方案治疗。

三诊：2021年7月1日患者诉右侧面部不自主抽搐感进一步减轻，抽搐间隔时间延长，3～5小时抽搐1次，持续时间10秒左右，自诉好转70%，继续予以原针刀方案治疗。

回访：1个月后，电话回访患者，患者诉右侧面部不自主抽搐感每天发作2～3次，持续时间和发作频率均大为减轻，因不再影响日常生活，遂继续观察。嘱患者保持良好的生活作息习惯，调养情绪，注重睡眠，防风寒侵袭。

【按语】

本病是好发于中老年面部的一种常见疾病，目前发病原因不明。属于中医"痉病"范畴，表现为一侧面部肌肉不自主阵发性抽搐。《灵枢·经筋》："足阳明之筋……合与頄，下结于鼻，上合于太阳，太阳为目上网，阳明为目下网……从颊结于耳前。""手阳明之筋……上颊，结于頄。"经文指出面部是手足三阳经筋特别是阳明经筋布散结聚之处，经筋循行表浅，易感外邪，中老年人肝肾之阴常有不足，易于阴虚而生风动，头面为诸阳之会，风为阳邪，善行数变，易袭阳位，中老年人常气血不足，卫外不固，易受外邪（风）乘虚而入，肝肾阴虚之内生之风和外邪之风合而为患，侵袭阳明经筋，微弱正气欲祛邪外出而乏力，故多表现为面部不自主抽搐感，其症多为"风动之象"。《素问·调经论》指出："病在筋，调之筋"，"病在肉，调之分肉"。针刀疗法予以面部平刺松解浅筋膜的这种方法，类似于针刺的"透刺经筋"法，但调气作用强于"透刺经筋"法，固可较好地激发经络之气，鼓舞阳明经气，以助脾胃气血生化之源，促进气血运行，祛邪外出，使气血通畅，营卫自和，风动平息，肌肉经筋复常而痉挛止。

（冉传生医案）

二十五、颈源性面瘫医案

喻某，男，78岁，重庆市永川区农民。

就诊时间：2021年7月20日。

就诊地点：重庆市永川区中医院针灸科。

主诉：口角向右侧歪斜两天，伴颈部疼痛。

现病史：患者于两天前无明显诱因出现口角向右侧歪斜，额纹消失，左眼闭合欠佳，伴有视物模糊，左侧鼻唇沟变浅，左侧面部紧绷感，口唇麻木，左侧颞部及耳后乳突部疼痛、麻木，喝水时漏水，吃饭时夹食，无味觉减退等不适，伴颈项部疼痛，活动受限，偶有头晕。来我院针灸科。患者精神尚可，纳食一般，大小便正常。

既往史：既往有颈椎间盘突出病史 3 年。余无特殊。

体格检查：左眼闭合欠佳，口角向右侧歪斜，呲牙、吹哨、鼓腮等动作完成较差，伸舌居中，左侧鼻唇沟变浅。耳道无流血、流脓。左面部及左侧枕颞部皮肤未见皮损、皮疹。左侧眶上孔、眶下孔、颏神经无压痛。颈椎棘突旁压痛，椎间孔挤压试验（+），压头试验（+），屈颈试验（+），臂丛神经牵拉试验（+）。舌淡，苔薄白，脉浮。

主要诊断：颈源性面瘫。

治疗方法：针刀松解术。

(1) **体位**：患者平俯卧位于治疗床上，术者立于治疗床的右侧，采用汉章 Ⅳ 号 0.6mm 针刀。

(2) **针刀定点**：①胸锁乳突肌、头夹肌、斜方肌在枕骨上项线上肌肉的粘连、瘢痕点。②额肌、口轮匝肌的弓弦结合部。

(3) **进针方向**：颈部：刀口线与肌纤维的走行一致，针刀体向脚侧倾斜 45°，与枕骨垂直进针。面部：刀口线与肌纤维的走行一致，针体与刺入部位皮肤垂直。

(4) **针刀手术控制**：①颈部：针刀经皮肤、皮下组织、项筋膜达枕骨骨面后，纵疏横剥 3 刀，然后调转刀口线成 90°，向下铲剥 3 刀，范围 0.5cm。然后提针刀于皮下组织，向左右成 45° 贴枕骨向下铲剥 3 刀，范围 0.5cm，以松解肌肉的起止点。②面部：针刀快速刺入皮肤，刺入 0.3～0.5 寸，再缓慢进针刀，纵切横剥 2～3 刀，待刀下有松动感时出针刀（图 7-64 和图 7-65）。

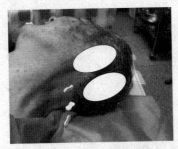

图 7-64　针刀松解颈部肌案例图

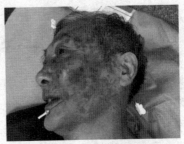

图 7-65　针刀松解面肌案例图

注意：应严格掌握进针角度、进针深度；术毕，局部压迫止血3分钟后，创可贴覆盖针眼，以防出血和感染。

辅助治疗

①电针1日1次，1次6组（印堂、阳白、颊车、迎香、地仓、下关、翳风、牵正、颈夹脊、风池、阿是穴）。

②穴位注射：阳白、颊车、地仓、翳风，每穴注入维生素B_{12}注射液1ml。

③中成药：5%葡萄糖注射液250ml+注射用血塞通0.15g；扎冲十三味丸1g，口服，每日1次；如意珍宝丸2.5g，口服，每日2次。

④西药：0.9%生理盐水100ml+注射用更昔洛韦钠0.25g；腺苷钴胺片2片，口服，每日3次。

复诊：2021年7月26日患者诉耳后乳突处疼痛明显减轻。再次行针刀治疗松解面部及颈部的弓弦结合部。嘱患者自行在家加强颈部和面部康复锻炼。

回访：2021年8月30日电话回访患者，自诉其面瘫症状和颈部不适症状已完全消失，颈部活动正常。

【按语】

《黄帝内经》记载："一经上实下虚而不通者，此必有横络盛加于大经之上，令之不通，视而泻之，此所谓解结也。"粘瘢挛堵、颈曲改变、关节移位、椎体旋转、骨质增生、椎间盘突出等"筋出槽、骨错缝"属于《黄帝内经》中"横络盛"。颈源性面瘫患者的C_1横突等部位往往存在瘢痕、粘连、挛缩和堵塞，致力失衡，从而出现颈部肌肉僵硬、疼痛、口角歪斜、面部肌肉麻木、额纹消失等症状。本患者主要以口角歪斜、额纹消失、颈项部压痛等症状明显，通过针刀松解面部的额肌、眼轮匝肌、口轮匝肌、C_1横突和颈部的胸锁乳突肌、头夹肌、斜方肌在弓弦结合部的粘连、瘢痕、挛缩和堵塞等病理构架，使本病得到了根本性的治疗。

（彭勖超医案）

二十六、强直性脊柱炎医案

代某文，男，49岁，重庆市涪陵区工人。

就诊时间：2020年6月15日。

就诊地点：重庆市涪陵区人民医院疼痛科。

主诉：颈腰背痛伴活动受限5年，加重1年。

现病史：5 年前，患者无明显诱因出现颈胸腰背部阵发性刺胀痛，受凉、晨起、夜间疼痛明显，持续十余分钟，伴腰臀晨僵，活动、保暖后可逐渐缓解，白天稍疼痛，未诊疗。此后颈胸腰背部痛间断发作，逐渐出现颈胸腰背活动受限。1 年前因颈胸腰背痛再发加重，伴双膝、髋痛，伴低热，日常起卧、翻身受限，先后就诊于我院及某三级医院诊断为"强直性脊柱炎"，予沙利度胺、美洛昔康片等抗炎抗风湿治疗后有所减轻，现患者颈背腰部胀痛，颈腰活动受限，日常生活受影响。

体格检查：颈背部前后屈伸活动受限，颈部后仰不能，下颌距胸前约 5cm，$C_{2\sim6}$ 椎两侧椎旁压痛，叩痛，无放射痛，$T_{4\sim7}$ 棘突下及两侧椎旁压痛、叩痛，$L_{3\sim5}$ 椎椎旁、双侧骶髂关节压痛、叩痛，双臀压痛，双侧 4 字试验（＋）。左膝屈伸活动稍受限，双膝压痛，双膝浮髌试验（－），schober 试验 3.9cm，胸廓扩张度 2.1cm。舌淡暗，苔白，脉沉弦。

主要诊断：强直性脊柱炎。

治疗方法：针刀松解术。

(1) 体位：患者取俯卧位，术者立于治疗床的头侧。

(2) 针刀定点：颈胸腰骶部棘突及旁开 1.5～3.0cm 处，每次选择 3～5 节段操作点做好标记（图 7-66）。

(3) 针刀手术操作：局部皮肤常规消毒，铺巾（可予局部麻醉），采用汉章Ⅳ号 1.0mm 针刀。根据体形、部位深浅选取针刀型号，使刀口线与人体背部纵轴约平行，针体与刺入部位皮肤垂直，快速刺入皮肤先松解病变挛缩的软组织，以松为度，然后将针刀刺至棘突顶端和小关节突骨质表面，叩击刺入骨质 1mm 左右，留针 3～5 分钟，退出针刀，针眼消毒，无菌纱布固定。

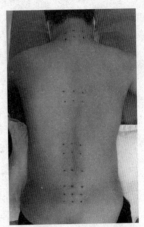

图 7-66　颈胸腰骶部棘突、棘旁定点图

注意：应严格选择施术范围、进针角度、进针深度、刺骨深度；严格消毒铺巾戴手套，按无菌操作规范。

复诊：2020 年 6 月 28 日患者诉颈背痛较前减轻，颈部活动有所改善，复查血沉、C 反应蛋白较前下降 20%～30%。效不更方，上法针刀治疗于颈、胸部松解，3～4 周后复诊诉颈背痛减轻一半，颈部可缓慢抬头看天花板，下颌距胸前 2～3cm。

回访：此后患者每 4～6 周行针刀松解一次，主要交替松解颈、胸、腰、骶部，经 1 年坚持治疗，现患者未诉夜间疼痛，无明显晨僵，自行停服非甾体止痛药物，坚持游泳等无负重条件锻炼，嘱患者补充钙剂及维生素 D。患者颈部活动度较 1 年前增加。

【按语】

《素问·长刺节论篇》："病在骨，骨重不可举，骨髓酸痛，寒气至，名曰骨痹。"《黄帝内经》早就有使用针刺术治疗的记载："刺家不诊，听病者言，在头，头疾痛，为藏针之，刺至骨，病已上，无伤骨肉及皮，皮者道也。"颈椎棘突、棘突旁开 1.5～3.0cm 处椎旁小关节，亦是督脉、膀胱经侧线循行所过之处，从中医经络腧穴学理论对瘀血阻滞、血行不畅的颈背痛活动受限疾病有治疗作用。我们认为针刀刺骨治疗有改善骨微循环系统的代谢、降低骨内高压症的作用，与中医瘀血阻滞、血行不畅而导致"骨痹"的概念吻合，符合中医"去宛陈莝"的治疗原则。针刀对骨膜等骨组织的强刺激，能缓解神经敏化导致的长期疼痛，增加脊柱关节活动度。

（李翔医案）

二十七、特发性震颤医案

潘某某，女，70 岁，重庆涪陵农民。

就诊时间：2020 年 11 月 17 日。

就诊地点：重庆市涪陵区人民医院疼痛科。

主诉：双手不自主抖动 1 年。

现病史：1 年前，患者无明显诱因出现双手不自主抖动，双手持物后抖动明显，双手不持物后双手抖动消失，无双目凝视、运动迟缓，无行走时全身僵硬，不能动弹，无口角流涎、多汗，无嗅觉减退，睡眠困难，无尿急及大便困难，未予重视及治疗，双手仍于持物后不自主抖动。

体格检查：脊柱及四肢关节无僵直，颈软，$C_{5、6、7}$ 椎旁压痛，双肩胛区压痛，臂丛神经牵拉试验（−），椎间孔挤压试验（−）。四肢无静止性震颤，四肢肌肉无紧张，肌张力正常。巴宾斯基征（−）。舌淡，苔白，脉弦。

辅助检查：2020 年 11 月 17 日查颅脑 MRI 平扫：颅内未见明显异常。颈椎 MRI 平扫：1.颈椎退行性变；2.C_4 椎体内小结节状异常信号，考虑血管瘤；3.$C_{2～7}$ 椎间盘变性，$C_{2/3}$、$C_{3/4}$ 及 $C_{4/5}$ 椎间盘突出（后正中型），$C_{5/6}$ 及 $C_{6/7}$ 椎间盘膨出；4.左侧上颌窦少许炎症。

主要诊断：特发性震颤。

治疗方法：针刀松解术。

(1)体位：患者取俯卧位于治疗床上，术者立于治疗床的头侧。

(2) 针刀定点：① $C_{5、6、7}$ 棘突旁开 2.5cm 各定一点，共计 6 点；②双侧肩胛骨冈下窝紧张、条索、硬结、压痛处定 3～6 点（图 7-67）。

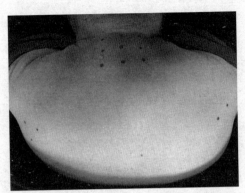

图 7-67　棘突旁、冈下窝定点图

(3) 针刀手术操作：常规消毒铺巾，采用汉章Ⅳ号 1.0mm 针刀。①椎旁小关节点：使刀口线与矢状面成 90°，在定点处将针刀刺入皮肤，穿过浅筋膜、各层肌肉，至关节突关节骨面，之后将针刀提至皮下再切割至骨面重复 3～4 下，以松解各层肌肉张力，然后将针固定在关节突关节上，敲击 30～50 下，操作完毕后出针，压迫止血，无菌敷料包扎。②肩胛下窝点：对定点处进行点刺，不提插，不留针，退出针刀后，用消毒后的空气罐进行拔罐治疗，留罐 5 分钟后取罐，针眼消毒，无菌纱布固定。

复诊：2020 年 11 月 21 日患者双手持物后双手轻微抖动，再次于上法行针刀治疗。

回访：患者治疗前，每于双手持物后不自主抖动，自认为患有怪病，无法恢复，从而不愿意到医院医治，老伴每想于此，都十分愧疚。后来因为女儿回家，看其母亲常常因为持物后双手不自主抖动，十分难过，经人介绍，患者及家属抱着试一试的态度，来到我科，1 次针刀治疗后双手持物后轻微抖动，复诊再次行针刀治疗后双手持物未再抖动，困扰患者多年的顽疾总算治愈了，患者及家属十分高兴。

【按语】

本病需与帕金森病相鉴别。帕金森病典型表现有静止性震颤、肌肉僵直、步态和姿势障碍以及运动障碍，患者无静止性震颤、肌肉僵直及步态和姿势障碍及运动障碍，颅脑 MRI 未见明显异常，故暂不考虑。《素问·脉要精微论》指出："骨者髓之府，不能久立，行则振掉，骨将惫矣"，阐明了肢体摇动属风象，与肝肾骨髓密切相关。明代王肯堂的《证治准绳·杂病》曰：

颤，摇也；振，动也。筋脉约束不住而莫能任持，风之象也。从针刀医学脊柱区带理论及肌肉、筋膜相关性，处理颈部及肩胛肌肉有治疗特发性震颤的作用，取效也在情理之中。

（李翔医案）

二十八、颈椎间盘突出症医案

病例 1

李某某，女，71 岁，重庆市涪陵区居民。

就诊时间：2021 年 7 月 15 日。

就诊地点：重庆市涪陵区人民医院疼痛科。

主诉：反复右侧颈臂疼痛 2^+ 月，加重 10 天。

现病史：2月前患者无明显诱因出现右侧颈部、肩胛区及右上肢持续性酸胀痛，低头、转颈时加重，休息时无明显缓解，于外院就诊行相关检查后诊断"颈椎间盘突出症"，建议行手术治疗，患者拒绝，于多家医院行针灸等治疗无缓解，仍感右侧颈臂胀痛并伴右拇指麻木，影响日常起居。10 天前无明显诱因上述症状加重，疼痛剧烈，右侧上肢必须上抬过头，才能缓解疼痛，夜间无法平卧，需坐位睡觉，几度有轻生念头。

体格检查：颈椎生理曲度变直，右侧颈、背及肩部肌肉僵硬，右枕骨粗隆下缘局部压痛，$C_{3\sim6}$ 右侧椎旁叩、压痛，伴右上肢放射痛。叩压顶试验（±），引颈、旋颈试验（±），右侧臂丛牵拉试验（+）。NRS 评分：活动时 8 分，休息时 5 分。舌淡，苔白，脉弦。

辅助检查：2021 年 7 月 1 日重庆陆军军医大学第一附属医院颈椎 MRI 回示：颈椎退行性变，$C_{3/4}$、$_{4/5}$ 椎间盘突出（$C_{4/5}$ 向右侧突出巨大，压迫神经根明显），$C_{4/5}$ 椎间盘后方纤维环撕裂，椎管受压变窄，$C_{5/6}$、$_{6/7}$ 椎间盘膨出。

主要诊断：颈椎间盘突出症。

治疗方法：针刀松解术＋颈椎间孔阻滞术二联疗法。

针刀松解术：患者取俯卧位，胸下垫枕，颈部前屈，术者立于治疗床的右侧，常规消毒、铺巾、戴无菌手套，用汉章Ⅳ号 1.0mm 针刀。①于 $C_{4/5}$ 棘突间右侧旁开 2cm，$C_{4/5}$ 关节突关节定一点，在定点处将针刀刺入皮肤，穿过浅筋膜、各层肌肉，至关节突关节骨面，之后将针刀提至皮下再切割至骨面重复 3～4 下，以松解各层肌肉张力。然后在关节突关节骨面调转刀口线方向约 45°，使之与水平面平行，探索寻找关节突关节缝隙，轻提针刀 2～3mm 至关节囊表面，再切割至骨面 2～3 下以松解关节突关节囊。将针固定在关节突关节上，敲击 30～50 下，操作完毕后出针，压迫止血。②于 C$_{4/5}$ 棘突旁开 4cm，C$_4$、$_5$ 横突后结节各定一点，共计 3 点。术者用左手中指指腹触摸到横突后结节处，稍微将中指指腹向外侧移动，暴露出横突后结节体表点，使刀口线与矢状面成 45°，在定点处将针刀刺入皮肤，直达横突，在横突骨面切割 1～3 刀。操作完毕后出针，压迫止血，无菌敷料包扎（图 7-68）。

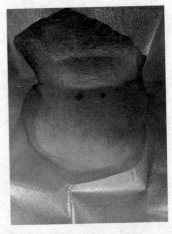

图 7-68　椎旁定点图

颈椎间孔阻滞术：针刀完成后，让患者去枕仰卧，头偏向健侧，定位于胸锁乳突肌后缘，平 C$_5$ 横突处，术者左手用食中指指腹触摸到 C$_5$ 横突前结节处，然后沿前结节骨面向正中滑动，靠指腹将胸锁乳突肌推向正中，中食指尖下是 C$_5$ 横突根部，分开中食指，暴露出 C$_5$ 横突根部，右手持注射器刺入，针尖直达横突根部骨面固定，回抽无血、无积液后，注入 0.3% 利多卡因与得宝松 2mg 混合液 6ml，操作完毕后出针，压迫止血，无菌敷料包扎。

辅助疗法：颈椎气囊牵引；口服药美洛昔康片＋甲钴胺分散片。

复诊：2021 年 7 月 23 日患者诉右侧颈、肩及上肢胀痛有所缓解，重复神经阻滞＋针刀松解治疗 1 次。

回访：半个月后笔者电话回访，患者诉其右侧颈、肩及右上臂、前臂酸胀疼痛缓解了 90% 以上，右拇指麻木也缓解了 80% 左右，平日生活起居已不受任何影响。嘱其继续颈椎气囊牵引，每日 1～2 次，同时适当配合颈部功能锻炼，避免颈部过劳及受凉，继续予甲钴胺片营养神经治疗。1 个月后复诊。

【按语】

大量的疼痛学基础实验研究和临床应用研究已经证实，疼痛治疗时应用的神经阻滞疗法，并不是"临时的止痛"，其作用机制的内涵远远超出人们的主观推测，它的奏效机制有以下几个方面：①阻断疼痛的传导通道；②阻断疼痛的恶性循环；③改善血流状态；④抗炎症作用。本例患者采用颈椎间孔阻滞，药液随着椎间孔处流入硬膜外腔，可缓解神经根的炎症。而针刀治疗学是在中医针刺治疗和外科软组织松解术相结合的基础上发展起来的新疗法，因此其作用原理结合和增强了两种疗法的共同长处：①针刺作用——运用针刀在经穴和病变局部刺入，与毫针刺一样，有得气和循经感传的效应。

针刀比毫针治疗刺激量大，以运针法有纵行疏通剥离和横行疏通剥离，针至病灶或骨面，所经结构有经脉、络脉、皮部和经筋等。《灵枢·九针十二原》曰："刺之而气不至，无问其数。刺之而气至，乃去之，勿复针。针各有所宜，各不同形，各任其所。为刺之要，气至而有效，效之信，若风之吹云，明乎若见苍天，刺之道毕矣。"可见"气至"即"得气"在疗效上的重要性。针刀治疗以其强烈的针感，不仅可以治疗软组织损伤性疾病，也可用于治疗针灸疗法的适应证，可按病变部位取进针点，也可循经取穴定进针点，对风、寒、湿邪和伤筋等所致的慢性软组织损伤性疾病有更显著疗效。②闭合性手术松解作用——当针刀在病变局部进行松解剥离时，主要有以下作用：切除和松解组织粘连、瘢痕，使病变局部组织结构恢复正常的解剖关系及正常的生理功能；松解软组织粘连和纤维化瘢痕，解除病变局部血管神经的压迫和牵拉，消除物理致痛因素；在恢复正常解剖生理状态和消除物理性和化学性致痛因素的基础上，消除病理性应力状态，使软组织病理性初始荷载减小或消除，疼痛进一步减轻，软组织生理功能恢复；调整关节功能紊乱的作用，由于粘连和瘢痕得到松解，肌紧张消除，使椎间关节和椎间盘等连接结构的功能紊乱得到调整，使其解剖结构和生理功能恢复正常。由此可以看出，我们的治疗遵从了"针刀为主，中西医并用"的原则，治疗效果与对疾病的病因、病理的认知程度和治疗方案的选择有关。最后必须强调颈椎间盘突出症的各种治疗手段要求高、风险大，一定要高度重视，有条件时可在超声、C臂下可视化操作。

（李翔医案）

病例 2

况某某，女，57 岁，重庆市涪陵区退休职工。

就诊时间：2021 年 6 月 6 日。

就诊地点：重庆市涪陵区人民医院疼痛科。

主诉：颈痛伴左上肢痛、麻两天。

现病史：两天前，患者无明显诱因出现颈部、左肩胛区、左上臂持续性胀痛，伴左手拇指、中指、食指麻木，颈部后仰活动受限，低头伏案、转颈时疼痛加重，夜间疼痛影响睡眠，休息后疼痛无明显缓解。无双上肢乏力，无头昏、头痛、恶心、呕吐，无潮热、盗汗，无晨僵、关节肿胀。

体格检查：NRS 评分：活动时 6 分，休息时 4 分。颈椎生理曲度消失，颈肩部肌肉僵硬，$C_{2\sim7}$ 左侧椎旁叩压痛，伴左侧肩胛、左上臂外侧放射痛，左手拇指、中指、食指麻木感。颈部后伸试验（+）、左侧臂丛神经牵拉试验（+）、叩顶试验（+）、旋颈试验（−）。深、浅感觉对称性存在，四肢肌力、肌张力正常，四肢肌肉未见萎缩，病理征未引出。舌淡红，苔白，脉弦。

辅助检查：颈椎 MRI 示颈椎曲度反曲，颈椎骨质增生；$C_{2\sim7}$ 椎间盘变性、膨出，$C_{5/6}$ 椎间盘向左侧突出，左侧神经根受压。

主要诊断：颈椎间盘突出症。

治疗方法：针刀松解术。

(1) 体位：患者取伏卧位，术者立于治疗床左侧。

(2) 针刀定点：$C_{5/6}$ 棘突间旁开 2.5cm 定一点（图 7-69）。

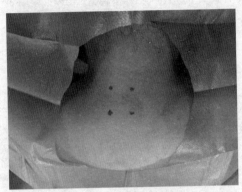

图 7-69 棘突间旁定点图

(3) 针刀手术操作：常规消毒铺巾，采用汉章Ⅳ号 1.0mm 针刀，使刀口线与人体背部纵轴平行，针体与刺入部位皮肤垂直，快速刺入皮肤，穿过浅筋膜、各层肌肉，至 $C_{5/6}$ 关节突关节骨面，之后将针刀提至皮下再切割至骨面重复 3～4 下，以松解各层肌肉张力。然后在关节突关节骨面调转刀口线方向约 45°，使之与水平面平行，探索寻找关节突关节缝隙，轻提针刀 2～3mm 至关节囊表面，再切割至骨面 2～3 下以松解关节突关节囊。关节囊松解完成后，将针固定在关节突关节上，敲击 30～50 下，操作完毕后出针，压迫止血，无菌敷料包扎。

复诊：2021 年 6 月 13 日患者诉颈痛消失，左上臂外侧疼痛明显减轻，左手拇指、中指、食指麻木感好转。查体：NRS 评分：活动时 3 分，休息时 1 分。$C_{2\sim7}$ 左侧椎旁轻微叩压痛，无明显放射痛，颈部后仰活动无明显受限。左侧臂丛神经牵拉试验（±）、叩顶试验（-）、旋颈试验（-）。病理征未引出。再次以上法针刀松解治疗。

回访：15 日后电话回访，诉颈痛消失，颈部活动无受限，劳累、伏案后左上臂外侧偶有轻微胀痛，休息后可消失。左手拇指、中指、食指轻微麻木感。NRS 评分：活动时 1 分，休息时 0 分。嘱避免劳累、受凉、长时间低头伏案，可门诊继续行颈椎牵引治疗。

【按语】

《黄帝内经》："欲以微针通其经脉，调其气血，荣其逆顺出入之会。"《医学纲目》："凡刺大邪，用锋针，日以小泄，夺其有余乃益虚，剽其通，针其邪，肌肉亲视之，无有反其真，刺诸阳分肉之间。"颈椎棘突至腰棘突旁开2.5～3cm处亦是督脉、膀胱经侧线循行所过之处，从中医经络腧穴学理论对瘀血阻滞、血行不畅的颈背痛、活动受限等疾病有治疗作用。目前认为针刀松解关节囊及椎板间韧带的治疗有改善神经卡压、改善神经周围微循环系统的代谢的作用，与中医瘀血阻滞、血行不畅而导致"痹证"的概念及诊疗理论符合。

（李翔医案）

病例 3

患者胡某某，男，44 岁，重庆市涪陵区人。

就诊时间：2021 年 8 月 21 日。

就诊地点：重庆市涪陵区人民医院疼痛科。

主诉：反复颈痛 1 年，再发加重 7 天。

现病史：1 年前，患者无明显诱因出现颈部持续性酸胀疼痛，活动后疼痛加重，休息制动可稍缓解，因疼痛程度较轻，故未予重视，未诊疗。此后受凉、劳累后疼痛反复发作。7 天前，因再次受凉后颈痛加重，呈持续性胀痛，转颈、低头活动后疼痛加重伴右上肢放射痛，取右臂抱头体位后疼痛可缓解，夜间疼痛影响睡眠。于 2021 年 8 月 17 日外院就诊，诊断为：颈椎间盘突出症。予双氯芬酸钠缓释片止痛治疗，并建议手术治疗，口服药物后疼痛无明显改善。

体格检查：NRS 评分：活动时 6 分，休息时 3～4 分。颈椎生理曲度消失，颈肩部肌肉僵硬，$C_{3\sim7}$ 右侧椎旁叩压痛，伴右前臂外侧放射痛，无明显麻木感。颈部右转、后仰活动受限。右侧臂丛神经牵拉试验（＋）、叩顶试验（＋）、旋颈试验（±）。深、浅感觉对称性存在，四肢肌力、肌张力正常，四肢肌肉未见萎缩，神经系统病理征未引出。舌淡，苔白，脉弦。

辅助检查：2021 年 8 月 17 日院外颈椎 MRI 报告：1.$C_{3/4、4/5、5/6、6/7}$ 椎间盘突出（均为后正中型），2. 颈椎弧弓呈反弓改变。3. 颈椎骨质增生；4.$C_{4\sim7}$ 棘间韧带炎改变。2021 年 8 月 22 日我院心电图、血常规、C 反应蛋白、血沉、凝血功能未见明显异常。

主要诊断：颈椎间盘突出症。

治疗方法：针刀松解术。

(1) 体位：患者取俯卧位于治疗床上，胸下垫枕，颈前屈位，术者立于治疗床右侧，常规消毒、铺巾、戴无菌手套，采用汉章Ⅳ号 0.8mm 针刀。

　　(2) 针刀定点：$C_{5、6}$ 棘突右侧旁开 2.5～3cm，关节突关节后方；右侧肩胛骨内上角肩胛提肌附着点（图 7-70）。

　　(3) 进针方向：①刀口线与颈后正中线长轴水平，针体垂直皮肤刺入；②刀口与肩胛提肌纤维方向一致，针体垂直于皮肤刺入。

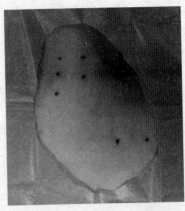

图 7-70　关节突关节、肩胛提肌定点图

　　(4) 针刀手术控制：①经皮肤标记点快速刺入皮肤至骨面，缓慢进针到达椎体横突面，沿横突向小关节突关节周围松解、纵行剥离粘连组织；②经皮肤标记点快速刺入皮肤缓慢至骨面，将刀口与肩胛提肌纤维方向一致纵行松解、剥离，并横行移动刀刃梳理肌纤维。每点松解 3～5 刀后迅速退出。

　　注意：操作前要求临床症状、体征、DR、MRI 等检查均能相互印证，并符合临床神经定位诊断。选择病位的节段及治疗病位准确定位是疗效的保障。注意控制进针深度和力度，在关节突关节后方进针不可过分偏斜或落空过深，避免损伤椎动脉及神经根。肩胛提肌松解时应避免反复切割，减少副损伤。

　　辅助疗法：①颈椎气囊牵引；②口服药物：美洛昔康片 7.5mg，每日 2 次，活血止痛胶囊 1.5g，每日 2 次，甲钴胺片 1.5mg，每日 3 次，7 日用量。

　　复诊：2021 年 8 月 26 日患者诉颈痛消失，右前臂外侧疼痛明显减轻。查体：NRS 评分：活动时 3 分，休息时 1 分。$C_{3～7}$ 右侧椎旁轻微叩压痛，右前臂外侧轻微放射痛，无麻木感。颈部活动无受限。左侧臂丛神经牵拉试验（±）、叩顶试验（-）、旋颈试验（-）。病理征未引出。再以上法针刀松解治疗。

　　回访：15 日后电话回访该患者，诉颈痛消失，颈部活动无受限，右前臂疼痛消失，无麻木感。日常活动后无反复。NRS 评分：0 分。嘱避免劳累、受凉、长时间低头伏案，可门诊继续行颈椎牵引治疗。

【按语】

　　《医学纲目》："凡刺大邪，用锋针，日以小泄，夺其有余乃益虚。"针刺作用在经穴和病变局部有得气和循经感传的效应。针刀比毫针治疗刺激量大，通过运针纵行疏通剥离和横行疏通剥离，针至病灶或骨面，所经结构有经脉、络脉、皮部和经筋等。针刀在病变局部进行松解剥离组织炎性粘连、瘢痕，解除病变局部血管、神经的压迫和牵拉，使病变局部组织结构恢复正常的解剖关系及正常的生理功能，消除致痛因素及病理性应力状态，使软组织病理性初始荷载减小或消除，软组织生理功能恢复，达到有效改善神经卡压、改善神经周围微循环系统的代谢的作用，与中医瘀血阻滞、血行不畅而导致"痹证"的概念及诊疗理论符合。

（李劲松医案）

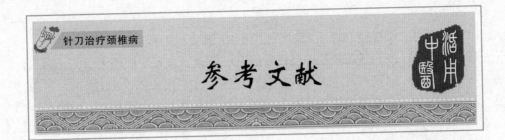

参考文献

[1] 张登本，孙理军．全注全译黄帝内经 [M]．北京：新世界出版社，2010．

[2] 孙理军．黄帝八十一难经 [M]．贵阳：贵州教育出版社，2010．

[3] 朱汉章．小针刀疗法 [M]．北京：中国中医药出版社，1993．

[4] 朱汉章．针刀医学原理 [M]．北京：人民卫生出版社，2002．

[5] 朱汉章．针刀医学 [M]．北京：中国中医药出版社，2005．

[6] 朱汉章，柳百智．针刀临床诊断与治疗 [M]．北京：人民卫生出版社，1999．

[7] 田存好，朱汉章．关于经络实质的探讨 [J]．科学之友（B 版），2007，8：58-59．

[8] 肖德华，王文德，刘星，等．针刀治杂病 [M]．北京：人民卫生出版社，2013．

[9] 崔秀芳．针刀医学 [M]．北京：科学出版社，2009．

[10] 柳百智．原创针刀疗法 [M]．北京：人民卫生出版社，2016．

[11] 吴志海，吴洋鉴，王坤．中医导引治疗颈椎病的 Meta 分析 [J]．按摩与康复医学，2021，12（3）：48-51，57．

[12] 国家中医药管理局医政司．中医病证诊断疗效标准 [S]．北京：中国中医药出版社，2012．

[13] 中华外科杂志编辑部．颈椎病的分型、诊断及非手术治疗专家共识（2018）[J]．中华外科杂志，2018，56（6）：401-402．

[14] 高忻洙，胡玲．中国针灸学辞典 [M]．南京：江苏科学技术出版社，2010．

[15] 周逸平．经脉 - 脏腑相关是经络理论的核心 [J]．针刺研究，1999，24（3）：238-241．

[16] 薛立功．中国经筋学 [M]．北京：中医古籍出版社，2009．

[17] 王海东．常见风湿骨病针刀规范治疗 [M]．北京：人民卫生出版社，

2014.

[18] 田代华.灵枢经 [M].北京：人民卫生出版社，2005.

[19] 施雯馨.内经经筋理论的现代发展 [D].北京：北京中医药大学，2009.

[20] 宣蛰人.宣蛰人软组织外科学 [M].上海：文汇出版社，2009.

[21] 沈宝林.用筋膜学说解读经络实质和物质基础 [J].中国针灸，2007，27（08）：583-585.

[22] 郑光亮，蒋霁，袁汉.肌肉起止点疼痛治疗 [M].北京.人民军医出版社，2006.

[23] 张文兵，霍则军.肌肉起止点疗法——反阿是穴 [M].北京：人民卫生出版社，2002.

[24] 张文兵，陈羽霄.反阿是穴——肌肉起止点疗法及其临床应用 [J].上海中医药杂志，2002.

[25] 高雨.高雨针刀理念 [M].天津：天津科学技术出版社，2020.

[26] 黄强民，庄小强，谭树生.肌筋膜疼痛触发点的诊断与治疗 [M].广西：广西科学技术出版社，2009.

[27] [美]克莱尔·戴维斯，[美]安伯·戴维斯.触发点疗法精准解决身体疼痛的肌筋膜按压方案 [M].黎娜，译.北京：北京科学技术出版社，2018.

[28] 吴月玲，黄强民，刘琳，等.肌筋膜触发点与慢性疼痛的关系探讨 [J].保健医学研究与实践，2021，4（18）：13-29.

[29] [美]珍妮特·特拉维尔，[美]大卫·西蒙.肌筋膜疼痛与功能障碍——激痛点手册（原书第2版）[M].赵冲，田阳春，译.北京：人民军医出版社，2014第二版.

[30] 郭敏，胡瑶，蒋莉，等.超声引导下小针刀治疗肩周炎的初步研究 [J].中国保健营养，2014（5）：2902-2903.

[31] 郭长青.针刀医学 [M].北京：中国中医药出版社，2017.

[32] 沈雪勇，许能贵.经络腧穴学 [M].北京：人民卫生出版社，2012.8.

[33] 周中焕.中焕针刀临床研究精要 [M].西安：陕西科学技术出版社，2021.

[34] 施杞.中医骨内科学 [M].北京：人民卫生出版社，2018.

[35] 郭剑华.筋伤政治精要 [M].北京：人民卫生出版社，2019.

[36] 田存好，权伍成.朱汉章针刀医学传承与发扬 [M].北京：中国中医药出版社，2013.

[37] 柳百智.针刀治疗颈肩腰腿痛 [M].北京：人民卫生出版社，2008.

[38] 庞继光.针刀医学基础与临床 [M].深圳：海天出版社，2006.

[39] 柳百智.针刀治疗颈椎病 [M].北京：人民卫生出版社，2008.

[40] 吴绪平，张道敬.针刀脊柱病学 [M].北京：中国中医药出版社，2012.

[41] 王文德.针刀治疗颈椎病 [M].北京：人民卫生出版社，2008.

[42] 吴绪平.针刀医学 [M].北京：中国中医药出版社，2008.

[43] 易秉瑛.针刀医学应用解剖 [M].北京：人民卫生出版社，2014.

[44] 韩安，杨英昕.小针刀治疗项韧带钙化的临床效果观察 [J].按摩与康复医学，2018，9（4）：29-30.

[45] 卢晶晶，郑谅，杨阳.郑谅教授应用小针刀治疗头夹肌损伤经验介绍 [J].针灸临床杂志，2018，34（11）：60-63.

[46] 江军，邙玲玲.小针刀疗法治疗慢性肩胛提肌损伤的疗效观察 [J].中国城乡企业卫生，2019（8）：171-172.

[47] 陈红，朱红坤，吴群.针刀治疗菱形肌损伤疗效分析 [J].湖北中医杂志，2015，37（6）：63.

[48] 杨思琪，何宁宁，李开平.针刀治疗菱形肌损伤临床研究进展 [J].中华中医药学刊，2019，37（9）：2301-2304.

[49] 田纪钧.刃针疗法 [M].北京：世界医药出版社，2001.

[50] 董文克，林晓辉.针刺斜方肌起止点相关穴位治疗颈型颈椎病临床观察 [J].中国针灸，2012，32（3）：212-214.

[51] 王刚，傅艳倩，胡洪平.针刀松解寰枕筋膜治疗颈源性眩晕的疗效研究 [J].世界中医药，2020，9（18）：2799-2800.

[52] 于娟，赵晓平，范小璇，等.颈源性高血压病因病理研究进展 [J].实用心脑肺血管病杂志，2021，29（1）：128-131.

[53] 起品安.观察神经根型颈椎病运用针灸推拿治疗的临床疗效 [J].智慧健康，2021，13（56）.

[54] 宋跃朋.正清风痛宁注射治疗颈型颈椎病的临床观察 [J].北方药学，2020，17（6）：52-53.

[55] 杜俊生.针刀治疗神经根型颈椎病 50 例临床研究 [J].中西医结合心血管病电子杂志，2020，8（25）：163-164.

[56] 陈孝平，汪建平.外科学 [M].8 版.北京：人民卫生出版社，2013.

[57] 詹红生，程英武.脊柱手法医学 [M].北京：北京卫生出版社，2020.

[58] 钟士元.脊柱相关疾病治疗学 [M].广州：广东科技出版社，2011.

[59] 林佳，刘小琼，赵竞秀.三法联用治疗颈源性面神经炎疗效观察 [J].中国民间疗法，2016，24（9）：29-31.

[60] 王麟鹏，房敏.针灸推拿学 [M].北京：人民卫生出版社，2015.

[62] 许立新，叶建国.针刀治疗颈源性头晕的临床观察 [J].按摩与康复医学，2012，3（3）：220.

[63] 乐春云，段俊峰，钟立军，等.龙氏正骨手法治疗颈源性心律失常 [J].华南国防医学杂志，2011，25（1）：86-87.

[64] 陈华勇.颈性眩晕发病机制浅析 [J].山西医药杂志，2009，38（1）：68-69.

[65] 徐棒棒.颈性眩晕发病机制、诊断与治疗小结 [J].社区医学杂志，2017，15（9）：80-81.

[66] 任月林，任旭飞.实用针刀医学治疗学 [M].北京：人民卫生出版社，2005.

[67] 冯萧澈.中药联合针灸治疗椎动脉型颈椎病临床疗效观察 [J].四川中医，2021，32（8）：135.

[68] 葛伟，侯立皓，张海丽，等.第二颈椎横突点针刺强刺激治疗椎动脉型颈椎病临床观察 [J].南京中医药大学学报，2016（5）：32-34.

[69] 刘永，翟明玉.针刀治疗神经根型颈椎病研究概述 [J].中医药临床杂志，2020，32（4）：791-795.

[70] 克里斯蒂·凯尔.功能解剖 [M].王华侨，译.天津：天津科技翻译出版有限公司，2013.

[71] 芮德源，朱雨岚，陈立杰.临床神经解剖学 [M].2版.北京：人民卫生出版社，2015.

[72] Thomas W Myers.解剖列车：徒手与动作治疗的肌筋膜经线（原书第3版）[M].关玲，周维金，翁长天，译.北京：北京科学技术出版社，2017.